Dieter Bednarz

Augen zu und Schlaf!

Für Fanny, Lilly und Rosa
Den Seinen gibt's der Herr im Schlaf

Für Esther
In deiner Liebe finde ich himmlische Ruh

Mehr über unsere Autorinnen, Autoren und Bücher:
www.berlinverlag.de

Unser Versprechen für mehr Nachhaltigkeit
- Klimaneutrales Produkt
- FSC®-zertifiziertes Papier
- Hergestellt in Europa

FSC www.fsc.org
MIX
Papier aus verantwortungsvollen Quellen
FSC® C014496

ISBN 978-3-8270-1429-0

Satz: Tobias Wantzen, Bremen
Gesetzt aus der Agmena
Druck und Bindung: GGP Media GmbH, Pößneck
Printed in Germany

Dieter Bednarz

Augen zu und Schlaf!

Handbuch eines Bettflüchtigen
für eine gute Nacht

Unterwegs zu den führenden Experten

BERLIN VERLAG

Inhalt

Vorbemerkung 9

Prolog

Warum ich meiner Schlaflosigkeit den Krieg erklärte
Und wie ich mich aufmachte, um endlich nachts meinen Frieden zu finden 13

Was Sie wissen sollten

Spiegel unserer Gesellschaft und Seele
Die Macht des Mysteriums Schlaf 33

Wie schlafe ich und, wenn ja, wie gut?
Von einer übermüdeten Bevölkerung und einem wackeren Streiter für eine bessere Nachtruhe 51

Wieso wir alle nicht richtig ticken
Besuch bei einem Mann, der unsere innere Uhr erforscht und Nachrufe auf den Wecker schreibt 85

Es schläft nie, aber uns lässt es schlafen
Wie Tübinger Forscher die Geheimnisse des Gehirns ergründen 120

Selbstgespräche im Schlaf
So spüren eine Therapeutin in Wien und ein Professor in Mannheim unseren Träumen nach 144

Zwischenspiel

Bummel durchs Schlaraffia-Land
Schöner schlafen dank Federkernen und Ferdi 181

Was Sie tun können

Atemlos durch die Nacht
Warum Männer schnarchen, Frauen aber nur laut atmen 209

Die Vermessung des Schlafs
Neugierig in die Reha-Klinik, ängstlich ins Schlaflabor 233

Wo, bitte, geht's hier zu den Zappelbeinen?
Die Aufgaben und Grenzen der Selbsthilfe 259

Wie wir unsere eigene Schlaftablette werden
Zur Gruppentherapie bei einem Doktor, der es wissen muss 273

Epilog

Warum ich heute besser schlafe
Und was ich Ihnen noch zu sagen hätte 301

Dank 309
Literatur 311

Vorbemerkung

Gerade weil ich Ihren Schlaf ernst nehme, rate ich Ihnen, bei gesundheitlichen Störungen Ihrer Nachtruhe einen Schlafmediziner aufzusuchen. Entsprechende Adressen stellt Ihnen die Deutsche Gesellschaft für Schlafforschung und Schlafmedizin gern zur Verfügung.

Natürlich können Sie auch eine Schlafmedizinerin aufsuchen, obwohl ich feststellen musste, dass Heilkunde und Forschung noch immer sehr von Männern dominiert werden. Dass ich unabhängig von diesem Eindruck bei personenbezogenen Substantiven und Pronomen die männliche Sprachform verwende, dient jedoch allein der leichteren Lesbarkeit. Auch wenn meine Entscheidung nicht genderkorrekt ist, bitte ich, diese sprachliche Vereinfachung nicht als Benachteiligung des weiblichen Geschlechts zu verstehen.

Prolog

Warum ich meiner Schlaflosigkeit den Krieg erklärte

Und wie ich mich aufmachte, um endlich nachts meinen Frieden zu finden

Es passierte nach einer dieser vielen Tausend Nächte, die ich schlecht geschlafen hatte, mitten auf einer unbeschwerten Kreuzfahrt von Kreta nach Mauritius, zu der ich als Autor eingeladen war, um aus meinen Büchern zu lesen. Irgendwo zwischen Arabischem Meer und Indischem Ozean hatte ich genug von meinem allabendlichen Motto »Augen zu und durch«, von jenem ewigen »Schlaflos durch die Nacht«. Ich beschloss, endlich etwas zu tun gegen meine nächtliche Unruhe, die mehr und mehr zu einem Raubbau an meiner Gesundheit geworden war. Und diesmal sollte es nicht bei bloßen Ankündigungen bleiben. Nein, diesmal sagte ich meinen Schlafstörungen regelrecht den Kampf an.

Welche Konsequenzen diese Entscheidung haben sollte, ahnte ich an jenem Morgen zwischen Oman und den Seychellen nicht im Geringsten: Sie sollte mein Leben revolutionieren, na ja, zumindest die Qualität meines Nachtlebens deutlich verbessern.

Mein Entschluss sollte zu diesem Buch führen, das auch Ihnen helfen wird, endlich Ihren verdienten Schlaf zu finden. Denn das Versprechen gibt Ihnen kein dubioser Schlafcoach. Hier schreibt ein wahrlich leidgeprüftes Opfer von Nachtschweiß und Bettflucht. Ich berichte also aus Erfahrung. Inzwischen aber auch aus der Kenntnis von tausendundeiner Therapie und angeblich traumhaften Tipps und Tricks, die zum ersehnten Schlaf verhelfen sollen und die ich selbst ausprobiert oder mir zumindest sehr genau angesehen habe. Und ich sage Ihnen: Einiges hilft wirklich, hat mir geholfen und wird auch Ihnen bessere Nächte bescheren. Anderes ist blanke Beutelschneiderei. Finger weg!

Wer wirklich seine Nachtruhe finden will, der muss sich aufmachen auf einen langen Weg zur Kenntnis und auch Erkenntnis. Nach Jahren des Lamentierens war ich entschlossen, genau das zu tun. Besser spät als nie.

Eigentlich hatte ich auch keine andere Wahl. Mein Entschluss war »alternativlos«, wie Angela Merkel als Kanzlerin immer zu sagen pflegte. Übrigens: Zumindest mit dem Schlafen hatte die einst mächtigste Frau Europas in ihren Regierungsjahren kein Problem. Um »einigermaßen konstante Laune« zu haben, gestand sie einmal, müsse sie nur darauf achten, auf mehr als vier Stunden Schlaf zu kommen. Mehr als vier Stunden? Obwohl ich nicht einmal in unserem kleinen Familienbetrieb, zu Hause bei meinen vier Frauen, die Chefrolle habe, war ich schon für unvorstellbare vier Stunden Schlaf am Stück zutiefst dankbar. Damals, im November 2019.

Z z z z z z z z z z z

Warum ich gerade an jenem Morgen an Bord beschloss, mir meinen Schlaf nicht länger rauben zu lassen? Nun, zum einen war die unruhige Nacht zuvor wahrscheinlich genau die eine Nacht zu viel, war sie gleichsam jener legendäre Tropfen, der das Fass mit meinem Schlaffrust zum Überlaufen brachte. Und zum anderen lag das wohl an meiner Kabinennachbarin auf dieser Schiffsreise: Katja Sterzenbach.

Die sportliche Frau aus der 5136 nebenan war eine sehr angesehene Yoga-Lehrerin, deren Buch *Be YOUnique* Sie vielleicht kennen. Seit einigen Tagen und vor allem Nächten lebte, besser: schlief Katja mir vor, wie herrlich erfrischend ein gesunder Schlaf sein kann. Nein, wir kannten einander nicht. Reiner Zufall, dass der Stern am Himmel der deutschen Achtsamkeitsszene und ich in der griechischen Hafenstadt Heraklion gemeinsam an Bord gegangen sind. Und näher kennengelernt haben wir uns auch nicht. In Sachen Schlaf aber kreisten meine Sinne bald nur noch um Katja: Sie avancierte für mich zum besten Beispiel dafür, wie schön die Tage und Nächte sein können, wenn man/frau seine/ihre Ruhe findet, wann immer frau/man sie sucht: Nachmittags träumte sie selig in der Hängematte auf ihrem Balkon; abends – mal früher, mal später – ging sie zu Bett, schlummerte ein und schlief acht Stunden durch; morgens wachte sie voller Energie auf und freute sich auf ihre Yoga-Klasse. Beneidenswert. Oder?

Ich wusste nicht, ob ich Katja für ihr Schlaftalent verfluchen oder verehren sollte. Wann immer sie sich jedoch morgens fidel an den Frühstückstisch setzte, sich nachmittags für ein Ruhestündchen hinlegte oder sich abends mit einem »Schlaft schön!« zum Einkuscheln, Einschlafen und Ausschlafen zurückzog, wünschte ich mir, ich würde wenigstens einmal in meinem Leben so ausgeruht in den Tag gehen oder mich so selig schlafen legen.

Dabei hätten gerade in den Wochen mit Katja die Voraussetzungen für einen traumhaften Schlaf idealer nicht sein können: ein wunderbares Kreuzfahrtschiff, strahlend blauer Himmel, tiefblaues Meer. Kein Wölkchen am Himmel, kaum Wellen auf dem Wasser. Und im Gegensatz zu den gut 1200 Passagieren an Bord mussten Katja und ich keinen Cent für die Reise zahlen, wir bekamen sogar noch Geld dafür. Sie vertrieb den Gästen auf dieser langen Reise die Zeit mit ihren sogar international geschätzten Yoga-Seminaren; ich zeigte den Passagieren hin und wieder, dass ich aus meinen eigenen Büchern fehlerfrei vorlesen kann. Die Gäste wiederum zeigten sich als sehr dankbares Publikum und schickten mich nach meinen abendlichen Auftritten mit herzlichem Applaus ins Bett.

Und dann? Zufrieden machte ich das Licht aus – und die Qual begann. Linke Seite, rechte Seite, Bauchlage. Die Rückenlage, angeblich die gesündeste, geht bei mir ganz und gar nicht. So wälzte ich mich hin und her, dämmerte ein, wachte in einem einzigen Feuchtgebiet auf, wechselte das T-Shirt, wälzte mich in meiner Pfütze wieder hin und her, dämmerte ein, wachte wieder auf und suchte das nächste trockene T-Shirt. Da einer wie ich nachts sonst nichts zu tun hat, vertrieb ich mir die Zeit mit Zweifeln. Ich zweifelte an mir, ich verzweifelte an meiner Bettflucht.

Und Katja von nebenan? Sie genoss es, sich sanft in den Schlaf wiegen zu lassen, wie sie mir morgens strahlend berichtete. Prompt ärgerte ich mich über meine Schlafprobleme noch mal mehr.

In jener Nacht der Kriegserklärung an meine Schlafstörungen aller Art stand ich zwischen drei und vier Uhr in der Früh an der Fensterfront meiner Kabine, sah hinab auf die sanften Wellen, in denen sich das warme Mondlicht spiegelte, blickte hinauf zu strahlend hellen Sternen und lauschte dem vertrauten Stampfen der Schiffsmotoren. Alles so friedlich. Alles geradezu perfekt, um sich in Morpheus' Arme zu werfen. Der griechische Gott der Träume war mir jedoch noch nie gnädig gewesen. Warum hätte er sich gerade heute Nacht erbarmen sollen? Und sein Sohn Hypnos, der Gott des Schlafs? Er schien mir auch in dieser Nacht zu zürnen. Womit hatte ich seinen Zorn erweckt? Was, verdammt noch mal, hatte ich verbrochen, dass er mich einmal mehr nicht schlafen ließ? Warum fand eine Katja nebenan ihre Ruhe? Warum nicht ich? Lag es an ihrem Yoga? Ihrer Ernährung? Ihrer Abendmeditation? Was machte die richtig? Was machte ich falsch? Seit Jahren schon!

Ich schob die Glastür auf und ging hinaus auf den Balkon. Klein, aber mein. Um mich herum alles dunkel. Alles ruhig. Nur ich und tief unter mir die schwarze See. Ich beugte mich über die Reling. Ich ahnte den gefährlichen Sog, den die Tiefe, die Finsternis und das Rauschen des Meeres auf manche nachtaktive Seele ausüben können. Sich einfach fallen lassen. Aufgehen in der Unendlichkeit. Seinen Frieden finden. Ja, Tote schlafen fest.

Über meine Theatralik, zu der ich selbst ohne Publikum neige, musste ich lächeln. Nein, ich würde mich nicht in die Fluten stürzen und den anderen die Kreuzfahrt vermiesen. Um den Verstand hatten mich meine Schlafprobleme noch nicht gebracht. Doch wütend war ich. Auf Morpheus & Konsorten – und vor allem auf mich selbst. Auf diesen Bettflüchtigen, der mit 63 Jahren noch immer nicht gelernt hatte, abends seinen Schlaf zu finden, oder der ihn in der Nacht mindestens einmal verlor.

Ob ich jemals ein guter Schläfer war? Ich glaube, nein. Aber mit Bestimmtheit sagen kann ich es nicht. Meine Eltern sind schon lange tot. Meine Schwester ist fast fünf Jahre jünger und erinnert sich an so manchen Ärger über ihren großen Bruder – aber nicht an dessen kindliches Nachtgebaren. Eine schlechte Schläferin ist auch sie. Die Frage, ob schlechter Schlaf vererblich ist, haben wir Geschwister uns als Erwachsene schon oft gestellt.

Was meinem sogenannten Krankheitsverlauf anbelangt, kann ich sagen: Mit der Geburt unserer Zwillinge Fanny und Lilly 2005 und – knappe eineinhalb Jahre später – deren Schwester Rosa eskalierte mein Schlafproblem. Beim Leben meiner Kinder, so war es. Denn von Nachtruhe hielten die drei nicht viel.

Esther und ich hatten damals ein Buch gekauft, das unter jungen wie auch älteren Eltern ein Klassiker sein soll. *Jedes Kind kann schlafen lernen*. Jedes Kind? Ich hatte das ja nie geglaubt. Fanny und Lilly jedenfalls taten sich schwer mit dem Einschlafen und dem Durchschlafen. Und Rosa eigentlich auch, Anleitungen der Schwiegermutter, von Hebammen und angeblichen Lebenshilfeautoren hin oder her. Oder trog mich mein Gedächtnis? Verwehte der warme Tropenwind alle Erinnerungen?

Eigentlich war es auch egal, was damals mit den Kindern war. Inzwischen schlafen die drei Girls wie die Steine; Papa hingegen ist ein *rolling stone*, der seine Matratze platt wälzt.

Da draußen an der Reling meines Balkons hatte ich dieses ewig schlechte Schlafen so satt wie noch nie zuvor. Aber hatte ich, pardon, die Schnauze nicht schon in so vielen anderen durchwachten Nächten voll gehabt von meinen Schlafstörungen? Hatte ich dem geduldigen Mond da oben nicht bereits oft genug mein Leid entgegengeheult? War das nicht auch in dieser Nacht wieder nur so ein Bellen, auf das kein Beißen folgte? So schien es.

Nach den üblichen Flüchen eines Ohnmächtigen warf ich mich wieder ins Bett, stand irgendwann noch einmal auf, spreizte die Finger und drückte beide Hände gegen die Wand zu Katjas Kabine. Vielleicht könnte ich irgendwelche schlaffördernden Schwingungen von nebenan empfangen; immerhin gab es zwischen unseren Kabinen eine Verbindungstür – die allerdings verriegelt und versiegelt war. Vergeblich wartete ich auf hilfreiche Resonanzen. Nix. Katja war bestimmt in süße Träume eingetaucht. Ich kroch wieder unter meine Decke und muss dann auch irgendwann eingeschlafen sein.

Um meinen Kollegen aus Cabaret, Comedy, Tanz, Musik und Magie am nächsten Morgen meine Zerschlagenheit zu erklären, berichtete ich ihnen beim Frühstück von meinem exzessiven Nachtleben. Und siehe da: Zwei gestanden mir ähnliche Probleme. Wie tröstlich – zumindest beim Kaffee am Morgen. Später sollte ich feststellen: Mit uns drei Bettflüchtigen entsprach unsere Truppe von neun Künstlern dem statistischen Mittelwert. Etwa ein Drittel der deutschen Bevölkerung klagt Erhebungen zufolge über ernste Schlafstörungen. Einen Fall von Insomnie, von medizinisch attestierter schwerer Schlafstörung, unter der etwa jeder zehnte Deutsche leidet, hatten wir nicht in unserem Kreis. Jedenfalls bekannte sich niemand zu diesem Krankheitsbild.

Zwei andere Kollegen wiederum, angeblich mit gutem Schlaf gesegnet, boten mir sehr konkrete Hilfe. Der eine, ein Vortragskünstler, lud mich ein, gleich nach seiner Rückkehr mit ihm daheim Plätzchen zu backen. Seine selbst kreierten »Einschlaf-

Taler« würden mir »einen fantastischen Schlaf bescheren«. Seit er abends sein Backwerk mümmele, sei er von seiner Schlaflosigkeit »geheilt«. Auf meine Nachfragen zu seinem Wundermittel folgte eine längere Erklärung über die Heilkraft von Cannabis. Aha.

Der andere war ein junger Zauberer, der mir seine Hypnose-Künste offerierte. Er könne mir »Ankerpunkte« setzen, sagte er: einen fürs Einschlafen, einen fürs Durchschlafen und einen dritten, um morgens erfrischt aufzuwachen. Wir könnten sogleich loslegen, er bräuchte keine Backstube für Heil-Cookies, ihm würden eine ruhige Ecke und Blickkontakt zu mir genügen. Gerührt bedankte ich mich bei den beiden und versprach, »zu gegebener Zeit« auf ihre Offerten zurückzukommen.

Wenn wir Kreuzfahrtkünstler an Bord miteinander reden, dann ist das natürlich vertraulich. Versteht sich. Die vermeintliche Vertraulichkeit, die Künstler bisweilen pflegen, führte dazu, dass ich schon wenig später von einem Passagier sehr mitfühlend angesprochen wurde: Er sei Arzt, einer meiner Kollegen habe ihm von meinem Leid erzählt, und er würde mir gern die Lösung all meiner Probleme anbieten. Er kramte in seiner Hosentasche und zog ein kleines Plastiktütchen hervor. Es trug eine Apothekenbeschriftung und erweckte den Eindruck, zumindest nichts Illegales zu sein.

Ich sah den Gast, einen sehr seriös wirkenden Mann von Ende 50, erwartungsvoll an. Das sei eine »immunmodulierende Aminosäure«, raunte er mir zu, von ihm persönlich hergestellt, mit einem selbst entwickelten Gerät. Ein Löffel am Abend – und ich schliefe tief und fest. Ich bedankte mich und sagte, dass ich »zu gegebener Zeit« bestimmt auf seine Offerte eingehen würde.

Später erfuhr ich dann, dass der Herr Doktor daheim vor allem Haus- und Hoftiere behandelte. Ein Veterinär bot mir seine Hilfe an! War es jetzt so weit? Würde ich durch meine Schlafstörungen langsam vor die Hunde gehen?

An jenem denkwürdigen Tag stand die Sonne noch nicht in ihrem Zenit, da hatten mich drei weitere Mitreisende angesprochen. Diesmal akute Leidensgenossen. Zweimal schwere Einschlafprobleme. Einmal ein massives Durchschlafproblem. Na bitte, tröstete ich mich, bis zum Abend könnte ich eine Selbsthilfegruppe zusammenhaben. Vielleicht sollte ich eine Ad-hoc-Veranstaltung zu Schlafstörungen organisieren. An genügend Zulauf hatte ich keinen Zweifel. Ob ich mal ernsthaft mit dem Entertainment-Manager über so ein Angebot reden sollte? Auch der wirkte beim Frühstück nicht wirklich ausgeschlafen. Andererseits hatte ich von ihm eine wichtige Regel an Bord gelernt: Von eins bis vier schläft der Offizier.

Mittagsschlaf? Nach meinen vergeblichen Versuchen war das Thema für mich erledigt. Auf der Couch oder in der Hängematte zu dösen, das ist etwas für kleine Kinder und alte Männer. Oder für schlafbegabte Katjas.

Nachts, allein zwischen Wahn und Wirklichkeit, hatte ich mir schon öfter geschworen, dass ab dem nächsten Tag alles besser, zumindest alles anders würde. Von wegen sein Leben umkrempeln und so. Ich bin sicher, Sie kennen solche Schwüre, diese Art von Selbstberuhigung, von Selbstbetrug. An diesem Morgen jedoch – müde, aber bei klarem Verstand – bestärkten mich die vielfältigen Reaktionen darin, dem offensichtlich weitverbreiteten Phänomen Schlafstörungen tatsächlich auf den Grund zu gehen. Mit der Veränderung meines Lebens, zumindest der Verbesserung meines Nachtlebens, war es mir diesmal verdammt ernst.

Z z z z z z z z z z z

Mehr als mein halbes Leben hatte ich als Redakteur und Korrespondent für das Hamburger Nachrichtenmagazin *Der Spiegel* Hintergründe politischer Entscheidungen und Entwicklungen recherchiert, komplizierteste Verwicklungen und Sachverhalte für unsere Leser anschaulich und mitunter sogar packend in großen Geschichten, Reportagen und Reports geschildert. Nun war es an der Zeit, das Thema Schlaf zu ergründen. Und zwar nicht nur um meiner selbst willen. Mir war bewusst geworden, wie viele Menschen sich mit sehr schlechtem Schlaf plagen, wie groß die Sehnsucht vieler nach einer erholsamen Nachtruhe ist. An diesem Morgen, irgendwo auf den Weiten des Meeres, reifte unter traumhaften Bedingungen der Gedanke, über meine Suche nach einem traumhaft tiefen Schlaf auch zu schreiben.

Mit meinen Mitteln, mit den Waffen eines Journalisten, habe ich inzwischen Licht in das dunkle Kapitel nächtlicher Ruhestörung gebracht: Ich habe die wichtigen Studien gelesen und mit den entscheidenden Ärzten, Wissenschaftlern, Forschern und sonst noch relevanten Experten gesprochen – und bin zu Menschen gefahren, die wie ich noch gegen ihre Bettflucht kämpfen oder die schon über ihre Schlaflosigkeit gesiegt haben. Ich bin den Ursachen meiner gestörten Nachtruhe auf die Spur gekommen und habe herausgefunden, was mir und so vielen anderen ein Drittel des Lebens vermiest.

Meine Erfahrungen habe ich aufgeschrieben. Persönlich, aber mit einem Wissenschaftskern, der anderen Leidenden helfen soll, endlich zu ihrem ersehnten Schlaf zu kommen.

Okay – ich habe bislang bei jedem meiner Bücher geglaubt, dass die Welt auf genau dieses Werk gewartet hat. Aber diesmal bin ich sicher: Zumindest die Welt der Nachtaktiven kann mein Handbuch eines Bettflüchtigen brauchen.

Z Z z z z z z z z z z

Nun können Sie sich natürlich zu Recht fragen: Wenn es dem Kerl so schlecht ging all die Jahre, warum ist er nicht vorher schon mal zu einem Arzt gegangen? Und wenn Sie wüssten, dass ich zum Leidwesen meiner Krankenkasse bekennender Hypochonder bin, dann würden Sie mir die Frage in besonders scharfem Ton stellen.

Aber zum einen: Ich wandelte ja selbst nach schlechten Nächten nicht wie ein Zombie durch den Tag. Auch gab es immer wieder halbwegs gute Nächte, nach denen ich zwar nicht erfrischt aufwachte, aber zumindest das Gefühl hatte, nur so leidlich mies zu schlafen, wie es angeblich alle tun. *Deutschland schläft schlecht* ist der bezeichnende Titel eines lohnenden Sachbuchs aus jüngerer Zeit. Den Autor, Professor Ingo Fietze, den ich hiermit ohne Furcht vor einem Veto aus dem Vatikan zum deutschen Schlaf-Papst erkläre, werden wir noch in seiner »Deutschen Stiftung Schlaf« besuchen.

Zum anderen ist es mit der Bettflucht so, dass man gar nicht weiß, zu welchem Arzt man mit seinen Sorgen gehen soll. Zu einem meiner vielen Hausärzte? Hatten mich die Doktoren – die ich als Angestellter bei Erkältungen, Grippen und Magen-Darm-Infekten für Krankschreibungen immer wieder gern konsultiert habe – zum Thema Schlafstörungen nicht mit jenen schlichten Tipps abgespeist, die ich schon aus diesen bunten Blättern beim Friseur kannte? »Fenster auf und Heizung aus!« oder »Nicht vor dem Fernseher einschlafen« durfte ich da lesen, wenn ich darauf wartete, dass der Meister meinen drei Mädchen die Haarspitzen schnitt. Selbst in der von mir so hochgeschätzten *Süddeutschen Zeitung* las ich unlängst den lapidaren Rat, auf »die richtigen Getränke am Abend« zu achten, denn: »Wer Alkohol trinkt, wacht meist in der Nacht auf und liegt dann erst recht wach.« Ja, zum Wohle!

Und mich mal in ein Schlaflabor legen? Nein. Das waren für mich Einrichtungen, die besonders lauten Schnarchern vorbehalten waren, die nachts ihr ganzes Haus zersägten, oder die für diese armen Menschen reserviert waren, die ihr Leben gefährdeten, wenn ihnen nachts vor lauter Schnappatmung die Luft ausging. So ein schwerer Fall war ich nun auch wieder nicht.

Heute würde ich sagen: Schlaflabore haben meine Vorbehalte nicht verdient. Aber passen Sie auf, wo Sie sich zur Untersuchung betten. Bei manchen Betreibern besteht das Labor aus einem kargen Zimmer mit einem so unsinnlichen Krankenhausbett, dass ich mir nicht vorstellen kann, dort auch nur ein Auge zuzukriegen – erst recht nicht, wenn ich noch verdrahtet werde; andere bieten ihren »Kunden« ein Monitoring in einem schmucken Appartement, dessen Preis für eine Nacht selbst einen Hundemüden um den Schlaf bringt. Sind die einen nun schlechter? Und die anderen unnötig luxuriös? Was überhaupt macht ein gutes Schlaflabor aus? Und wer soll so etwas bezahlen? Ich jedenfalls nicht. Ich habe drei Töchter in konsumfreudigstem Alter, die mir, schauen Sie mich an, schon die Haare vom Kopf gefressen haben.

Nein, als angehender Autor eines Buches zum Thema Schlaf sah ich mich nicht mehr als einen gewöhnlichen Bettflüchtigen unter vielen. Jetzt ging es nicht mehr nur allein um mich und um ein Nachdenken und Umdenken in eigener Sache. Nun hatte ich eine Mission. Jetzt würde ich für meine potenziellen Leser recherchieren. Ich hatte damit sogar eine gewisse Legitimation, die besten Fachleute aufzusuchen, sie mit Fragen zu löchern und ihre Thesen zu hinterfragen. Selbst für Schlaflabore hörte ich so etwas wie den *call of duty*, empfand ich nun eine *license to sleep*. Im Dienst meiner Leser.

Z z z z z z z z z z z

Als Bettflüchtiger in höherem Auftrag setze ich mich, typisch Journalist, erst einmal an mein Laptop. Die Suchmaschine wirft mir bei den Begriffen »Schlafstörungen, Arzt, Hamburg« in 0,47 Sekunden »ungefähr 222 000 Ergebnisse« aus. Ich denke an meine Leidensgenossen: Die müssten sich doch jetzt völlig überfordert fühlen. Allein die erste Seite, die ich aufrufe, verwirrt mich mit Begriffen wie Osteopathie, Polygraphie oder auch Hypnotherapie, dazu Hinweise auf 23 Ärzte, die angeblich Spezialisten seien, dann wieder eine Liste mit gar 51 medizinischen Experten und 18 »beste Treffer« mit Adressen für Schlaflabore, versehen mit dem Hinweis, dass ich vielleicht auch »ein Fall für die Endokrinologie« sein könnte.

Der angehende Patient sagt da nur: Nein danke! Da kann ich gleich wieder zu meinem Hausarzt gehen, der mir dann rät, es abends mit einem Baldriantee zu versuchen, statt Cola zu trinken.

Der Journalist Bednarz weiß, dass dieser Selbsterfahrungstest in seinem Buch nicht fehlen darf, ja dass er sogar ein ganz entscheidender Teil des Buches sein muss. Aber er sollte nicht am Anfang stehen. Vor irgendeinem Gang in eine Praxis, Klinik oder gar Labor muss ich das Phänomen Schlaf in seiner ganzen Tiefe und Breite und damit auch Bedeutung erkunden. Deshalb reise ich für den ersten großen Teil zu den führenden deutschen Schlafkennern. Ich will wissen, was Schlaf eigentlich ist, wie er entsteht, wer ihn erforscht und, ja, ich möchte auch wissen, welche Rolle er in unserer Gesellschaft, unserer Kulturgeschichte spielt.

Werden Langschläfer nicht als faul verspottet und Frühaufsteher als Helden der Arbeit gefeiert? Hatte mein Vater, schon lange selig, nicht einst Napoleon zitiert, wenn er mich sonntagmorgens um zehn Uhr – für mich als Fünfzehnjährigen mitten in der Nacht – weckte? »Vier Stunden schläft der Mann, fünf die Frau und sechs ein Idiot«, zitierte er den französischen Kaiser und warf mich trotz meiner pubertär-lauten Proteste aus den Federn. Sein Sohn sollte ja kein Idiot werden. Dass Albert Einstein angeblich zwölf Stunden Schlaf brauchte, wusste ich damals noch nicht.

Warum ich bei meinen Teenagern daheim nachsichtiger bin? Ganz bestimmt nicht, weil meine drei Mädchen unter Genieverdacht stehen. Aber ich werde noch lernen, dass meine Töchter in diesen Jahren gar nicht anders können, als bis in die Puppen aufzubleiben, um dann bis mittags nicht rauszukommen aus den Federn. Die Armen.

Mein erster Weg aber führt mich zu Philipp Osten. Als Professor am Universitätsklinikum Eppendorf (UKE) in Hamburg forscht und lehrt er gleichsam vor meiner Haustür; als einer der führenden Medizinhistoriker Deutschlands kennt er sich in der Geschichte des Schlafs aus wie nur wenige. Sein Werk *Das Tor zur Seele* gehört zu den Klassikern über die kulturhistorische Bedeutung des Schlafs, der schon die alten Griechen fasziniert hat und seither mal als »himmlische Ruh« vergöttert, mal als kleiner Bruder des Todes verteufelt wird.

Begleiten Sie mich auch nach Bayern, auf den Bauernhof des Chronobiologen Till Roenneberg, der seit Jahrzehnten darüber forscht, wie unsere »innere Uhr« unseren Schlaf steuert. Warum wir uns auf dem Land bei Vilshofen treffen und nicht an seinem Institut für Medizinische Psychologie der Ludwig-Maximilians-Universität München? Weil der Wissenschaftler gerade von einer Forschungsreise zu den Quilombolas aus Brasilien zurückgekehrt war. Oder studieren Sie mit mir und dem Vorsitzenden des Vorstands der Deutschen Gesellschaft für Schlafforschung und Schlafmedizin (DGSM), Peter Young, dessen »Schlafatlas«: Da sehen Sie, wer denn wo in Deutschland wie gut oder wie schlecht schläft. Dass ich überall schlecht schlafe, ist halt mein persönliches Pech.

Wichtig ist mir auch, Fragen nachzugehen, über deren Antworten die Experten streiten, etwa ob Schlaftabletten ein Teufelszeug sind. Denken Sie nur an die tragischen Opfer von Contergan, das beinahe auch meine Mutter genommen hätte. »Meine Frau braucht kein Beruhigungsmittel«, hat mein Vater sich damals aufgeregt und die Tablettenpackung in den Mülleimer geworfen. Gott sei Dank.

Aber haben die neueren Mittel nicht auch ihre guten Seiten? Bei Professor Ingo Fietze, dem Schlafmediziner der weltberühmten Charité in Berlin, lerne ich, dass Schlaftabletten durchaus ihre Berechtigung haben. Meine erheblichen Bedenken gegenüber der Pharmaindustrie und der Geschäftemacherei mit meiner Bettflucht kann er mir nicht nehmen, will er auch gar nicht.

Und wenn wir schon vom Geschäft reden, darf eine Matratzenkunde nicht fehlen. Schauen Sie auch mal, wie die Bettenbranche den Schlaf als Markt entdeckt hat. Sie werden staunen, was sich ein unmögliches Möbelhaus alles einfallen lässt.

Ja, die Branche ist kreativ geworden und sucht den Dialog mit Kunden wie Experten und eine Antwort auf die zentralen Fragen: Was überhaupt ist ein gesunder Schlaf? Was können wir dafür tun? Können wir gutes Schlafen regelrecht lernen, oder müssen wir nicht eher lernen, damit zu leben, dass wir so schlafen, wie wir nun mal schlafen?

Die achtfach mit Bioluft gefüllte Wundermatratze und das Luxusbett zum Preis eines Sportwagens, in das sich angeblich der Alpha-Fußballer Ronaldo für seine sagenumwobenen 90 Minuten Powerschlafeinheiten kuschelt, hilft Ihnen allerdings nicht, wenn neben Ihnen jemand liegt, der in Presslufthammerstärke schnarcht. Weil ich wissen will, was dagegen wirklich hilft und an welchen revolutionären Verfahren gerade gearbeitet wird, setze ich mich in den Zug nach Marburg und treffe Professor Boris A. Stuck, der dort am Universitätsklinikum praktiziert und forscht.

An die Lahn hätte ich auch gern meine Frau mitgenommen. Aber die schnarcht ja nicht. Behauptet sie. Lesen Sie mal, was Professor Stuck dazu sagt. So viel darf ich Ihnen schon verraten: Zu den vielen Mythen, mit denen wir aufräumen, gehört auch, dass Schnarchen reine Männersache sei.

Da ich oft genug nachts aufschrecke, schweißgebadet von Albträumen, interessiert mich besonders, welche Rolle die Alben, diese mir zu oft den Schlaf raubenden Fabelwesen, für unsere Nachtruhe spielen und wie ich sie vertreiben kann. Stimmt es gar, möchte ich von Michael Schredl wissen, dass wir unsere Träume steuern können? So höre ich es immer wieder von der einen oder anderen entrückten Freundin. Diese sogenannten luziden Träume, diese Klarträume, sind unter Esoterikern schon länger ein Thema, das nun mehr und mehr auch das breite Publikum in seinen Bann zieht. Die Antworten des Professors in Heidelberg lassen mich aufhorchen. Ob ich am Ende meiner monatelangen Recherchen meine Träume steuern kann?

Nachdem ich die Top Ten der deutschen Schlafwissenschaft aufgesucht habe, um das komplexe Thema theoretisch zu ergründen, zu erfassen, zu begreifen, mache ich mich auf in die Praxis, im Wortsinn. Begleiten Sie mich bei meinen Besuchen von Selbsthilfegruppen, Schlafseminaren und Schlaflaboren. Und Experten für Licht und Strahlung und Technik generell kommen auch zu Wort. Vor allem aber treffen Sie gemeinsam mit mir Menschen, die ihre Schlafstörungen bereits erfolgreich bekämpft haben – und lassen Sie uns von ihnen lernen.

Den Schluss des Buches bildet mein Besuch in einer Schlafschule. Den Stunden, ja Tagen der Selbsterkundung unter Anleitung des Psychotherapeuten Hans-Günter Weeß im Pfalzklinikum Klingenmünster verdanke ich wichtige Erkenntnisse, von denen ich überzeugt bin, dass sie auch Ihnen weiterhelfen werden. Denn die Ursachen vieler Schlafstörungen liegen oft tief verborgen in unserem Unterbewusstsein – auch meine, wie ich schlussendlich erkennen musste.

Z z z z z z z z z z z

Mit meiner Selbsterfahrung aus den vergangenen Monaten verspreche ich Ihnen, dass sich Ihr Schlaf bereits mit dem Lesen dieses Buches verbessern wird. Nein, das ist nicht zu viel versprochen. Unser Schlaf ist ein Spiegel unserer Seele. Wie diese will er gepflegt, möchte er behutsam behandelt werden. Wie alles im Leben fordert auch guter Schlaf seinen Tribut, hat er seinen Preis: den achtsamen Umgang mit uns selbst. Im Gegenzug schenkt er uns eine erholsame Nachtruhe und damit Ausgeglichenheit, Zuversicht und mentale Stärke.

Ein erster Schritt kann schon das Lesen dieses Buches sein. Indem Sie sich mit Ihrem Schlaf auseinandersetzen, zollen Sie ihm jene Aufmerksamkeit, die er braucht, die er auch verdient. Und die er Ihnen dankt. Mit einer erholsamen Nachtruhe.

Ich selbst habe viel zu lange nicht so gehandelt, wie ich es Ihnen nun ans Herz lege. Erst nach meinem Damaskus-Erlebnis auf der Kreuzfahrt beschloss ich, endlich etwas zu tun. Und ich glaube, nicht einmal das hätte wirklich etwas bewegt. Es bedurfte zusätzlich der Idee zu diesem Buch.

Kurz und selbstkritisch: Mein Schlaf allein wäre es mir wahrscheinlich nicht wert gewesen, mich meiner Störungen so ernsthaft anzunehmen. Schade, nicht wahr?

Ja, ich musste über 60 Jahre alt werden, um die Wechselwirkung zwischen meiner Aufmerksamkeit für meinen Schlaf und einer guten, erholsamen Nacht zu verstehen.

Deshalb ist es mir so wichtig, Ihnen mit diesem Buch nicht nur Informationen über das Phänomen Schlaf zu geben, sondern Ihnen auch ein Gefühl für Ihr Schlafbedürfnis zu vermitteln, Sie zu sensibilisieren für Ihre ganz persönliche gute Nachtruhe.

Hier und jetzt bin ich überzeugt: Schon die positive Beschäftigung mit dem Thema steigert die Qualität Ihrer nächtlichen Auszeit. Feinfühligkeit gegenüber der Problematik ist der erste und wichtigste Schritt zu einem besseren, zu einem gesunden Schlaf.

Den ausführlichen, kritischen, mitunter inhaltlich wie emotional intensiv geführten Gesprächen sowie meinen Erfahrungen in den verschiedenen Gruppen und Kliniken verdanke ich noch einen weiteren Entwicklungsschritt: Auf dem Weg zu diesem Buch habe ich gelernt, nicht nur Verantwortung für meinen Schlaf zu übernehmen – sondern auch die ureigene Verantwortung für meine seelische und körperliche Gesundheit überhaupt. Diese Selbstsorge erlebe ich als große Bereicherung.

Und damit sind wir bei einer Erkenntnis, die weit hinausgeht über das Thema Schlaf. Es geht um Ihre Bereitschaft, grundsätzlich umzudenken. Manche von Ihnen mögen über diese Sätze lächeln. Bitte, das dürfen Sie gerne. Und anderen wird eher bang und bänger. Nein, keine Sorge, dieses Buch will Ihr Leben nicht auf den Kopf stellen. Ich möchte Sie zu nichts bekehren.

Selbst ernannte Schlafgurus gibt es genug. Vor deren Heilsversprechen möchte ich ausdrücklich warnen, obgleich ich niemanden explizit als Nepper, Schlepper oder Bauernfänger bezeichnen möchte. Vielleicht verhelfen sie mit ihren sogenannten Therapien, Tutorials oder Coachings dem einen oder anderen Bettflüchtigen tatsächlich zu ein paar Stunden Schlaf. Es sei ihnen gegönnt: den einen der Schlaf, den anderen das Geld. Wenn es denn hilft oder zumindest nicht schadet.

Ihr Schlaf ist Ihre Verantwortung. Entscheiden Sie also selbst, wem Sie sich für weitere Schritte anvertrauen, nachdem Sie dieses Buch gelesen haben. Qualifizierte Ansprechpartner vermittelt etwa die Deutsche Gesellschaft für Schlafforschung und Schlafmedizin, deren Vorstandsmitglieder mich ebenso geduldig wie umsichtig bei der Arbeit an diesem Buch unterstützt haben.

Mir hat die bewusste Auseinandersetzung mit meinem Schlaf sehr geholfen. Ich schlafe inzwischen besser. Lesen Sie dazu mein Fazit am Ende des Buches. Auch Sie werden die Nacht nicht mehr so fürchten, wenn Sie ihr mit Offenheit und Wohlwollen begegnen.

Sehen Sie dieses Buch als Reise an, auf der Sie das Mysterium Schlaf erkunden, als Aufbruch in einen Bereich, der Ihnen das Leben schwer gemacht hat. In der Nacht wie am Tage. Viele von Ihnen haben bereits etliches versucht, um Linderung zu finden. Vergeblich. Andere, wie viele Jahre auch ich, haben ihren schlechten Schlaf fluchend hingenommen, einem Schicksal gleich. Letztlich begegnen wir Schlafgestörten dem Ersehnten daher mit Verbitterung und Verachtung. So aber werden Hypnos und Morpheus uns niemals umarmen.

Um Ihnen an meiner eigenen Reifung vom Schlafgestörten zum Besserschläfer zu zeigen, wie ich mein Bett wieder lieb gewonnen habe, ist *Augen zu und Schlaf!* als erzählendes Sachbuch geschrieben. Auf der einen Seite enthält es alles, was Sie zum Thema Schlaf tatsächlich wissen sollten; auf der anderen Seite lasse ich Sie aber auch teilhaben an meinen Zweifeln, an meiner Verzweiflung wie auch an meiner Freude über eigene Erkenntnisse und Fortschritte.

Als letzte Anmerkung erlauben Sie mir noch eine Bitte: Setzen Sie sich nicht unter Druck. Zu der entspannten Neugier, mit der Sie sich dem Thema nähern sollten, gehört auch die Freiheit, beim Lesen dieses Buches einschlafen zu dürfen. Würden Ihnen über einem meiner anderen Werke die Augen zufallen, so wäre ich schwer enttäuscht. Schließlich wünscht sich jeder Autor, sein Werk möge die Leserin oder den Leser von der ersten bis zur letzten Seite fesseln. Bei diesem Buch hingegen verstehe ich es als Kompliment, wenn Ihnen, wohlig gebettet, mitten in einem der Kapitel die Augen zufallen sollten und Ihre kostbare, lang ersehnte Nachtruhe Sie überkommt. Wie schön für Sie.

In diesem Sinne wünsche ich Ihnen von Herzen: Schlafen Sie gut!

Was Sie wissen sollten

Spiegel unserer Gesellschaft und Seele

Die Macht des Mysteriums Schlaf

Meine Recherche beginnt – wer hätte das gedacht? – mit einem Bett, einem museumsreifen Stück. Präsentiert wird es mir von einem Mann, der über die Geschichte des Schlafs und dessen Einfluss auf unser Leben und Denken so viel weiß wie nur wenige hierzulande: Philipp Osten, Professor am Universitätsklinikum Eppendorf (UKE) in Hamburg. Osten zählt nicht zum Heer der Ärzte in weißen Kitteln; er trägt dunkle Jeans, ein blau-weiß gestreiftes Hemd mit offenem Kragen und ein dunkles Jackett. Er arbeitet auch nicht im vorderen Teil des riesigen Geländes, wo die Klinik vor Modernität nur so strotzt und übrigens auch das große Schlaflabor untergebracht ist. Zu den Halbgöttern in Weiß und deren heutigen Möglichkeiten, Schlafgestörten zu helfen, brechen wir mit dem nächsten Kapitel auf.

Das Institut von Philipp Osten liegt im Nordteil der Klinik, wo die alten Bauten stehen. Das »Gebäude N30«, abseits der wichtigen Wege für Patienten und Personal, stammt aus der Anfangszeit des Klinikums, als es noch ein Krankenhaus war. Vor rund 100 Jahren, erklärt eine Tafel, waren hier die »Theoretischen Institute« untergebracht, etwa die Pathologie. Neben den breiten Portalen, die den einstigen Status erahnen lassen, künden große goldene Lettern auf rotem Backstein vom heutigen Verwendungszweck: »Medizinhistorisches Museum Hamburg«. Und Professor Osten ist dessen Direktor.

In seinem Arbeitszimmer im ersten Stock, einem großen Raum mit hohen, vollgestopften Bücherregalen, steht der Geschichtswissenschaftler neben einem alten Kinderbett. Es ist ein eher schlichtes Stück. Das Furnier dürfte Eiche sein, vermutet Osten, gebaut wurde es wohl um 1800. Das Besondere sind für den Museumsdirektor die reich verzierten Darstellungen aus weißem Gips: Am Fußende entzünden zwei Jungen, offensichtlich Zwillinge, ein Feuer; am Kopfende sind die beiden noch ein weiteres Mal zu sehen: Nun liegt der eine Bruder mit geschlossenen Augen auf dem Boden, der andere, leicht über ihn gebeugt, behütet seinen Schlaf.

Das Bett ist das erste Exponat einer Ausstellung zum Thema Schlaf, mit deren Planung Osten Ende 2021 beginnen will und die ihm ganz besonders am Herzen liegt. Obgleich sich sein Haus der ganzen Vielfalt der Medizingeschichte widmet – soeben hatte die Ausstellung »Lebenszeichen. Fotopostkarten aus den Lazaretten des Ersten Weltkriegs« ihre Finissage –, ist die gesellschaftliche Wirkmacht des Schlafs eines seiner Spezialgebiete. *Das Tor zur Seele* lautet der Titel seines in Fachkreisen gelobten Werks, das irgendwann mal zu den Klassikern der Schlafliteratur zählen könnte. Für den Direktor stellen die beiden Jungs in den Verzierungen nicht irgendwelche Buben dar: »Gerade im Kontext der damaligen Zeit«, erklärt Osten, »dürften die Menschen in den Zwillingen die Kinder der Nyx, der griechischen Göttin des Schlafs, gesehen haben.« Die göttlichen Kinder heißen Hypnos und Thanatos, übersetzt: Schlaf und Tod. »Diese Vignetten«, begeistert sich der Professor, »erzählen viele Geschichten, vor allem über das Bild, das die Menschen in unserem Kulturkreis vor 200 Jahren vom Schlaf hatten – und viele dieser Vorstellungen existieren noch heute.«

Bevor der Professor erklärt, warum griechische Götter damals deutsche Bauernmöbel zierten, setzt er einen Tee auf, denn nun, sagt er, müsse er etwas weiter ausholen.

Ich werfe ein, dass in den Büchern, die ich gelesen habe, für manche Autoren die Geschichte des Schlafs mit den alten Ägyptern beginnt. Am Nil sei ein Gott namens Bes als Beschützer in der Nacht verehrt worden. Da er die Schlafenden vor wildem Getier, vor allem Schlangen, schützen sollte, sei er mitunter als Schlangenfresser dargestellt worden. Und sogar ein »Traumbuch« sollen sie am Nil schon geschrieben haben.

Osten sagt, dass er das spannend findet, und lächelt höflich. Ja, manche ließen die Geschichte des Schlafs auch noch viel früher beginnen, mitunter sogar schon beim Neandertaler. Aber, fragt er eher rhetorisch, »was wissen wir wirklich über so weit zurückliegende Zeiten?«. Er zuckt mit den Schultern und meint, dass er es eher mit Karl Marx halte.

Der deutsche Philosoph und Kapitalismuskritiker hatte Mitte des 19. Jahrhunderts postuliert, erst das gesellschaftliche Bewusstsein gebe dem Menschen die Möglichkeit, sich zu erfassen. Für ein schlichtes Gemüt wie mich formuliert der Professor es simpler: »Erst durch unser Leben in der Gemeinschaft geben wir Dingen oder Vorkommnissen ihre Bedeutung, indem wir sie für uns definieren, einordnen, bewerten.«

Ich nicke, und er fährt fort: »Für viele beginnt die Geschichte des Schlafs mit der ersten Gesellschaft, die sich nachhaltig und für uns durch Aufzeichnungen nachvollziehbar Gedanken über ihre Nachtruhe gemacht und die unser Bild vom Schlaf geprägt hat.« Und das seien nun mal die Griechen gewesen – womit wir wieder bei Hypnos und Thanatos wären, den göttlichen Kindern auf dem Bettkasten.

Auch wenn unser Bild von Schlaf, wie wir noch sehen werden, untrennbar verbunden ist mit unserem Bewusstsein vom Tod als »Schlafes Bruder«, wollen wir uns bei den Zwillingen auf Hypnos konzentrieren, nach dem später die Hypnose benannt wird und der als Büste oder Figur oft mit Flügeln an den Schläfen zu sehen ist. Auf seinen leisen Schwingen kam er der Mythologie zufolge angeflogen, um den Müden und Erschöpften mit einem (Flügel-)Schlag den Schlaf zu bringen.

Da die Griechen bereits zwischen Schlaf und Traum unterschieden, hatten sie auch für unsere nächtlichen Bilder einen Gott, Morpheus. Auch er wird vielfach mit Flügeln an den Schläfen gezeigt und mit Mohnkugeln in den Händen. Um die einschläfernde Wirkung der aus dem Schlafmohn gepressten Säfte wussten nicht erst die alten Griechen. Samenfunde an Pfahlbauten aus der Steinzeit lassen darauf schließen, dass die Pflanze schon in Urzeiten kultiviert wurde.

Den großen Bogen vom damaligen Mohnanbau zur heutigen Pharmaindustrie mit ihren angeblich so erlösenden Mittelchen wie dem widerlichen Contergan und weiteren bis heute umstrittenen Produkten schließen wir an anderer Stelle. Hier wäre allenfalls erwähnenswert, dass es die Griechen waren, die dem Mohn-Extrakt seinen berühmt-berüchtigten Namen gaben: Opium, auf Deutsch »Säftchen«.

Meinerseits kann ich zu den Griechen nur Sokrates zitieren und sagen: Ich weiß, dass ich nichts weiß. Aber genau deshalb gewährt mir der Professor ja dieses Privatissimum, das er nun mit ebenjenem legendären Vater der Philosophie beginnt. Als Naturforscher, der Sokrates zugleich war, hatte er sich nämlich auch so seine Gedanken über den Schlaf gemacht.

Die Erkenntnisse des Ur-Philosophen kann man als eine Art Wärmetheorie auffassen. Sokrates ging von einer Lebenswärme aus, die Ausdünstungen der Nahrung über die Adern ins Gehirn transportiert, wo sie dann für Schläfrigkeit sorgt. Die Dauer unseres Schlafs, so lehrte er, wird dabei durch das Ende zweier elementarer Prozesse bestimmt: der Verdauung und der Reinigung unseres Blutes.

Sokrates hat keine eigenen Schriften hinterlassen; vieles, was wir über ihn wissen, verdanken wir seinem Schüler Platon, der sich selbstverständlich auch über unsere Nachtruhe den Kopf zerbrach: In der Dunkelheit, fasst der Professor den alten Platon mal kurz für mich zusammen, finde das aus unseren Augen strömende Feuer des Lichts, das uns sehen lässt, keinen Gegenpol mehr, mit dem es verschmelzen könne. Logisch also, dass sich das »Sehfeuer« nach innen richte, dort die Regungen des Leibes beruhige und zur Schläfrigkeit und schließlich zum Schlaf führe.

Die prägendste Bedeutung für unser Bild von der Nachtruhe misst Osten jedoch dem Platon-Schüler Aristoteles bei. Sein Essay *Über Schlafen und Wachen* ist ein echter Klassiker, den der Medizinhistoriker im Original zitieren kann. In seiner Abhandlung unterscheidet Aristoteles zwischen Wesen, die über Wahrnehmung verfügen, wie Mensch und Tier, sowie Pflanzen, denen er diese Fähigkeit abspricht. Mit der Wahrnehmung verbunden ist die Unterscheidung zwischen Wachsein und Schlaf und damit unserer Funktionstüchtigkeit oder eben -untüchtigkeit. Hat etwa das Auge die Zeit seiner täglichen Sehleistung überschritten, erklärte Aristoteles, schließt es sich, und uns überkommt der Schlaf.

Gesteuert wird der ganze Prozess, so die Lehre, über unser zentrales Wahrnehmungsorgan, das in unserem Herzen, in unserer Seele, sitzt. Erschlafft dieses Organ, kommt es zum Schlaf. Und womit begründet Aristoteles die angebliche Lähmung dieser zentralen Schaltstelle? Mit dem Verdauungsprozess – damit greift er auf die Lehre des Altmeisters Sokrates zurück.

Natürlich kann man die Antike nicht verlassen, ohne Hippokrates von Kos zu erwähnen, den Aristoteles als großen Arzt rühmte. Mit seiner Vier-Säfte-Lehre von der schwarzen und der gelben Galle sowie von Blut und Schleim, die unser Temperament bestimmten, sollte Hippokrates das Bild der Medizin für 2000 Jahre prägen. Der Schlaf war für ihn besonders in der »Krisis« wichtig, in jener Phase einer Krankheit, in der sich entscheidet, ob eine Besserung eintritt.

Schon Hippokrates empfahl zudem eine Ausgewogenheit zwischen Wachheit und Schlaf. Blieben die Zustände nicht in ihrem »Maß«, seien sie »beide böse« und machten uns krank.

Die bedeutende Schriftensammlung zum Stand der damaligen Medizin, das *Corpus Hippocraticum*, trägt den Namen des Begründers der Medizinwissenschaft, obgleich die meisten

Texte gar nicht von ihm sind, sondern über vier Jahrhunderte von vielen Ärzten verfasst wurden. Uns ist allerdings wichtiger, dass der Schlaf und dessen Leistungen in den Beiträgen einen nicht unwesentlichen Teil einnehmen. Während des Schlafs, heißt es da lange vor Sigmund Freuds *Traumdeutung*, »ordnet die Psyche ihr Haus«. Ausführlich werden auch Schlafstörungen durch Schnarchen beschrieben.

Als ich später im Internet bei »Researchgate« den Satz finde, der Arzt aus Kos gelte »als Erstbeschreiber schlafbezogener obstruktiver Atmungsstörungen«, beschließe ich, dazu später in Marburg Professor Stuck zu befragen, der das wissen sollte wie kaum ein Zweiter.

Eine Erwähnung gebührt auch dem Kult um Asklepios, dem Gott der Heilkunst. Die Römer nannten ihn später auf Lateinisch Aesculap. Sein berühmter Stab, um den sich eine Schlange windet, ziert noch immer die Schilder vieler Arztpraxen und Apotheken. Auf diesen Sohn des Apollon gehen die Asklepien zurück, jene Heilbäder, von denen die Archäologen etwa 300 verortet haben und in denen eine frühe Form der Wellness gepflegt wurde, die aber zugleich die letzte Hoffnung für viele Schwerkranke waren.

Ob wohlhabender Kurgast oder armer Malader – ganz oben auf der Behandlungsverordnung in den Asklepien stand der »Heilschlaf«. Die Tempelärzte schrieben der ausgedehnten Ruhe nicht nur Genesungskraft zu; sie nutzten den Schlaf auch, um ihren Befund zu erstellen. Geradezu wissenschaftlich beobachteten sie das Verhalten der Schlafenden und befragten sie nach dem Aufwachen zu ihren Träumen. Aus beidem zogen sie dann ihre Schlüsse für die Rezeptur. Salopp gesagt standen in den Asklepien die ersten Schlaflabore.

Die Bücher über die Griechen und deren Lehre vom Schlaf füllten Bibliotheken, sagt Osten und kann im Regal gegenüber seinem Schreibtisch auf eine ganze Reihe an entsprechenden Schriften verweisen. Wichtig sei festzuhalten, diktiert mir Osten in meinen dicken Block, dass Aristoteles & Konsorten im Schlaf mehr sahen als einen Zustand der Bewusstlosigkeit. Sie erkannten darin eine unverzichtbare Phase der Regeneration. »In der Antike«, bilanziert Osten, »wurde das reine Mysterium auf seine Nutzbarkeit erforscht, bekam der Schlaf eine entscheidende Funktion für den Menschen, für den gesunden wie ganz besonders auch den kranken.«

Seit den Griechen gab es somit zwei Sichtweisen auf den Schlaf: Die Mystiker sahen ihn als Zeit der Unsicherheit, des Kontrollverlustes, als Raum des Ungewissen, des Bedrohlichen. In seiner Todesähnlichkeit galt er ihnen als Tor zur Ewigkeit – und zur Seele des Menschen, die sich im Schlaf offenbare. Die Rationalen hingegen betrachteten Schlaf als Untersuchungsobjekt, das es akribisch zu beobachten sowie zu vermessen galt und das ihnen wichtige Erkenntnisse lieferte für eine gute, gesunde Lebensführung oder zur Behandlung von Krankheiten. »Beide Sichtweisen«, sagt der Medizinhistoriker Osten, »ringen seit der Antike miteinander. Welche Schule dabei gerade dominierte, war auch eine Frage der gesellschaftlichen Verhältnisse.«

Während die Römer ohne größeren Einfluss bleiben auf unser Bild vom Schlaf, da sie die Erkenntnisse der Griechen mehr oder weniger übernahmen, bekommt er in den folgenden Jahrhunderten durch die Verbreitung von Judentum, Christentum und Islam einen neuen Stellenwert im Alltag der Menschen. Denn in den Schriften der drei monotheistischen Religionen spielt der Schlaf eine bemerkenswerte Doppelrolle: Er ist das verbindende Element zwischen Mensch und Gott, aber er entwickelt sich auch zu einem entscheidenden Band zwischen dessen Stellvertretern auf Erden – den Rabbinern, Priestern, Imamen – und den Gläubigen. Ob nun Knecht oder Kaiser – die Ur-Furcht vor der Nacht ist allen gleich. »Und ihnen allen«, so Osten, »bietet sich der Glaube als Beruhigung und Orientierung an.« Stimmt. Wer glaubt, schläft gut oder zumindest besser – das höre ich auch heute noch beim kirchlichen *Wort zum Sonntag*.

Schon im Alten Testament, dessen Erzählungen Juden wie Christen hörten, wird zwischen zwei – wie man heute sagen würde – Schlafqualitäten unterschieden: Zum einen gibt es da den »tiefen Schlaf«, über den allein der Schöpfer gebietet. In diese Art göttlicher Narkose wird gleich im 1. Buch Mose der einsam im Paradies herumlungernde Adam versetzt. So kann Gott ihm eine Rippe entnehmen, aus der er Eva erschafft. Im Verlauf der Bibel verfällt der eine oder andere Held in diesen Wunderschlaf, für den ich bislang vergeblich gebetet habe. In meinen schlimmsten Nächten hätte ich, Herr im Himmel, für tiefen Schlaf meine letzte Rippe gegeben – ohne dafür irgendeine Eva zu erwarten.

Zum anderen gibt es in der Bibel auch den »leichten Schlaf«, wie man heutzutage euphemistisch sagt, um nicht von Schlafstörungen reden zu müssen. Die Verfasser der heiligen Schriften kannten die Nachtplagen ihrer Mitmenschen offensichtlich sehr genau, sie wussten um deren durchaus begründete Angst, am nächsten Morgen nicht mehr aufzuwachen, stand die Nacht doch für die sehr reale Bedrohung durch gefährliches Getier und finstere Gesellen. Zudem war Gesundheit ein rares Gut, die ärztliche Versorgung schlecht, die Sterblichkeitsrate hoch. Wer damals nachts die Augen schloss, konnte wirklich dankbar sein, wenn er sie am nächsten Tag wieder öffnen durfte.

Allen Bettflüchtigen dieser Welt spendet die Bibel daher immer wieder Trost. »Ich liege und schlafe und erwache; denn der Herr hält mich«, heißt es etwa im dritten Psalm. Ja, die Verfasser des heiligen Buches wussten sehr wohl, womit sie ihre Leser packen konnten: mit einem Gott, der ihnen die Angst vor dem Mysterium nimmt, der ihnen im Gegenzug für ihre Glaubensbereitschaft eine behütete Nacht und einen neuen Morgen verspricht.

Nach Rücksprache mit einem sehr klugen Mann aus Gottes Bodenpersonal, unserem lieben Pfarrer Frank Engelbrecht, würde ich sogar sagen, dass die Bibel der vermutlich älteste Schlafratgeber überhaupt ist. In jedem Fall der mächtigste.

Das noch heute weitverbreitete Vorurteil, Langschläfer seien faul, lässt sich bis ins Alte Testament zurückverfolgen: »Liebe den Schlaf nicht, dass du nicht arm werdest; lass deine Augen wacker sein, so wirst du Brot genug haben«, heißt es in Sprüche 20, Vers 13. Das Lästern über Langschläfer hat damit fast schon Gottes Segen – oder?

Die Mär vom angeblich unnützen Schlaf wird vor allem im Neuen Testament gepflegt. Rund um das irdische Wirken von Jesus Christus wird der Schlaf mit der Nacht gleichgesetzt, die nun aber als Zeit der Erkenntnislosigkeit gesehen wird. Schlaf, heißt es beim Apostel Paulus im Brief an die Thessalonicher, passe zu jenen, die der sündigen Nacht verbunden seien: »Denn die, die schlafen, schlafen bei Nacht, und die, die betrunken sind, sind bei Nacht betrunken.« Auch wenn mit Botschaften wie »Wache auf, der du schläfst« eher der geistliche Schlaf gemeint ist: Der physische Schlaf als zentrale Phase der Regeneration gilt als vergeudete Zeit, denn wer schläft, kann nicht das Licht Jesu Christi erkennen.

Auch im Koran, dem heiligen Buch der Muslime, ist Schlaf ein Thema, vor allem der Wunderschlaf. Der Schlafhistoriker Osten verweist besonders gern auf Sure 18, Vers 18. Dort steht eine Geschichte, die auch ich schon mal gehört habe – aber als christliche Legende. Es geht um die berühmten Siebenschläfer, denen selbst in meinem aktuellen Schreibtischkalender der 27. Juni gewidmet ist.

In der etwa um 500 auftauchenden Erzählung flüchten junge Christen vor der Verfolgung durch die Römer in eine Höhle, in der sie, von Gott behütet, in tiefen Schlaf verfallen. Als sie wieder aufwachen, ist selbst der Kaiser zum Christentum übergetreten. Dank ihres mehrere Hundert Jahre währenden Schlafs haben sie die Zeit der grausamen Unterdrückung und Bedrohung überlebt.

Für den Historiker Osten ist die Siebenschläfer-Legende der Christen und Muslime das offensichtlichste Beispiel für einen eleganten dramaturgischen Kniff vieler religiöser Erzählungen:

Sie benutzen das Bild vom tiefen Schlaf, der dem Tod schon sehr nahekommt, um ihren Gläubigen eine ihrer zentralen Botschaften näherzubringen: dass es die Auferstehung gibt, dass es ein Leben nach dem Tod gibt, wenn man denn nur fest genug ist im Glauben.

Dem Kulturmenschen Osten ist noch wichtig, dass in der Siebenschläfer-Erzählung der Schlaf als »Vehikel für Zeitreisen« benutzt wird. Heute ist uns Schlaf als Erklärung für einen Zeitsprung ein vertrautes erzählerisches Mittel – ob aus Märchen wie *Dornröschen* oder Science-Fiction-Geschichten wie *Perry Rhodan*.

Vor allem bemächtigen sich die Religionen eines Teils der Nachtruhe, dem wir später noch ein eigenes Kapitel widmen: des Traums. Den großen Propheten widerfahren ihre göttlichen Eingaben nicht bei klarem Verstand, sondern in einer traumähnlichen Trance, um dann, wie etwa Mohammed, der Begründer des Islam, erweckt und selig lächelnd ihre Eingebungen zu verkünden.

Bei keiner der drei großen religiösen Weltanschauungen steht dabei das Traumerlebnis selbst im Vordergrund, wichtig sind die Botschaften der inneren Bilder und die aus ihnen herauslesbaren künftigen Ereignisse wie Gottesstrafen oder Glaubensproben. »Schlaf und Traum«, sagt Philipp Osten, »stehen im Dienst des jeweiligen Glaubens.«

Der Professor hätte sicher noch viel zu erzählen gehabt, aber zusammenfassend kann man sagen, dass der Schlaf nach der Zeitenwende auch jenseits der großen Religionen zum festen Bestandteil von Wundergeschichten und Heiligenlegenden wird, mit Todesnähe, höheren Wahrheiten und Erkenntnisgewinn verbunden. Im Schlaf erscheinen Marien und Teufel, im Schlaf zeigt sich Wahrheit oder auch Besessenheit. Osten: »Es beginnt die hohe Zeit des Mysteriums Schlaf. Und in unseren Landen die machtvolle Zeit der katholischen Kirche.«

Es sind der Papst und seine Statthalter, die sich nun über Jahrhunderte als Schlafberater andienen. Glaube und Gebet, predigen sie, seien die Garanten für eine gute Nacht – und für Wohlstand. »Denn den Seinen gibt's der Herr im Schlaf«, heißt es in Psalm 127, Vers 2. Soll heißen: Ohne Gottes Segen kein Erfolg am Tag und keine Erholung in der Nacht.

Und wenn die Gläubigen dennoch schweißgebadet aufschreckten und bange Fragen aufwarfen nach Dämonen, die ihnen drohten, oder nach Jungfrauen, die ihnen das Blaue vom Himmel versprachen? Dann boten sich auf der Kanzel oder im Beichtstuhl die Traumdeuter an. Erfahrungsberichte und der gesunde Menschenverstand legen nahe, dass sich ihre Interpretationen, ganz im Sinne der Kirche, an der Gottgefälligkeit der bettflüchtigen Seelen orientierten. »Die Kirche hielt ihre schützende oder strafende Hand über die Nachtruhe der Gläubigen«, sagt Osten, »und hatte das Bild vom Schlaf fest im Griff.«

Eine rationale Betrachtung des Schlafs, wie sie zu Zeiten eines Aristoteles verbreitet war, entwickelt sich erst wieder Anfang des 17. Jahrhunderts. Damit kehrt die Schlafkunde zurück zur alten, wie Experten sagen, Dichotomie von Mythos und Ratio. Simpler: zur Betrachtung aus zwei Perspektiven. Gerade dieses Spannungsverhältnis zwischen der Faszination für das Unergründliche und dem Wunsch, es mit wissenschaftlichen Mitteln zu erkunden und zu vermessen, sollte fortan die Debatte um den Schlaf bestimmen.

Als treibende Kraft für das Comeback der Vernunft sieht Osten den französischen Philosophen, Mathematiker und Naturwissenschaftler René Descartes (1596 bis 1650) und dessen »rein mechanistisches Weltbild«. Im Gegensatz zur Kirche, die den Schlaf emotional aufgeladen hatte, ist er für Descartes schlicht eine Art von Abgasregeneration, die bestimmten »Regelkreisläufen« in unserem Körper folgt. Und auch in einem zweiten Punkt lehrt uns der Franzose Umdenken: Seit Aristoteles galt eigentlich das Herz als Zentrum des Schlafs. Für Descartes ist es, passend zu seiner vernunftbetonten Sichtweise, das Gehirn.

Wachen oder Schlafen wird gemäß der Lehre Descartes' vom Zustand der Hirnkammern bestimmt: Sind jene mit unseren

»Lebensgeistern«, den *spiritus animales*, gut gefüllt, fühlen wir uns putzmunter; sind diese verbraucht, erschlafft das Gehirn gleich einem Segel bei Flaute – wie Descartes es einmal formulierte. Die Müdigkeit überkommt uns.

Während wir schlafen, werden die verbrauchten Lebensgeister Gasen gleich in die Lunge abgeleitet und durch unsere Atmung regeneriert, um danach wieder ins Gehirn aufzusteigen; sind die Kammern erneut gefüllt, wachen wir auf.

»Das mechanistische Weltbild, der Cartesianismus«, sagt Professor Osten, »ist die bis heute gültige Grundlage der Physiologie, der Wissenschaft vom Zusammenspiel der einzelnen Körperfunktionen.« Er bemerkt meine Skepsis und fügt hinzu: »Auf Descartes' Denkansatz, das Funktionieren unseres Körpers als Abfolge von geregelten Kreisläufen zu verstehen, werden Sie bei allen Naturwissenschaftlern, die Sie noch aufsuchen, immer wieder stoßen.«

Auch für unsere Träume hatte der kluge Franzose eine naturwissenschaftliche Erklärung, die sich der glaubensinspirierten Trauminterpretation der Kirche entgegenstellte. Unsere inneren Bilder sind Descartes zufolge nicht Teufels- oder Gotteswerk, sondern entstehen »in Arealen, die von erschlafftem Hirngewebe umgeben sind«. Um klarzustellen, dass unsere Träume nicht für weltliche Machtansprüche zurechtgebogen werden, postulierte er in seiner Schrift »Wahrheit, Schlaf und Traum«, unsere nächtlichen Vorstellungen dürften »uns keineswegs zweifeln lassen an der Wahrheit der Gedanken, die wir im Wachen haben«. Konnte man die kirchliche Deutungshoheit deutlicher angreifen? Nur wenn man unbedingt auf dem Scheiterhaufen landen wollte.

Wann wir träumen, hängt gemäß Descartes vom Zustand der Hirnkammern ab. Seiner Meinung nach haben wir unsere nächtlichen Erscheinungen, wenn die ersten Areale wieder mit Lebensgeistern gefüllt sind, wir uns also langsam dem Erwachen nähern. Gestützt auf meine Selbstempirie, kann ich Descartes nur bestätigen: Ich erinnere mich immer nur an jene Träume, die ich kurz vor dem Aufwachen hatte. Dass wir alle tatsächlich jede Nacht träumen und welchen Einfluss verschiedene Schlafphasen auf unsere imaginären Erlebnisse haben, wird uns in Mannheim Deutschlands wohl anerkanntester Traumforscher, Professor Michael Schredl, sehr genau erklären.

Descartes' Denken prägte in der Oberschicht – unter Intellektuellen, Kaufleuten und Medizinern – das neue Bild vom Schlaf, doch um die Praxis der Nachtruhe scherte sich der Philosoph und Naturwissenschaftler nicht. Erst 100 Jahre später sollte sich in Weimar der Hausarzt Christoph Wilhelm Hufeland der praktischen Verbesserung der Nachtruhe annehmen – und zum ersten Schlafcoach der Geschichte aufsteigen. Sein Buch *Makrobiotik oder Die Kunst, das menschliche Leben zu verlängern* erschien im Verlag Cotta, der auch die Werke des Dichterfürsten Johann Wolfgang von Goethe veröffentlichte, und wurde, von der Bibel mal abgesehen, der erste Megaseller in deutscher Sprache. Über den Begriff »Makrobiotik«, den Hufeland bei den weisen Griechen abgekupfert (*makros*: »groß«; *biotikos*: »das Leben betreffend«) und populär gemacht hat, stolpere ich seit Jahren in meinem Bio-Laden.

Bis heute halten sich Hufelands Tipps hartnäckig, etwa der Rat, »niemand soll unter 6 und niemand über 8 Stunden schlafen« und »abends nur wenig und nur kalte Speisen essen«; und vom Lesen im Bett riet er ebenfalls strikt ab. Auch für die Einrichtung des Schlafzimmers, das in Mode gekommen war, gab er konkrete Anweisungen: etwa, dass es bitte »keine ausdünstenden Stoffe, Blumen und dergleichen enthalten« möge; zudem müssten die Fenster »beständig offen erhalten werden; außer des Nachts«.

Ich erinnere, dass mir mein Vater mal eine der Regeln sehr laut und deutlich vorgehalten hat. »Der Schlaf vor Mitternacht, mein Junge, ist der wichtigste«, maßregelte er mich, als ich mit 16 Jahren das erste Mal sehr spät nach Hause gekommen war. Ja, lächelt der Historiker Osten, vieles aus Hufelands »Katechismus preußischer Tugenden« habe sich »ins kulturelle Gedächtnis eingeprägt«. Der von Osten in seinem Buch zitierte Dichter Novalis hätte auch gut gepasst. Der Frühromantiker nannte Hufelands Ratgeber ein Spießerbuch fürs Mittelmaß – und stand mit seiner Kritik nicht allein da.

Trotz der Schmähungen ist das Buch ein enormer Erfolg und befördert die medizinische Karriere des Hausarztes. Er steigt auf zum Leibarzt des preußischen Königs Friedrich Wilhelms III. und wird Erster Arzt und Direktor der inzwischen weltberühmten Charité in Berlin – deren »Interdisziplinäres Schlafmedizinisches Zentrum« heute Ingo Fietze leitet, unser Schlaf-Papst, den wir im nächsten Kapitel in seiner »Deutschen Stiftung Schlaf« besuchen werden.

Mit dem Werk des Volkserziehers Hufeland beschäftigte sich damals selbst der bedeutendste Philosoph der Aufklärung Immanuel Kant. Der Frühaufsteher aus Königsberg sah sich durch den Ratgeber in seiner disziplinierten Lebensweise nur bestätigt: um zehn Uhr ins Bett, um fünf an den Schreibtisch. Schlaf war für Kant ein hohes, da knappes Gut. Denn jeder Mensch, so seine Theorie, habe für sein Leben nur ein gewisses Schlafkontingent. Sei es aufgebraucht, erlösche unser Lebenslicht: Wer in seinen Mannesjahren mehr als sieben Stunden geschlafen habe, so Kant, könne nicht erwarten, alt zu werden. Hier ist es wieder, das traditionsreiche Vorurteil gegen Langschläfer und – nicht miteinander zu verwechseln – gegen Vielschläfer. Wir werden noch sehen, was die aktuelle Forschung dem klugen Kant entgegenhält.

So eifrig sich der Populärpädagoge Hufeland auch mit preußischer Strenge bemühte, seine Mitmenschen zu einem gesunden Leben zu bewegen – eigene philosophische Betrachtungen zum Schlaf stellte er nicht an. Einen Gegenentwurf zu Descartes' rationaler Betrachtung lieferten erst zu Anfang des 19. Jahrhunderts der Philosoph Friedrich Wilhelm Joseph Schelling sowie der Theologe und Dichter Johann Gottfried Herder. Sie gaben dem jahrhundertealten Volksglauben vom Schlaf als zeitlich begrenztem Tod einen intellektuellen Überbau: In ihrer Vorstellung wurde aus dem Tor zur Seele des Einzelnen das universelle Tor zum Absoluten.

Der Einfluss der beiden Vordenker auf das Bild ihrer Landsleute vom Schlaf ist nicht zu unterschätzen. Schelling hatte es schon mit Anfang zwanzig zum Professor in Jena gebracht, damals die einzige preußische Universität und somit die staatstragende Bildungshochburg. Da seinerzeit Mediziner zu Beginn ihrer Ausbildung ein Examen in Philosophie – und nicht wie heute in Physik – ablegen mussten, wurden viele Ärzte zu Schelling-Schülern. Animiert von ihrem unter Genieverdacht stehenden Professor, versuchten sie, mithilfe des Schlafs nicht nur wie gehabt Diagnosen zu stellen und Therapien zu entwickeln, sondern nun auch das Absolute zu ergründen.

Herder wiederum führte als Superintendent die Aufsicht über rund 150 Gotteshäuser in der Grafschaft Weimar – seinerzeit das kulturelle Zentrum – und war für seine wortgewaltigen, berührenden Predigten berühmt. Nachdrücklich rief er dazu auf, den Schlaf detailliert zu untersuchen, um Auskunft zu erlangen über das Jenseits, die Grundprinzipien der Welt und – als Theologe – natürlich letztlich auch über Gott.

Die Sache mit dem Absoluten hatte nur einen kleinen Haken: In dem Zustand, in dem wir ihm angeblich nahe sind – im Schlaf, im kleinen Tod –, sind wir bewusstlos und können daher nicht über unsere Erfahrung berichten. So ein Pech.

Die Lösung des Problems sahen Herder, Schelling und ihre Schüler in Menschen, die fortan in die Geschichte des Schlafs als »Somnambule« eingehen sollten. Heute verstehen wir darunter im Wortsinne Schlafwandler (vom lateinischen *somnus*, »der Schlaf«; *ambulare*, »umherlaufen«, »spazieren«), die, ohne aufzuwachen, mitten in der Nacht das Bett verlassen. Die Gebildeteren unter uns haben vielleicht sogar die schöne Amina aus Vincenzo Bellinis 1831 uraufgeführter Oper *La Sonnambula* vor Augen, wie sie auf dem Dachfirst ihrem Elvino ihre Liebe gesteht. Ich gebe zu, dass ich von dem Schicksal der schönen Bettflüchtigen erst durch den Professor erfahre.

Zu Zeiten von Schelling und Herder bezeichnete der Begriff medizinisch auffällig gewordene Menschen, die zur Ergründung des Absoluten – anders kann man es gar nicht nennen – benutzt wurden. Die meisten der armen Kreaturen waren bettlägerige Frauen, denen man übersinnliche Fähigkeiten wie das Voraussagen der Zukunft, die Verkündung von Rezepturen oder das Lesen geschlossener Briefe in halb wachem Zustand nachsagte. Lieblingsbeispiel des Medizinhistorikers Osten ist eine 17-Jährige, die 1815 von Leibärzten des württembergischen Königs unter größter Geheimhaltung nach Stuttgart gekarrt wurde, um die Gesundheit des Herrschers vorherzusagen.

In den somnambulen Zustand konnte man sich allerdings auch bewusst versetzen lassen. Dazu schickten Ärzte ihre Patienten zu den aufkommenden Hypnotiseuren, die anfangs noch »Magnetiseure« genannt wurden. Sie versetzten ihre Kundschaft in tranceähnliche Zustände, auf dass sie dann diagnostische Hinweise geben würden zur Behandlung ihrer eigenen Erkrankung. Der Malade als Orakel in eigener Sache – das hatten wir doch schon mal in den Asklepien der alten Griechen.

Da der Somnambulismus die Menschen faszinierte, fluten Berichte über die neue Modemedizin den jungen Zeitungs- und Zeitschriftenmarkt. Ja, das Phänomen wurde sogar in hoch wissenschaftlichen Publikationen erörtert. Und anfangs keineswegs nur skeptisch. Doch dann forderten Naturwissenschaftler und kritische Mediziner eindeutige Beweise für die übersinnlichen Fähigkeiten der Somnambulen, die ihnen die Anhänger der Lehre schuldig blieben.

Zudem setzte ein Wandel ein, ohne den unsere moderne Medizin nicht möglich geworden wäre. Vermutungen, Spekulationen und allerlei Hokuspokus wurden mehr und mehr abgelöst durch wiederholbare Versuchsanordnungen, physiologische Experimente und vor allem immer wieder genaue, messbare Beobachtungen. »Eine neue Wissenschaftskultur gewinnt die Oberhand«, sagt der Historiker Osten, »nur das Belegbare und Beweisbare gilt.« Zum deutlichen Zeichen des Wandels wird 1861 in Preußen das Examen in Philosophie als Teil des Medizinstudiums abgeschafft. Fortan müssen Ärzte zu Beginn ihrer Ausbildung ein Physikum ablegen. Statt im Hörsaal aus den Schriften ehrwürdiger Philosophen zu zitieren, findet der Unterricht am Krankenbett statt, wird mit Reflexhammer und Stethoskop untersucht. »Nach 2000 Jahren war der Schlaf als diagnostisches Mittel entzaubert«, bilanziert Osten, »hatte als Referenz für Theorien über das Absolute ausgedient. Tod und Schlaf waren nicht länger Brüder.«

Nun gäbe es noch viel zu erzählen, etwa über Sigmund Freuds »Paukenschlag« zu Anfang des 20. Jahrhunderts, als der Wiener Psychiater das Thema Traum wiederentdeckte; oder er könnte von der Entwicklung des Elektroenzephalogramms (EEG) in den 1920er-Jahren erzählen, mit dem die Erforschung unserer Hirnströme im Schlaf einsetzte. Aber Osten weiß, dass ich dazu noch etliche seiner Professoren-Kollegen aufsuchen werde. Wir haben ja nun auch fast einen ganzen Tag miteinander verbracht.

An der Tür seines Arbeitszimmers verrät mir Philipp Osten noch ein ganz persönliches Geheimnis des Kinderbetts vor seinem Schreibtisch. In dem angehenden Ausstellungsstück habe bis vor zwei Jahren sein Sohn Konrad geschlafen, »und zwar sehr ruhig und wirklich gut«. Er sagt das mit dem seligen Lächeln eines Vaters, der zu schätzen weiß, wenn sein Kind nachts glücklich schläft. Im neuen Bett komme der inzwischen Sechsjährige allerdings nicht so lang und tief zur Ruhe, fügt er bedauernd hinzu.

Ob der Kleine erste Tendenzen zur Bettflucht zeige, frage ich mitfühlend.

Nein, so weit will der Professor nicht gehen. Das Kind komme seit dem Lagerwechsel jedoch nachts ans Bett der Eltern, um unter deren Decke zu schlüpfen.

Der Medizinhistoriker lächelt verschmitzt und deutet auf die Vignetten der Zwillinge am Kopfende des Bettes: »Vor 200 Jahren hätte man mit ziemlicher Sicherheit gesagt: Kein Wunder, im neuen Bett fehlt dem Kind ja auch der Schutz durch die Söhne der Göttin Nyx.«

Beim Händedruck wird der Medizinhistoriker wieder ernst: »Der Schlaf«, sagt er, »ist nichts Statisches, sondern immer das, was wir kulturell in ihm sehen und was wir intellektuell und technologisch-wissenschaftlich von ihm erfassen können.«

Der Professor sieht mich an, um die Bedeutung seiner Worte zu betonen: »Unterschätzen Sie nicht die Wirkmacht des Schlafes; er ist ein Spiegel unserer Gesellschaft. Und bedenken Sie, welchen Einfluss Ihr eigenes Bild vom Schlaf auf Ihre ganz persönliche Nachtruhe hat. Auch da ist der Schlaf nur ein Spiegel.«

Es sollte lange dauern, bis ich die Bedeutung dieser letzten Botschaft wirklich begriff.

Wie schlafe ich und, wenn ja, wie gut?

Von einer übermüdeten Bevölkerung und einem wackeren Streiter für eine bessere Nachtruhe

Wer wissen will, wie es um den gesunden Schlaf in Deutschland bestellt ist, der muss sich nur mal ansehen, wie sich dessen Stiftung in der Hauptstadt präsentiert: im Gegensatz zu anderen Lobby-Residenzen sehr bescheiden.

Die Deutsche Stiftung Schlaf (DSS) hat ihre Geschäftsstelle nur wenige Gehminuten vom Hauptbahnhof entfernt in der Luisenstraße, die nicht gerade zu Berlins Renommieradressen zählt. In dem Altbau mit der Nummer 55 dürften zu DDR-Zeiten verdiente Helden der Arbeit mit ihren Familien gewohnt haben; jetzt ist das Haus zwar schön renoviert, aber richtig repräsentativ sieht anders aus.

Der Blick auf das Klingelbord lässt einen allerdings die Augen reiben: Wohnen hier die Siebenschläfer? Zwischen Parterre und Dachgeschoss gibt es ein Schlaflabor, eine »Schlafakademie Berlin« sowie ein »Privates Institut für Schlafmedizin«. Und dann gibt es da, ganz oben, beinahe unterm Dach, auch noch die Deutsche Stiftung Schlaf.

Die Geschäftsstelle der DSS hat in einer Zwei-Zimmer-Wohnung Obdach gefunden. Rechts vom Eingang geht es in ein kleines Büro, in dem an einigen Stunden in der Woche die studierte Philologin Ludmila Obuhova mehr oder weniger ehrenamtlich die Projekte der Stiftung koordiniert. Gerade hat sie einen großen Karton mit Flyern entgegengenommen. »Ziel: Gesunder Schlaf« steht unübersehbar auf dem Infoblatt. Darunter zeigt ein Foto ein kleines Mädchen, das sich unter niederschwebenden Daunen in eine Bettdecke kuschelt und mit einem Teddybären im Arm selig schläft. Allein um noch einmal so schlafen zu können, wäre ich gerne wieder Kind.

Die vierfarbigen Handzettel werden bei der aktuellen PR-Aktion der Stiftung verteilt. Mit einem eigens geliehenen »Schlafbus« geht es durch die Lande, um Kindern, Jugendlichen und Eltern Tipps für eine optimale Nachtruhe zu geben. »Wenn das Coronavirus unseren Terminkalender nicht völlig über den Haufen wirft, werden wir am 30. Mai auch zu Ihnen nach Hamburg kommen«, sagt die gebürtige Russin Obuhova und strahlt eine Energie aus, als hätte sie in der vergangenen Nacht richtig gut geschlafen.

Müde, aber besten Willens, vorbeizuschauen, wenn der Bus vor dem Hamburger Rathaus oder an der Elbphilharmonie steht, trage ich mir den Termin in meinen Kalender ein. Im Februar, auf dem ersten Stopp ihrer Deutschland-Fahrt in München, berichtet Obuhova nicht ohne Stolz, hätten sich »einige Hundert Leute« mit ihren Schlafproblemen an sie gewandt, »vor allem aber an den Chef«. Der erwartet mich schon nebenan.

Das zweite Zimmer dient als Konferenzraum und funktionales Refugium des Stiftungsgründers und Vorsitzenden Professor Ingo Fietze, ein drahtiger Mann mit dunkelblondem Haar, dem man seine 60 Jahre nicht ansieht. Behände befreit er gerade den großen Tisch von Seminarunterlagen, rückt die umherstehenden blauen Freischwinger zurecht und bittet mich, schon mal Platz zu nehmen, während er noch seinen dunklen Schal und seine blaue Wetterjacke ablegt. Er sei »gerade erst rübergekommen«, erklärt er, zieht die Lamellen an dem großen Fenster auf und gibt den Blick frei auf die andere Seite der Luisenstraße und einen mächtigen roten Backsteinbau.

Dort, im zweiten Stock, leitet der Professor das Interdisziplinäre Schlafmedizinische Zentrum der Charité. Das Gebäude zählt zum historischen Teil des legendären Krankenhauses. Entstanden aus einem 1710 erbauten Pesthaus, ist die Klinik heute mit über 3000 Betten, 279 Professoren und 7500 Studierenden eines der größten medizinischen Versorgungszentren Europas.

Hier hingegen, im Schatten der Universitätsklinik, hat Fietze sein ganz privates Engagement in Sachen Schlaf untergebracht. Auf mehreren Etagen untersucht er mit seinem Team Bettflüchtige im Labor, lehrt gesundes Schlafen in seiner Akademie oder weist, wie es auf der Webseite seines Instituts »Somnico« heißt, Firmen und deren Mitarbeitern »einen Weg zum gesunden Schlaf-Wach-Verhältnis, für besseren Schlaf und gesteigerte Lebensqualität«.

Wie nebenbei fasst Fietze sein Wissen aus 30 Jahren als Schlafmediziner noch in Büchern zusammen und steht bei dem TV-Sender Pro7 in der schrägen Quizsendung *Wer schläft, verliert!* als Experte vor der Kamera. Für die Samstagabend-Show hatten sogenannte Prominente 60 Stunden nicht schlafen dürfen, um dann vor der Kamera ihre Wachheit zu zeigen, etwa indem sie möglichst viele Bierdeckel zu Häuschen aufstellten; und wenn die zusammenklappten, erklärte Fietze den Zuschauern, dass Schlafmangel die Geschicklichkeit beeinträchtigt. Ach, das Leben als Deutschlands Schlaf-Papst kann auch eine Bürde sein.

So vielfältig die Projekte sind, die den Professor umtreiben – nach seiner Familie und seinen Patienten liegt ihm die Stiftung besonders am Herzen. Vor zehn Jahren hat er sie gegründet, als ihm aufgefallen war, »dass wahrscheinlich sogar Ölsardinen eine Lobby haben. Für gesunden Schlaf aber macht sich niemand öffentlich stark.« Da er persönlich etwas Geld übrig sowie im Bekanntenkreis einen Mit-Finanzier gefunden hatte, wollte er »ein Zeichen setzen für die Bedeutung des Schlafs« und stürzte sich in das »Stifter-Abenteuer«.

Von den Aktionen, die seine Stiftung seither organisiert oder unterstützt hat, erzählt Fietze voller Begeisterung: Da gab es einen Jugendtag an Berliner Schulen, ein Tanztheater zum Thema Traum, eine *Sleep for fit*-Messe sowie, als »das tägliche Brot einer Stiftung«, jede Menge Informationsveranstaltungen. Wenn Fietze allerdings nach der Resonanz seiner Arbeit gefragt wird, wiegt er den Kopf und zuckt die Schultern. »Schlaf ist nicht sexy«, sagt er schließlich und gesteht, »dass wir seit Jahren daran tüfteln, wie wir in unserer Bevölkerung mehr Aufmerksamkeit wecken können.« In der Hoffnung auf »Öffentlichkeit für die gute Sache Schlaf« habe er sich auch für das Quiz mit den übernächtigten D-Promis als Experte hergegeben. Im Nachhinein sagt er selbstironisch: »Mit dem Thema Schlaf kannst du nicht gewinnen.« Zumindest noch nicht.

Aufgeben wird der Anstifter jedenfalls nicht. Für seine nächste Schlaftour will er, so die Corona-Einschränkungen des Alltags es zulassen, zwei Dutzend Städte mit seinem goldschimmernden Stiftungsbus anfahren. »Schlaf dich gesund« steht auf unübersehbaren Aufklebern an dessen Seitentüren. »Jeder dritte Deutsche schläft miserabel, jeder zweite schnarcht«, mahnt Fietze, »das können wir doch nicht einfach so hinnehmen.« Sein jüngstes Buch, in dem er über die »Volkskrankheit Schlafmangel« und deren »alarmierende Folgen für unsere Gesundheit« schreibt, trägt denn auch den Titel *Deutschland schläft schlecht*.

Ich wende ein, dass es den meisten Menschen schwerfalle einzuschätzen, ob sie nur schlecht schlafen oder schon reif für den Arzt sind. Und wenn ja, für welchen?

Zum Beleg erwähne ich die irritierende Vielzahl der verschiedensten Ärzte und Angebote, die mir die Suchmaschine daheim auf den Bildschirm geworfen hat, als ich nach Hilfe für mich gesucht hatte. Fietze winkt ab. Er weiß um das Problem. »Ja, für Schlaf fehlt uns der ausgewiesene und kompetente Facharzt an der Ecke.«

Zudem gebe es zu wenig Austausch zwischen Allgemeinmedizinern und Schlafexperten. Im vergangenen Jahr habe man ihn das erste Mal zu einem Hausärztetag eingeladen, in Sachsen. »Sie glauben gar nicht, wie dankbar ich da aufgenommen wurde«, sagt er begeistert.

Er klopft mit seinem schwarzen Kugelschreiber auf das helle Furnier des Konferenztisches: »Aber es mangelt den Menschen auch an einer generellen Sensibilität für das Thema.« Er sieht mich an. »Wenn Sie Rückenschmerzen haben, wissen Sie, wohin Sie gehen müssen, bei Zahnschmerzen ebenfalls. Aber was ist, wenn Sie morgens immer wieder zerschlagen aufwachen?«

Ich sage nichts.

»Dann denken Sie: Ach, komm, Augen zu und durch.«

Ich kneife die Augen zusammen und verschränke die Arme. So denke ich nicht.

Fietze grinst mich an: »Na, zumindest haben Sie doch viele Jahre so gedacht.«

Da wiederum kann ich nur nicken.

Z z z z z z z z z z z

Als ahne sie, dass nun eine längere Sitzung beginnt, stellt die aufmerksame Frau Obuhova einige Stücke Kuchen sowie Kannen mit Tee und Kaffee auf den Tisch; ich schalte mein Aufnahmegerät ein. Der Professor nimmt eine kleine Mohnschnitte, nippt an seiner Tasse Kaffee und lehnt sich zurück, um mir »diesen sehr komplexen Vorgang namens Schlaf« näherzubringen. In seiner offenen Art räumt er ein, zu Beginn seiner Ausbildung habe er »die Vielfältigkeit der Abläufe unterschätzt«.

Heute weiß er, dass Schlaf nicht nur die Pause ist, die Skelett und Muskeln brauchen, um zu regenerieren, sondern vor allem eine Auszeit, die unser Gehirn dringend benötigt; doch anders als früher angenommen hat in der Nacht niemals das gesamte Gehirn Feierabend, sondern nehmen immer nur bestimmte Teile eine Auszeit: mal der vordere Bereich, mal der hintere, mal die linke Seite, mal die rechte – je nachdem, in welcher der verschiedenen Schlafphasen wir uns befinden.

Welche besondere Bedeutung Schlaf für unsere Nervenzellen hat, was das Gehirn in dieser Zeit alles anstellt und wie unser Wissen uns zu einem gesunden Schlaf verhelfen kann, werden wir noch sehr detailliert in Tübingen von Professor Jan Born erfahren, dem in diesem Fachbereich führenden deutschen Neurowissenschaftler, den wir in seinen Laboren besuchen.

Fürs Erste ist wichtig, dass die Somnologen, die Schlafforscher, unsere Nächte sehr genau einteilen. Und dass sie allem unsere »Kopfkissenzeit« zugrunde legen. Sie startet, wenn wir das Licht ausmachen, und endet, wenn wir es wieder anmachen. Ob wir in der Zeit wach sind oder schlafen, ist bereits Teil ihrer Forschung. Für den Laien klingt es seltsam, aber das Wachsein im Bett gilt bereits als Teil des Schlafs. Manche beginnen die Zählung der Schlafphasen daher auch schon mit dem Wachsein. Wir machen das aber nicht. Wach ist wach, und Schlaf ist Schlaf. Oder?

Bevor wir uns den verschiedenen Phasen widmen, ist eine kleine Abhandlung über das Wachsein fällig, gibt es davon doch verschiedene Varianten. Zuallererst meinen die Experten damit jene Zeit, die wir zum Einschlafen benötigen. Viele haben hier das erste Problem: Sie sind müde, sehnen sich nach Schlaf, finden ihn nicht und wälzen sich mitunter stundenlang hin und her. Das kenne ich aus eigener Erfahrung, auch wenn es bei mir nicht so oft vorkommt. Fachleute sprechen dann von einer Einschlafstörung.

Die erste Lektion lerne ich, noch bevor ich von dem Apfelkuchen auf dem Tisch probiert habe: Ein promptes Einschlafen, wie ich es auf der Kreuzfahrt meiner Kabinennachbarin Katja zugeschrieben habe, ist eine Idealisierung und bleibt ganz wenigen vorbehalten. Eine gute Viertelstunde Schäfchenzählen liegt noch absolut innerhalb des Normalen. Die Somnologen geben uns sogar bis zu einer halben Stunde für diesen Einstieg in die Nachtruhe.

Falls Sie zu jenen »Experten« gehören, die nun sagen, dass Sie gestern Abend exakt 32 Minuten und 24 Sekunden gebraucht haben, um einzuschlafen – vergessen Sie's. Sie haben einfach zu oft auf die blöde Uhr an Ihrem Handgelenk oder den Wecker auf dem Nachttisch geschaut. Das ist das mitunter Verhängnisvolle an der Selbstvermessung: Wer erst einmal anfängt, auf die Zeit zu achten, ist schnell verratzt. Denn nachts zählt jede Minute doppelt.

Als der Einstein unter den Bettflüchtigen habe ich inzwischen meine eigene Relativitätstheorie, was die Zeit im Dunkeln anbelangt. Zehn Minuten Wachsein entsprechen gefühlt einer halben Stunde; und mitunter auch einer ganzen, wenn ich dabei vor Ungeduld ins Kopfkissen beiße. Drastisch gesagt: Es ist völlig schwachsinnig, sich durch statistische Werte unter Druck zu setzen.

Verfallen Sie also nicht zu schnell in Panik. So wie wir gute und schlechte Tage haben, gibt es selbst für die talentiertesten Schläfer nicht nur erholsame Nächte, sondern manchmal auch ziemlich lausige. Hin und wieder länger auf den Schlaf zu warten, ist nicht schön, aber auch kein Drama. Es sei denn, wir machen eins draus.

Um das Loslassen zu üben, habe ich seit einiger Zeit ein kleines Glas auf meinem Nachttisch stehen. Es ist mein »Gedankenglas«. Da lege ich alle Sorgen und Nöte, alle Pläne und Hoffnungen hinein, wenn ich zu Bett gehe. In meinem Gedankenglas sind sie gut aufgehoben, kommen mir nicht abhanden, und dort finde ich sie am nächsten Morgen auch wieder.

Z z z z z z z z z z z

An dieser Stelle vielleicht ein Satz zu allen Ratschlägen, die noch folgen: Keiner meiner Tipps ist leicht dahingeschrieben. Kein einziger muss für Sie gelten oder bei Ihnen Wirkung zeigen. Und vor allem weiß ich, wie schwer es fällt, gute Anregungen und feste Vorsätze auch umzusetzen. Die kritische, ja, auch selbstkritische Bilanz meiner Recherchen und Erfahrungen lesen Sie im Epilog.

Ernsthaft überdenken sollte sein Einschlafverhalten hingegen, wer mindestens dreimal die Woche länger als eine halbe Stunde um Hypnos' Wohlwollen ringt und diesen Kampf zudem über einen Zeitraum von drei Monaten oder gar länger führt. Dann sollten Sie baldmöglichst einen Schlafmediziner aufsuchen. Nun gilt es, nichts mehr zu beschönigen, sondern aufzupassen, dass jene Schwierigkeiten nicht durch eine fahrlässige Wird-schon-wieder-Haltung in eine chronische Störung ausarten. Bettflüchtige mit hohem Leidensdruck, die nachts heftiger kämpfen und mindestens dreimal die Woche mehrere Stunden wach liegen, sollten den Arzt deutlich früher aufsuchen. Für die Diagnose einer Schlafstörung reicht bereits ein Monat mit den entsprechenden Symptomen. Unabhängig davon aber gilt bei allen Gesundheitsproblemen: Wer zu spät zum Doc geht, ist länger krank.

Da Ingo Fietze auch ein guter Psychologe ist, beruhigt er mich unter Verweis auf seine eigenen Probleme mit der Nachtruhe. Denn alles über den Schlaf zu wissen, heißt nicht, selbst gesund zu schlafen. Der Professor kämpft oft mit der zweiten Variante des Wachseins, das viele von uns mitten in der Nacht erleben, in den berühmt-berüchtigten verlorenen Stunden zwischen Mitternacht und Morgengrauen. Bei Fietze ist es der Familienhund, der manchmal ohne Not anschlägt und ihn aus dem Schlaf reißt. Dann sitzt auch ein Gute-Nacht-Experte kerzengerade im Bett und hat seine Schwierigkeiten, die Augen wieder zuzukriegen.

Ich habe keinen Hund, dem ich die Schuld geben kann. Ich wache oft ohne erkennbaren Grund auf. Oder bin nach zwei, drei Stunden Schlaf so verschwitzt, dass ich die Wäsche wechseln muss. Oder mich treibt es im Zwei-Stunden-Takt ins Bad. In jedem Fall kriege ich, einmal wach, kein Auge mehr zu. So etwas nennt der Fachmann dann eine Durchschlafstörung.

Jenseits dieser großen Intermezzi gibt es aber auch sehr kurze Wachzeiten, die uns gar nicht bewusst sind und die erst eine Untersuchung im Schlaflabor an den Tag bringen würde. Professor Fietze nennt diese Wecksignale »Arousals«. Unabhängig von allen individuellen Unterschieden kann man sagen, dass diese Weckreaktionen jedem von uns widerfahren. Ohne es wahrzunehmen, schrecken wir mehrfach in der Nacht auf; mal ausgelöst durch einen schlechten Traum oder ein Hupen auf der Straße, mal durch den Nachbarn von oben, dem im Schlaf sein 600-Seiten-Wälzer von der Bettdecke gerutscht und auf den Boden geknallt ist.

Diese Weckmomente sind völlig normal und gehören auch zu einem gesunden Schlaf dazu. Sie signalisieren die Aktivierung unseres zentralen Nervensystems, das uns Wachsamkeit verordnet. Zu früheren Zeiten, als wir achtgeben mussten, ob unser Feuer erlischt oder sich wilde Tiere unserem Lager näherten, war diese Sensibilisierung bestimmt sinnvoll. In unserer Hamburger Altbauwohnung mit Zentralheizung kann ich auf diese Sensibilisierung für Gefahren gut verzichten.

Die Nachtruhe verderben uns diese Arousals besonders in zwei Fällen: Zum einen, wenn sie zu häufig vorkommen. Obwohl wir die jeweiligen Unterbrechungen nicht wahrnehmen, bekommen wir ihre Vielzahl am nächsten Morgen zu spüren: Wir fühlen uns wie zerschlagen. Und tatsächlich haben die Arousals uns die Nachtruhe ja auch in viele kleine Stücke zerhackt.

Zum anderen leiden wir unter diesen Miniweckern, wenn sie zu heftig werden und uns derart aus dem Schlaf reißen, dass wir sie in dem Moment als Störung wahrnehmen. Das heißt aber nicht, dass wir uns an diese Vorfälle am nächsten Morgen noch erinnern, etwa an den rumpelnden Mitbewohner von oben. Ab welcher Intensität wir Arousals als Wecker wahrnehmen, ist noch Gegenstand der Forschung.

Irgendwann hat jedoch selbst das längste Wachsein ein Ende, und uns fallen die Augen zu: Wir starten in die Schlafphase eins

(N1), mitunter begleitet von einem Ruck, der uns durch den Körper, oft vor allem in die Beine fährt. Sogar Hypochonder wie ich müssen keine Panik schieben, dieses Zucken ist kein Anzeichen für die Entwicklung eines Restless-Legs-Syndroms (RLS), unter dem zehn Prozent aller Männer und Frauen leiden. Nach meinen Besuchen von Selbsthilfegruppen hätten mich allein die Schilderungen der armen Zappelbeiner fast um den Schlaf gebracht. Jenes Zappeln am Anfang der ersten Schlafphase hingegen ist harmlos. Mehr als jeder Zweite stößt damit nahezu nächtlich die Pforte zum Schlaf auf.

Ich berichte dem Professor, dass ich hin und wieder auch Sterne sehe, besser Sternchen: kleine Lichtpunkte, die vor meinen geschlossenen Augenlidern vorbeiziehen oder auf und nieder hüpfen. Manchmal glaube ich auch ein Pfeifen zu hören, das nicht von meiner Frau kommt, sondern aus meinem Ohr.

Alles normal, sagt Fietze, alles Zeichen, mit denen mir mein Körper signalisiere, dass er zur Ruhe komme, die Einschlafphase begonnen habe. Wie lange sie dauert, dafür gibt es kein festes Maß. Manchmal sinken wir in wenigen Sekunden in festeren Schlaf, manchmal zieht sich dieses Wegdämmern auch ein paar Minuten hin. Zur groben Orientierung: Der zeitliche Anteil dieses Übergangs vom Wachen zum Schlafen am Gesamtschlaf beträgt ganze fünf Prozent.

In dieser Phase, da ich darauf warte, irgendwie in meinen Schlaf zu finden, liebe ich meine Frau besonders innig. Kaum habe ich mit allen noch halbwegs beweglichen Gliedern gezuckt und Sternschnuppen an meinem inneren Auge vorbeiziehen sehen, da höre ich von irgendwo aus der Tiefe unseres Ehebetts die wunderschöne Stimme meiner Liebsten, die mich säuselnd fragt, ob ich denn die Güte hätte, meine Nachttischlampe auszuschalten. Dazu rüttelt sie an meiner Schulter, als hätte ich schon geschlafen.

Zumeist wende ich mich ihr zu, zeige auf meine Lesebrille, halte das Buch in meinen Händen demonstrativ hoch und erkläre empört: »Mein Herzblatt, ich lese noch.«

»Ich habe es gehört«, sagt sie sehr bestimmt, und ich leugne zu wissen, was sie meint. Ich schnarche nicht. Schon gar nicht, wenn ich lese.

Seufzend drehe ich mich um und frage mich, wie meine Frau nur darauf kommt, dass ich geschnarcht haben könnte. Merkt sie nicht, dass ich mal wieder seit Ewigkeiten darauf warte, dass der Schlaf mich übermannt? Oder hatte ich tatsächlich schon die Augen zu und es nur nicht bemerkt? Bringt mich meine Schlaflosigkeit allmählich um den Verstand?

Als ewig Missverstandener, dessen Einschlafstörungen wieder mal nicht ernst genommen werden, lese ich trotzig weiter. Irgendwann wird meine Frau einschlafen, und dann – dann wollen wir doch mal hören, wer hier schnarcht. Ich nicht. Ich lese ja.

Über das heikle Thema »Warum Männer schnarchen, Frauen aber nur laut atmen« sprechen wir in der gebotenen Ausführlichkeit noch mit Professor Boris Stuck in Marburg.

Mit der Schlafphase zwei (N2) beginnt dann die eigentliche Nachtruhe. Ingo Fietze spricht von einem »stabilen Schlafstadium«, in dem wir rund die Hälfte unserer Schlafzeit verbringen. In dieser Phase würde nicht einmal ich bei »Licht aus!«-Aufforderungen behaupten, dass ich noch lese. Um überhaupt eine Reaktion zu bekommen, muss meine Frau mir schon ein sehr deutliches »Hör auf!« ins Ohr rufen. Wenn ich dann nicht sofort reagiere, ist das keine Nachlässigkeit, sondern zeigt: Ich hatte meinen Schlaf schon gefunden – bis meine Frau sich einbildete, mich schnarchen zu hören.

Sollte ich dann wieder einschlafen, hoffe ich, schnell in die Schlafphase drei (N3) hinüberzugleiten, in den Tiefschlaf. »Vor allem jetzt signalisiert die gesamte Hirnrinde, dass Pause ist«, erklärt Professor Fietze, »deshalb nehmen wir im Tiefschlaf nichts mehr wahr, sind wie in Narkose.« Nun müsste mich meine Liebste schon mit aller Kraft in die Rippen boxen, um mich wach zu bekommen. Das macht sie manchmal tatsächlich; in »reiner Notwehr«, wie sie als Juristin sagt. Nach so einem Mega-Arousal gebe ich erst einmal keine Geräusche mehr von mir, und die leidgeprüfteste Ehefrau von allen hat Gelegenheit, noch ein Quantum Schlaf für sich zu retten.

Im Tiefschlaf, das kann meine Liebste bestätigen, liegt sogar ein unruhiger Geist wie ich vergleichsweise still unter der Decke, wenn man ihn denn in Frieden lässt. Grundsätzlich aber ist der Schlaf entgegen der gängigen Annahme eine unruhige Veranstaltung. Im Schnitt drehen und wenden wir uns 10- bis sogar 20-mal.

Für den Tiefschlaf hat die Natur etwa ein Sechstel unserer Gesamtschlafzeit reserviert. Die Phase N3 gilt als die erholsamste, besonders für unser Gehirn, das nun weitgehend abschaltet. Im restlichen Körper wird über Nacht repariert, was am Tag gelitten hat, etwa an und in unseren Muskeln und Knochen. Die Haare wachsen nach, die Hautzellen erneuern sich; jetzt heilen Wunden besser; das Immunsystem arbeitet auf Hochtouren. »Schlaf dich gesund«, hat schon meine Oma gesagt. Und wie so oft hatte sie recht. Tiefschlaf ist erwiesenermaßen die beste Medizin.

Ähnlich lang währt auch die anschließende Traumphase, die aus welchen Gründen auch immer kein nummeriertes »N« mehr bekommt. Sie ist der spannendste Teil der Nacht. Da auch den Träumen ein eigenes Kapitel gewidmet ist, hier nur so viel: Deutschlands dafür wohl renommiertester Experte, Professor Michael Schredl in Mannheim, wird uns noch erklären, dass wir nach neuesten Erkenntnissen eigentlich in allen Schlafphasen träumen; aber erinnern – zumeist nur kurz nach dem Aufwachen – können wir uns lediglich an die Eindrücke aus der offiziellen Traumschlafphase. Dort erleben wir jene Abenteuer, deren Deutungen seit Sigmund Freud als Schlüssel zu unserem Unterbewusstsein gelten.

Im Traumschlaf liegen wir besonders ruhig da, so als wäre die Muskulatur abgeschaltet. Diese Paralyse ist sinnvoll, denn wir sollen im Traum nicht wirklich ausagieren, was wir in unserer Fantasie erleben – also nicht aus dem Bett steigen, um irgendwen zu jagen oder vor irgendwem zu fliehen.

Im Gegensatz zu unserer äußeren Ruhe läuft unser Gehirn auf Hochtouren und produziert nicht nur die Träume, sondern ist mit allerlei Aufräumfunktionen beschäftigt: Erlerntes etwa wird sortiert nach wichtig und unwichtig. Und unsere Augen sind hinter den geschlossenen Lidern hyperaktiv. Die Augäpfel bewegen sich von links nach rechts, von oben nach unten, und das auch noch sehr schnell. Manchmal bewegen sich unsere Augäpfel auch parallel. Das sind jene Momente, in denen wir unsere Träume betrachten, als wären sie eine Netflix-Produktion.

Auf den Zusammenhang zwischen schnellen Augenbewegungen (englisch: *Rapid Eye Movement*, REM) und Träumen hingewiesen haben 1953 zwei US-amerikanische Wissenschaftler: Eugene Aserinsky und Nathaniel Kleitman, den wir bei der Erforschung unserer inneren Uhr als sonderbaren Höhlenbewohner kennenlernen werden. Statt von der Traumphase spricht man auch von der REM-Phase.

Z z z z z z z z z z z

Nun wissen wir, dass Schlaf kein einheitlicher, immer gleicher Zustand ist, sondern in Phasen verläuft: Wir gehen zu Bett, sind noch wach, warten auf den Schlafstart, der uns schnell in einen leichten, aber stabilen Schlaf überleitet, von dem wir in den Tiefschlaf abtauchen, der für unsere physische Regeneration wichtig ist; für unsere Seele und unseren Intellekt hingegen ist der dann folgende Traum- oder REM-Schlaf von größter Bedeutung.

Diese Abfolge nennen Experten wie Ingo Fietze den »Schlafzyklus«, von dem sie ungefähr wissen, wie lange er dauert: im Schnitt 90 Minuten, bei manchen Menschen 20 Minuten kürzer, bei anderen gleich viel länger. Von diesen Zyklen erleben wir jede Nacht vier bis sieben, je nachdem, wie viele Stunden wir schlafen.

Interessant auch, dass sich der Anteil der Tiefschlaf- und Traumphasen in einem Zyklus verschiebt, je nachdem, in welchem wir uns befinden. Wenn wir von durchschnittlich fünf Zyklen ausgehen, überwiegt der Tiefschlaf in den ersten dreien; in den Zyklen vier und fünf hingegen der Traumschlaf. »Auf diese Weise sorgt unser Organismus dafür«, erklärt Fietze, »dass wir bei zu kurzem Schlaf zumindest von dem körperlich so erholsamen Tiefschlaf genug bekommen, allerdings auf Kosten des für die Seele so wichtigen Traumschlafs.« Zu wenig Schlaf fordert nun mal seinen Preis.

Ich frage aus sehr persönlichem Interesse, ob wir dieses Schlafpensum denn unbedingt an einem Stück absolvieren müssen. Die Experten sprechen dann von einem monophasischen Schlaf. Oder ob es nicht auch in Blöcken geht, etwa zweimal vier Stunden. Das nennt man den polyphasischen Schlaf. In vielen Büchern wird diese gestückelte Form der Nachtruhe als eine früher durchaus übliche Schlafvariante geschildert.

Ja, sagt Fietze, was heute als Schlafstörung gelte, habe man damals für normal gehalten. Zum Beleg zitiert er den englischen Dichter Chaucer, der im 14. Jahrhundert in seinen Werken oft vom »ersten Schlaf« schrieb. Und er rezitiert mal kurz Miguel de Cervantes, dessen Don Quichotte dem »ersten Schlummer« nachgab, »aber den zweiten gestattete er sich nicht«.

Zu jenen Zeiten, erklärt Fietze, hätten die Menschen das durchaus häufige Wachwerden nach den ersten beiden Schlafzyklen genutzt, sei es zum Schwatz, zum Umtrunk oder zur Hausarbeit, die sich aus den damaligen Umständen ergeben habe: Im Ofen musste Holz nachgelegt werden; im Stall galt es nach dem Vieh zu schauen.

Wer damals nach vier Stunden aufwachte, drehte sich also nicht von links nach rechts und geißelte sich als schlechten Schläfer, sondern machte sich nützlich oder tat, was man so macht, wenn nicht um sieben Uhr der Flieger nach Frankfurt geht oder der ICE nach Berlin. Wenn damals bei den Bauersleuten oder Handwerkern die Müdigkeit irgendwann wieder groß genug war für die zweite Runde, legten sie sich wieder aufs Stroh. Den zweiten Schlafblock habe man sich »damals gegönnt«, sagt Fietze, und deshalb »früher auch deutlich mehr geschlafen«. Manche Experten gehen von einer 20 Prozent längeren Schlafzeit aus als heute.

Dass wir unser Schlafpensum in einem Rutsch erfüllen müssten, ist also eine Mär. Der polyphasische Schlaf hat ebenso seine Berechtigung wie der monophasische. »Nicht die Schlafstruktur ist entscheidend«, hält der Professor fest, »sondern dass wir letztlich genügend Schlaflänge auf der Uhr haben, um erholt in den Tag zu gehen«

Ich sage, dass ich dann wohl einige Jahrhunderte zu spät auf die Welt gekommen sei, da ich offensichtlich der polyphasische Typ sei, obgleich ich mich weder um Feuerholz noch um Kühe kümmern müsse. Nach nur vier Stunden sei die Nachtruhe für mich vorbei.

»Klassische Durchschlafstörung«, meint Fietze, »zweimal Tiefschlaf, zweimal Traumschlaf, damit ist Ihr gröbstes Schlafbedürfnis abgebaut.«

Ich bin froh, dass er nicht von seniler Bettflucht gesprochen hat.

Lächelnd fragt der Professor nach: »Wann werden Sie denn wach? So morgens gegen vier, halb fünf?«

Ich nicke und schaue wohl etwas verblüfft. Woher weiß er, wann ich wach werde?

Fietze ist kein Hexenmeister, sondern kennt sich aus mit unseren inneren Regelkreisläufen, die auch unseren Schlaf bestimmen. Der wichtigste Taktgeber, erklärt er mir, sei unsere sogenannte innere Uhr, die von Chronobiologen wie Professor Till Roenneberg in München erforscht werde. Weil dieser Taktgeber so maßgeblich ist für unser Befinden, weit über den Schlaf hinaus, und Roenneberg ein sehr spannender Gesprächspartner, behandeln wir unser Bio-Uhr in einem eigenen Kapitel.

An dieser Stelle sollten wir nur wissen, dass die innere Uhr ungefähr im 24-Stunden-Takt unseres Tag-Nacht-Rhythmus tickt, der bekanntermaßen einer Erdumdrehung entspricht. Weil unser innerer Chronograph aber nur annähernd gleich schnell läuft, spricht man von ihrem »zirkadianen Rhythmus« (lateinisch *circa*, »etwa«; *dies*, »Tag«). Der ungefähre Gleichklang unserer inneren Uhr mit der Erdumdrehung sorgt dafür, dass wir am Tag wach sind und in der Nacht müde.

Daraus folgt etwas ganz Wichtiges: Für einen gesunden Schlaf müssen wir unsere innere Uhr pfleglich behandeln, damit sie nicht aus dem Takt kommt; und wenn doch, müssen wir sie wieder neu justieren.

Es gibt aber noch ein zweites Regelsystem, das unsere Nachtruhe mit steuert: die Homöostase. Darunter versteht man die Selbstregulation von Systemen – in diesem Fall jener innerhalb unseres Körpers, wie den Ausgleich zwischen Säuren und Basen oder die Regulation unseres Blutdrucks oder Zuckerspiegels. Auf den Schlaf bezogen, bedeutet das den Ausgleich zwischen den äußeren Wachreizen auf der einen Seite und unserem sich mit jeder Stunde aufbauenden Schlafbedürfnis auf der anderen.

Wenn der Professor also davon gesprochen hat, dass unser Gehirn im Schlaf die dringend benötigte Pause findet, dann ist es die Homöostase, die innerhalb von 24 Stunden für genau diese Pause sorgt – besser eine längere als eine zu kurze. Und arbeiten wir oder – so viel Spaß muss sein – feiern wir mal durch, sorgt das Gleichstandbestreben unseres Körpers sofort für einen zügigen Ausgleich.

Sollten Sie weder Workaholic sein noch Ballermann-Zombie, dann haben Sie das Prinzip bestimmt schon mal als Kranker erfahren: Sind wir malade, verordnet uns die Homöostase zur schnelleren Genesung einen längeren Schlaf.

Für ein gutes Einschlafen gilt, dass die Augen dann am schnellsten zuklappen, wenn der zirkadiane Rhythmus auf Schlafen zeigt und zugleich der homöostatische Schlafdruck besonders hoch ist.

Wer extrem polyphasisch schläft, wie der Ausnahmefußballer Cristiano Ronaldo, mag damit von seinem Zeitmanagement her gut über die Runden kommen, weil er im homöostatischen

Sinne seinen Schlafdruck abbaut. Aber er lebt gegen seinen zirkadianen Rhythmus und bringt sich damit um Schlafqualität. Doch das sieht Ronaldos Schlafberater anders und lässt CR7 immer nur in Häppchen schlafen. Statt acht Stunden am Stück gibt es fünfmal 90 Minuten, rund um die Uhr verteilt. Das erspart Ronaldo angeblich das Mittagstief, das gewöhnliche Sterbliche zwischen 13 Uhr und 15 Uhr ereilt.

Fietze legt die Stirn in Falten. »Ein Leben gegen die innere Uhr« hält er »für Unsinn und auf Dauer auch für hochgradig gesundheitsschädlich«. Auf die Tipps von Ronaldos Schlafcoach bin ich daher nicht scharf; worum ich ihn allerdings beneide, ist das schwedische Luxusbett, das in seiner Villa in Turin stehen soll. Preis: angeblich weit über 100 000 Euro.

Der Vollständigkeit halber hier noch der Hinweis auf die Allostase, die im Grunde genommen eine konzeptionelle Erweiterung der Homöostase ist. Während Letztere das Streben unseres Körpers nach einem inneren Gleichgewicht betont, richtet die Allostase den Fokus auf dessen Fähigkeit, mit neuen Bedingungen fertigzuwerden, womit vor allem die Bewältigung negativer Veränderungen gemeint ist.

Man könnte auch sagen: Die Homöostase steht für Stabilität, indem sie dafür sorgt, dass bestimmte Sollwerte im Körper eingehalten werden, etwa der pH-Wert der Haut, unsere Körpertemperatur oder unsere Schlaf-Wach-Relation. Die Allostase hingegen steht für Flexibilität, indem sie die Sollwerte eventuellen Herausforderungen anpasst. Oder wie Experten sagen: Allostase bedeutet Stabilität durch Veränderung.

Dass ich die Allostase überhaupt erwähne, hat damit zu tun, dass sie beim Schlaf immer wieder eine Rolle spielt, etwa bei den Arousals, den Weckreizen, die uns hellwach sein lassen, obwohl unsere innere Uhr auf Nachtruhe zeigt und eigentlich auch noch genug Schlafdruck vorhanden ist. Mit der Allostase, der Anpassungsfähigkeit des Schlafsystems an aktuelle Herausforderungen, erklären Schlafforscher unter anderem, warum meine Frau damals trotz größter Erschöpfung jede Nacht hellwach war, sobald eines unserer Babys – die Zwillinge Fanny und Lilly sowie eineinhalb Jahre später deren Schwester Rosa – in der Wiege auch nur das leiseste »Piep« von sich gab. Bei der liebenden Mutter waren alle Sinne auf Alarmempfang gestellt. Mir hingegen als offensichtlich völlig phlegmatischem Vater schien das Schicksal meiner Kinder absolut egal zu sein, ich schlief einfach weiter. Vielleicht war aber auch einfach mein Schlafdruck zu immens, war ich damals doch in Elternzeit und musste tagsüber um mein Überleben an der Wickelfront kämpfen.

Dass der Professor meine Aufwachzeit so gut geschätzt hat, liegt vor allem daran, dass Fietze den Rhythmus der inneren Uhr sowie der Homöostase kennt und rechnen kann: Der homöostatisch eingeforderte Kernschlaf ist nach vier Stunden gesichert; ein schlechter Schläfer wacht dann entnervt auf. Aus einer im statistischen Mittel liegenden Zubettgehzeit von 23 Uhr mit eventuellen Einschlafschwierigkeiten lässt sich ein Aufwachen gegen vier Uhr oder halb fünf folgern. Hinzu kommt, dass um diese Uhrzeit die über den zirkadianen Rhythmus gesteuerte Körpertemperatur ihren Tiefpunkt erreicht hat und ganz langsam wieder ansteigt. Temperaturerhöhung aber ist ein Aufwachfaktor.

Als wollte er mich trösten, sagt der Professor noch, dass er bei seinen Überlegungen auch meine 60plus mit einkalkuliert habe. Im Alter sinkt die Körpertemperatur hormonell bedingt gegen Abend zeitiger als in jungen Jahren; und dieses vielleicht halbe Grad weniger lässt uns müde werden. Dem inneren Rhythmus entsprechend nimmt die Temperatur gegen Morgen wieder früher zu, was auf unser Schlafsystem wie ein kleiner Wecker wirkt. Da wir uns oft scheuen – Sie ahnen es –, abends entsprechend zu Bett zu gehen, stehen wir müde auf. Bei Frauen, sagt Fietze, falle mit der Menopause die Hormonumstellung noch drastischer aus und seien Schlafstörungen leider gang und gäbe, auch bei früher ordentlichen Schläferinnen.

Z z z z z z z z z z z

Um von meinen Defiziten abzulenken, frage ich, ob wir Schlafqualität messen können. Da stockt der Experte einen Moment. Nein, sagt er, dafür kenne er »keine Kennziffer«. Aber es gebe verschiedene Richtwerte, aus denen man eine Art Schlafbefindlichkeit herleiten könne, etwa aus der Schlafdauer. Als gesund gelten bei Menschen mittleren Alters, da sind sich die internationalen Experten seit 2015 einig, siebeneinhalb bis acht Stunden. Aber Fietze warnt davor, sich zu sehr auf diese Vorgabe zu fixieren: »Schlaflänge heißt nicht automatisch Schlafqualität.«

Wichtig ist zudem, dass die jeweiligen Schlafphasen ihren angemessenen Anteil an der gesamten Kopfkissenzeit haben: die Einschlafphase ungefähr fünf Prozent, die Leichtschlafzeit 50 Prozent, der Tiefschlaf 10 bis 15 Prozent und der Traumschlaf 20 bis 25 Prozent. Das macht zwar keine 100 Prozent, aber wer die Phasen voll ausschöpfen kann, dürfte für den anstehenden Tag hundertprozentig gerüstet sein.

Zur Erinnerung: Ein Zyklus, also die Aufeinanderfolge dieser vier Schlafphasen, beträgt etwa eineinhalb Stunden, je nach Typ auch 20 Minuten kürzer oder länger. Vier bis fünf dieser Zyklen schaffen wir in einer – guten – Nacht.

Auch die »Schlafeffizienz« lässt sich bei der Begutachtung noch miteinbeziehen; sie ergibt sich aus der Zeit, in der wir zwischen »Licht an« und »Licht aus« wirklich schlafen. Sind wir weniger als 15 Prozent der Bettzeit wach, schlafen wir sehr ökonomisch. Bei meinem Schlafblock von vier Stunden entspräche das einer guten halben Stunde. Mhm, das schaffe ich knapp.

Anhand dieser drei Größen, sagt der Professor, könne ich zwar »objektiv guten Schlaf« erkennen. Aber das »wichtigste Kriterium« sei immer noch das »eigene Gefühl«. Fietze: »Sie sollten erfrischt aufwachen, sich fit fühlen für die nächsten 15 bis 16 Stunden. Darum geht's.«

Um allen interessierten Laien ein Gefühl dafür zu geben, wie es um ihren Schlaf bestellt ist, hat der Professor mit Thea

Herold, ihrerseits zertifizierte Schlafexpertin und Coach, einen »Schlafquotienten« (SQ) entwickelt und sogar ein Buch mit gleichlautendem Titel verfasst. Hinter dem prägnanten Schlagwort verbergen sich einige Dutzend Fragen zum Verlauf unserer Nächte, aber auch zu unserem Wissen über den Schlaf und zu unserer Achtsamkeit, mit der wir ihm begegnen.

Nun bin ich in sehr jungen Jahren schon oft genug mit Tests zu meinem Intelligenzquotienten auf die Fontanelle gefallen, und ich weiß auch, dass ich kein talentierter Schläfer bin. Daher verzichte ich darauf, in meiner kostbaren Zeit mit dem Professor dessen Fragebogen durchzuarbeiten. Da es jedoch darum geht, unsere Sensibilität zu schulen, empfehle ich Ihnen einen ähnlichen Test der gemeinnützigen Deutschen Gesellschaft für Schlafforschung und Schlafmedizin (DGSM). Jene Fragen würden Ihnen auch gestellt, sollten Sie als Patient einen der über 2000 in der DGSM engagierten Ärzte aufsuchen.

In meiner sehr persönlichen Sprechstunde mit Professor Fietze komme ich noch einmal auf meine häufig viel zu knappe Schlafzeit von vier Stunden zurück. Streng genommen, merke ich an, sei ich kein polyphasischer Schläfer, da ich mich anders als unsere Vorfahren nicht noch einmal für eine zweite Runde aufs Ohr lege. Und bevor Fietze mich jetzt streng fragt: »Warum eigentlich nicht?«, schiebe ich nach, dass mir dazu die Zeit fehle: Heute Morgen zum Beispiel hätte ich sehr früh zum Zug gemusst für einen Zehn-Uhr-Termin in Berlin bei der Deutschen Stiftung Schlaf.

Fietze lächelt wissend. »In Ordnung«, sagt er und beugt sich vor, »Ihre Arbeit ist Ihnen wichtiger. Fein. Aber dann beklagen Sie bitte nicht Ihren schlechten Schlaf.« Da ich meinen Dackelblick aufsetze, fügt er milde an: »Na ja, warum sollten Sie es besser machen als alle anderen? Der Schlaf hat in den letzten 150 bis 200 Jahren seinen Stellenwert verloren.«

Nun hätte Fietze genug zu erzählen für mindestens ein eigenes Kapitel über die industrielle Revolution und eines speziell über Thomas Edison, denn mit beiden sind folgenreiche gesellschaftliche Umwälzungen verbunden, die auch erhebliche Konsequenzen für unser Schlafverhalten zeitigten.

Die Industrialisierung gilt zusammen mit der Elektrifizierung gemeinhin als größter Schlafräuber überhaupt. Als im frühen 19. Jahrhundert Manufakturen und Fabriken mehr und mehr das Arbeitsleben prägten, begannen Produktionsabläufe und Maschinen, den Lebenstakt vorzugeben. Um 1840 zählte die Arbeitswoche in Deutschland über 80 Stunden – und ließ damit wenig Zeit zum Schlafen.

Da in Schichten gearbeitet wurde, musste auch zeitversetzt geruht werden. Schlafgänger, Bettgeher oder auch Schlafburschen und Schlafmädchen nannte man jene Armen, die auf der Suche nach Arbeit vom Land in die Stadt geflohen waren, sich dort aber keine Unterkunft leisten konnten. Daher mieteten sie sich gegen einen Obolus nur ein Bett, um zwischen ihren Arbeitseinsätzen ein paar Stunden aufzutanken. Um 1880 boten etwa in Berlin über 30000 Haushalte, immerhin über 15 Prozent der Wohnungen und Häuser, jenen Schlafleuten ihre Betten an. Schlaf war ein rares Gut geworden, das sich immer mehr Menschen immer weniger leisten konnten.

Zur gleichen Zeit bastelte in New York Thomas Edison an der elektrischen Glühlampe als Nachfolgerin der Gaslaterne. Mit seiner Erfindung wurde, ich kann mir die Formulierung nicht verkneifen, die Nacht zum Tage. »Für den Schlaf wurde die Glühlampe zum Fluch«, sagt Fietze. Edison soll übrigens nur vier Stunden Schlaf gebraucht haben, manchmal heißt es, er sei gar mit drei ausgekommen.

Zu einem großen Schlafkiller wurde auch das Fließband, das in etwa zeitgleich mit der Glühbirne seinen Siegeszug in den Fabrikhallen antrat: um 1905 bereits bei der Keksfabrik Bahlsen in

Hannover, knapp zehn Jahre später in Detroit beim Autobauer Henry Ford. Nun hatten so scheinbar unnütze Werte wie Pausen und Schlaf ausgedient. Maschinen brauchten keinen Schlaf. Die Müdigkeit der Arbeiter galt als Feind der Produktivität. In den Betrieben von heute, die in drei Schichten produzieren lassen, klagt jeder Zweite über Ein- oder Durchschlafstörungen.

Z Z z z z z z z z z z

Nun müssen nicht alle Deutschen immerzu Nachtschichten schieben, und dennoch, sagt der Experte Fietze, stehe es um den Schlaf zwischen Aachen und Zwickau nicht gut. »80 Prozent aller deutschen Arbeitnehmer schlafen zu kurz, nicht mehr gut oder richtig schlecht. Wissen Sie, was das bedeutet?«

Ich zucke mit den Schultern.

»Dass ihre Schlafstörungen diese Menschen krankheitsanfällig machen, depressiv, dick und unkonzentriert.«

Ich ziehe eines seiner älteren Bücher aus meiner Tasche. Er blickt auf den Titel *Die übermüdete Gesellschaft* und sagt: »Genau das sind wir, ein Volk, bei dem der Schlaf zu kurz kommt. Immer ist uns alles andere wichtiger.«

Er geht zu seinem Regal mit Studien von Kliniken, Universitäten und auch Krankenkassen. »Vor gut zehn Jahren«, zitiert er aus einer Untersuchung, »betrug unsere Schlaflänge noch sieben Stunden und zehn Minuten. Und jetzt?«, fragt er rhetorisch. »Sechs Stunden und 54 Minuten.« Und da seien die Wochenenden, an denen wir alle länger schliefen, schon mit eingerechnet. Nach einer anderen Umfrage schläft vermutlich ein Drittel der Deutschen sogar weniger als sechs Stunden. Optimal hingegen wären für einen Schlaflobbyisten wie Fietze siebeneinhalb Stunden. Bei Millionen Deutschen, denen nächtlich eine Stunde Schlaf fehlt, ist es für ihn »kein Wunder, dass die Schlafprobleme bei den Versicherten einer Krankenkasse für Angestellte in nur sechs Jahren um 66 Prozent angestiegen sind«.

Interessant, dass es regionale Unterschiede bei der Schlafqualität zu geben scheint. Ein Meinungsforschungsinstitut will 2017 herausgefunden haben, dass auf dem Land besser geschlafen wird als in der Stadt. Auch ein Nord-Süd-Gefälle soll es geben, dem zufolge ich in München noch schlechter schlafen müsste als in Hamburg. Den Co-Autor der Studie, Professor Peter Young, werden wir noch in seiner Klinik in Bad Feilnbach besuchen.

Jetzt halte ich erst mal dagegen, dass nicht alle Studien zu den gleichen Ergebnissen kommen, und da kann Fietze mir nur recht geben. Eine Untersuchung, die er sofort zur Hand hat, besagt eher das Gegenteil. Danach verzeichnet der Norden die meisten Schlafstörungen und fühlen sich die Menschen auf dem Land mehr um den Schlaf gebracht als die Großstädter.

Was lernen wir – abgesehen davon, dass es bei Studien und Statistiken immer auf die Fragestellungen und die Vergleichsgrößen ankommt – aus solchen Ungereimtheiten? Dass die Qualität unseres Schlafs auch eine Frage der Wahrnehmung und die nicht verlässlich messbar und vergleichbar ist. Der eine Städter hat sich an den Lärm gewöhnt, das andere Landei ist hypersensibel. Mancher kann nur bei absoluter Ruhe die Augen zumachen, dem anderen ist Stille unheimlich und bringt ihn um den Schlaf.

Gut erfassbar sind die Zeiten, zu denen die Deutschen ins Bett gehen oder morgens wieder aufstehen. Die meisten ziehen sich zwischen 22 und 23 Uhr in ihr Schlafzimmer zurück und lassen ihren Wecker zwischen sechs und acht Uhr klingeln. Interessant findet Fietze, dass Männer eher kürzer schlafen als Frauen, was aber nicht heiße, dass Männer schlechter schliefen. Warum das so ist, dazu wird noch geforscht.

Ganz offensichtlich macht das Geschlecht beim Schlaf den kleinen Unterschied: Frauen haben laut Studien den besseren Schlaf, vor allem ein Mehr an erholsamen Tiefschlaf, sind aber anfälliger für Störungen – wobei ich sofort an die hellhörigen Mütter denke, die nachts an die Kinderbetten stürmen. Einmal im Schlafsoll, leiden Frauen darunter körperlich mehr als Männer, bekommen schneller Leiden wie Bluthochdruck oder Herzrhythmusstörungen.

Wer schlägt wen, wenn es zum Leistungstest zwischen unausgeschlafenen Männern und Frauen kommt? So verschmitzt, wie Fietze mich das fragt, ist klar: Dann triumphiert die Frau. Bei *Wer schläft, verliert!* war es Natascha Ochsenknecht.

Ich sage, dass keiner freiwillig oder gar gerne schlecht schläft.

Da kann Fietze nur zustimmen. »Aber wir nehmen den Schlaf nicht ernst, als Einzelne nicht und auch nicht als Gesellschaft«, wendet er ein: »Alkohol, Nikotin, Kaffee, abends spät noch eine Pizza Grande, danach mit Handy oder Tablet ins Bett – alles wichtiger.«

Auf Kaffee und Nikotin als Schlafschädlinge müssen wir nicht näher eingehen. Dass die der nächtlichen Erholung schaden, dürfte Allgemeingut sein. Aber ein Wein oder Bier seien doch eine anerkannte Einschlafhilfe, wende ich ein, der im Sommer ein Glas Weißen oder im Winter einen Schluck Roten durchaus zu schätzen weiß. Ja, sagt Fietze, das funktioniere bei vielen, da der legendäre »Sundowner« wie ein Beruhigungsmittel funktioniere, uns das Abschalten erleichtere. So finden wir leichter in den Schlaf – vorausgesetzt, es bleibt bei dem einen Glas. Aber zumeist, ich gestehe es, bleibt es nicht dabei. Und schon ein Viertel Wein schadet der Nachtruhe. Alkohol killt den Tiefschlaf. Unruhe, Weckreize, Schwitzen oder Hin-und-her-Wälzen sind die Folge.

Auch zum Thema Smartphone muss ich als Vater von drei pubertierenden Töchtern nachfragen. Sind die Dinger so schlafschädlich, wie ich hin und wieder höre oder lese?

Nun, sagt der Experte, ohne Zweifel habe die Digitalisierung unsere Lebensgewohnheiten verändert. Bei uns Erwachsenen gelte der letzte Blick abends dem Mail-Account auf dem Handy. Jugendliche checkten gebannt die aktuellsten Posts bei Instagram und TikTok. Entspannt einschlafen sehe anders aus.

Nun bin ich es, der nur zustimmen kann. Wenn ich ernsthaft meine Einschlafstörung in den Griff bekommen möchte, so die Botschaft, sollte ich als Allererstes mein Smartphone nicht mehr mit ins Bett nehmen.

Nun läse ich auf meinem Smartphone aber auch Bücher, wende ich ein, vor allem wenn ich mit meinen eigenen Werken auf Reisen und jede Nacht in einem anderen Hotel untergebracht sei. Könne es sein, dass die LED-Beleuchtung des Handys meine Einschlafprobleme gar verstärke? Ich sehe meinem Gesprächspartner an, dass er die Frage auf seinen eigenen Vorträgen schon tausendmal gehört hat.

Ja, sagt Fietze, die LED-Bildschirme stünden im Verdacht, unseren Schlaf zu belasten, sei doch das von ihnen abstrahlende Blaulicht auch im Licht der Sonne enthalten. So bekommt unser Gehirn das falsche Signal, es wäre Tag. Die Folge: Es produziere weniger Melatonin, das eines der Schlafhormone sei.

Als ahnte Fietze, dass ich als Bett-Leser nun die Beleuchtung meines Handys für meine Einschlafschwierigkeiten verantwortlich machen könnte, beugt er sich vor und sagt: »Um effektiv Schaden zu nehmen, müssten Sie sich Ihr Gerät näher als 30 Zentimeter vor die Nase halten. Und selbst dann würde Ihr Melatoninspiegel nur unmerklich sinken. Auch ist Melatonin nur eines von vier Schlafhormonen. Wir wollen also die Kirche mal im Dorf lassen.«

Da wir bei schlechten Gewohnheiten sind, frage ich auch noch, was er denn von der alten Einschlafhilfe des TV-Schauens hält.

Der Professor hisst die »weiße Fahne«. Vor dem Fernseher wegzudämmern, ist sein Liebstes. Allerdings, das ist Fietze wichtig: Bei ihm steht der Apparat im Schlafzimmer, und mit Rücksicht auf seine Frau hat der Professor sein eigenes Schlafzimmer. Er ist ein großer Verfechter des getrennten Schlafens und findet es »wichtig, dass Paare aus ihren unterschiedlichen Schlafgewohnheiten die für den Einzelnen jeweils gesunden Konsequenzen ziehen«. Getrennte Schlafzimmer, sagt Fietze, seien kein Zeichen von schlechter Ehe oder fehlender Liebe – im Gegenteil: »Sie sind ein Zeichen von Achtsamkeit und Fürsorge.«

Ob er gar ein schlechter Schläfer sei? Nun, räumt Fietze ein, zumindest sei er ein »sensibler Schläfer«.

Ich halte das für eine diplomatische Formulierung, die ich mir unbedingt merken muss, falls ich mal nach meinen Schwierigkeiten gefragt werden sollte, aber den Kommentar verkneife ich mir, denn statt ins Private abzuschweifen, möchte der Professor noch etwas zu den »psychosozialen Faktoren« sagen, die uns an einem gesunden Schlaf hindern. Schlichter formuliert, kann man auch von gesellschaftlich bedingtem Stress sprechen: »Hektik im Straßenverkehr und an der Supermarktkasse, Doppelbelastungen durch Karriere und Kinder, Leistungsdruck durch Zielvorgaben schon in der Grundschule, Jobs mit Mindestlöhnen und ständigen Schichtwechseln, unsere Überreizungen durch Smog, Licht und Lärm.« Der Professor muss sich bremsen, so empört ihn, »wie sehr wir die Gefahren für unseren Schlaf unterschätzen«.

Ob auch die Corona-Krise unserem Schlaf zusetze?

Der Professor ist da vorsichtig, möchte das nicht bejahen. Er hält es gar für »gut möglich, dass durch die erzwungene Entschleunigung unseres Alltags viele Schlafdefizite erst einmal aufgefüllt werden«. Andererseits: In einer Umfrage seien Geldsorgen auf der Giftliste für gesunden Schlaf ganz oben gelandet, vor Partnerproblemen oder Mobbing auf der Arbeit.

Dass Leute mit Erspartem besser schlafen als arme Schlucker, muss nichts damit zu tun haben, dass ein Bankhaus die Studie in Auftrag gegeben hat. Aufgrund einer kleinen Privatempirie während der Corona-Krise kann ich nur bestätigen, wie sehr die Angst die gelassensten meiner Künstlerkollegen um den Schlaf gebracht hat. Keine Veranstaltungen, kein Publikum, keine Gage, aber jede Menge Probleme mit dem Einschlafen und dem Durchschlafen, mit schlechten Träumen und heftigen Arousals. Ich fürchte, Corona wird vielen Deutschen, wird vielen Menschen weltweit die Nachtruhe rauben.

Ganz sicher bei einem Blick in die Zukunft ist sich der Experte Fietze allerdings: »So oder so wird unser Schlafverhalten eines *der* Topthemen werden.« Er verweist auf die USA, die uns bei der Schlafforschung lange voraus seien. Und bei der allgemeinen Erkenntnis, dass Schlaf ein hohes Gut sei. In Amerika schaffen es Bücher wie Arianna Huffingtons *The Sleep Revolution* oder Matthew Walkers *Why We Sleep* in die Bestsellerlisten (siehe Literaturhinweise), und die *New York Times* schrieb schon 2017: »Schlaf ist das neue Statussymbol.« Eine gesunde Nachtruhe, so die Autorin, sei zur Messlatte für Erfolg geworden, schlafen eine »Fähigkeit, die kultiviert und gepflegt werden sollte«.

Würde der Professor denn sagen, dass wir Deutschen schlechter schlafen als die Amerikaner oder die Menschen in unseren Nachbarländern? Nein, das glaubt er nicht. Viele vergleichbare Studien hat Fietze dazu nicht im Regal, aber eine britische Untersuchung besagt, dass die Engländer noch unausgeschlafener sind als die Deutschen, weil sie fast 20 Minuten weniger schlafen. Sein genereller Befund über die Schlafqualität in Industrienationen ist unabhängig von Studien eindeutig: Wir alle schlafen zu wenig und zu schlecht.

Die Folgen für unsere Gesundheit hält der Somnologe für »besorgniserregend«. Wer fünf Jahre wirklich schlecht schläft – gemeint ist auch eine ständige Übermüdung, bei der dauerhaft zu kurz geschlafen wird –, dessen Gesundheitsrisiko steige deutlich »vom Bluthochdruck zum Vorhofflimmern, vom Schlaganfall bis zum Herzinfarkt«. Bei Schichtarbeitern, das legten Studien nahe, sei aufgrund des ständigen Wechsels im Schlaf-Wach-Rhythmus das Krebsrisiko größer. Auch gebe es Studien, die zeigten, dass die Suizidgefahr unter Schlafgestörten bis zu fünfmal höher sei.

Wenn der Stiftungschef mit dem Infobus unterwegs ist, dann will er die Schlechtschläfer nicht nur über die gesundheitlichen Risiken für sie selbst aufklären. Er möchte auch auf die Gefahren hinweisen, die diese Übermüdeten für die Gesellschaft darstellen. »Bei Truckern, Busfahrern, Piloten«, warnt er, »kann schon eine einzige schlechte Nacht verhängnisvolle Konsequenzen haben.« In einem seiner Bücher heißt ein Kapitel »Katastrophal müde«. Es geht um verheerende Unglücke aus Schlafmangel, wie 1989 die Havarie des Öltankers »Exxon Valdez« vor Kanadas Küste, die eine Umweltkatastrophe auslöste.

Aber Fietze warnt auch vor den Gefahren »in unserem ganz banalen Alltag« mit den vielen Unfällen im Haushalt oder erinnert an die »20 Prozent unserer Verkehrsunfälle mit über 3000 Toten, die sich auf den berüchtigten Sekundenschlaf zurückführen lassen«. Unter anderem, um diese Gefahren durch Übermüdung einem Millionenpublikum zu vermitteln, ist er in die TV-Show mit den unausgeschlafenen Semi-Prominenten gegangen. Noch zehn Tage später freut er sich, dass er »die Botschaft rüberbringen konnte«.

Die Hoffnung mancher Kandidaten von *Wer schläft, verliert!*, in der Vorbereitung auf Vorrat schlafen zu können, musste Fietze enttäuschen. Das funktioniert nur sehr begrenzt, etwa wenn Schichtarbeiter sich nachmittags noch mal für ein Stündchen hinlegen, um besser durch die Nacht zu kommen. Auf längere Sicht Schlaf zu bunkern, hat die Natur nicht vorgesehen.

Nachholen lässt sich entgangener Schlaf einfach und schnell, wie das Beispiel des US-Amerikaners Randy Gardner zeigt. Der Collegestudent schaffte es 1964, sagenhafte elf Tage und 25 Minuten (264,5 Stunden) wach zu bleiben, und kam damit in den Schlaflos-Olymp. Dort hocken auch der Brite Tony Wright mit 266 Stunden und ein Finne mit 276 Stunden.

Gardner ist für Experten allerdings der interessantere Fall, denn betreut wurde der 17-Jährige bei seinem Rekord von dem Schlafforscher William C. Dement, der ein Schüler von Nathaniel Kleitman war – an den Sie sich bestimmt noch erinnern – und so etwas wie der Vater der modernen US-Schlafforschung wurde. Und weil Dement alles genau notierte, wissen wir, dass Gardner nach 260 Stunden auf den Beinen nur bescheidene

14 Stunden und 40 Minuten schlief; in der nächsten Nacht dann noch einmal zehneinhalb Stunden. Nach der dritten Nacht war er fast schon wieder bei den acht Stunden, die er für gewöhnlich schlief.

Schilderungen über Gardners Wachzeit lesen sich allerdings wie Musterbeispiele für schwindende Fähigkeiten und Sinne. Ab dem zweiten Tag hatte der Proband, der sich die ganze Zeit frei bewegen durfte, Probleme mit dem Ertasten von Gegenständen, am Ende des Versuchs soll er unter Halluzinationen gelitten haben. Es fällt nicht schwer, sich Schlafentzug als probates Folterwerkzeug vorzustellen. Andererseits gibt es Aussagen von Dement, dass Randy ihn noch am zehnten Tag beim Flippern geschlagen hat. Unsere Pseudo-Promis im Fernsehen stellten sich nach ihren zweieinhalb Tagen zumindest nicht blöder an als sonst.

Der Brite Tony Wright brüstet sich sogar mit seiner Fitness im Schlafentzug-Rekord 2007. In seinem Stamm-Pub blieb der gelernte Gärtner zwei Stunden länger wach als Gardner und soll noch bis in die letzten Tage mit ruhiger Hand beim Pool-Billard gewonnen haben. Alles Übungssache, behauptet Wright, der angeblich selten länger als fünf oder sechs Stunden schläft. Und eine Sache der Ernährung sei es auch. Der Brite futtert seit Jahren nur rohes Obst sowie Gemüse und trinkt nur Alkoholfreies.

Z z z z z z z z z z z

Nun strebe ich keine Prominenz als Somnambuler an, im Gegenteil. Ich suche Schlaf, denn meine vier Stunden en bloc helfen mir allenfalls durch den halben Tag. Da Ingo Fietze ein lebensnaher Mann ist, weiß er natürlich um die Schwierigkeit, sich in diesen digitalen Zeiten noch mal für eine zweite Runde aufs Ohr zu hauen. Hat ihn der wachsamste Hund aller Zeiten um den dringend benötigten Restschlaf gebracht, greift er zu einem Mittel gegen Tagesmüdigkeit, das er seit Jahren in allen Büchern, Vorträgen und bei sonstigen Gelegenheiten propagiert: zum Nickerchen oder – das klingt moderner, schicker, effizienter – zum Power-Nap.

Gemeint ist in beiden Fällen ein Kurzschlaf von 20 bis 30 Minuten, der zu einer Leistungssteigerung von bis zu 35 Prozent führen soll. Der Trick dabei ist, sich gerade nicht in die Federn oder auf die Besuchercouch zu legen und einen ausgedehnten Mittagsschlaf zu machen, der uns in den Tiefschlaf führt; denn danach fühlen sich viele noch bis zu einer Stunde schlaftrunken und finden nur schwer wieder in die schnelle und konzentrierte Arbeit am Schreibtisch zurück.

Beim knackig-kurzen Power-Nap tauchen wir nur in eine Leichtschlafphase ein und sind danach schnell wieder einsatzklar. Einige Studien empfehlen ganze zehn Minuten als ideale Power-Nap-Zeit, um für zwei Stunden fit zu sein.

Ich denke an meinen einstigen Arbeitgeber, dem ich mehr als mein halbes Leben lang gedient habe. Eine absurde Vorstellung, dass sich beim größten Nachrichtenmagazin des Universums mindestens die Hälfte meiner ehemaligen Kollegen mittags zum Nickerchen zurückzieht. Ein Power-Lunch – damit wir mit neuem Schwung in die nächsten sechs, acht oder zehn Stunden Arbeit ziehen: Ja, das passt zu uns selbst ernannten Leistungsträgern, zu uns Unverzichtbaren. Aber ein Nickerchen? Das ist etwas für müde alte Männer. Oder für depressive Hausfrauen, denen niemand zusieht, wenn sie auf dem Sofa die Beine hochlegen.

»Sie und Ihre Vorurteile.« Der Professor schüttelt den Kopf. »Die Ablehnung des Nickerchens ist dumm«, sagt er, »aber weit verbreitet.« Fietze empfiehlt einen Blick nach Japan, das er selbst schon dreimal besucht hat. »Dort ist der Tagschlaf nicht nur üblich, sondern ein Teil der Kultur.«

Ich muss an den Medizinhistoriker Philipp Osten denken und an dessen Buch über Gesellschaft und Schlaf, in dem er auch das Nickerchen im Land der aufgehenden Sonne beschreibt: *Inemuri* nennen es die Japaner, zu Deutsch: »Anwesend sein und schlafen«. Sie sind stolz auf ihre Mittagsschlafkultur, denn sie schätzen das Nickerchen als Zeichen der hoch angesehenen Selbstkontrolle und pflegen es in aller Öffentlichkeit. In Deutschland hingegen wird der Schlaf als Bewusstseinsverlust gesehen, und das Dösen vor aller Augen gilt als peinlich. »Du Döskopp«, hatte mich einst meine Mutter getadelt, wenn ich bei den Hausaufgaben mal wieder irgendetwas nicht schnell genug kapierte. Vielleicht hätte sie mir nach dem Mittagessen einfach nur ein Nickerchen erlauben sollen.

Z z z z z z z z z z z

Das Mobiltelefon des Professors klingelt. Er müsse rüber in die Schlafambulanz der Charité, dort beginne gleich seine Sprechstunde, er nehme mich aber gern mit. Vor dem Eingang hat ein privater Wachmann Stellung bezogen. Eingelassen werden nur Mitarbeiter und Patienten mit festen Terminen. Obgleich in diesen ersten Märztagen noch alle Lokale geöffnet sind und es keine formalen Einschränkungen des öffentlichen Lebens gibt, hat die Virusangst Deutschland bereits fest im Griff. Dennoch wollen 25 Männer und Frauen weiterhin ihren Termin bei dem Professor wahrnehmen. »Allesamt wirklich schwere Fälle.«

Während Fietze sich die Patientenakten noch einmal ansieht, stellt mir Ludmila Obuhova die Schlafambulanz vor, die früher zur Kardiologie gehörte und seit 2019 eigenständig ist. »Wir sind eines der wenigen Zentren in Deutschland«, erklärt sie, »in denen Schlafstörungen aller Art bei Patienten jedes Alters behandelt werden können.« Neben der Ambulanz gibt es natürlich auch ein Schlaflabor, das aber in einem anderen Teil der Charité untergebracht ist.

In vielen Fällen müssen die Patienten auch gar nicht über Nacht bleiben. Oft hilft ein silbernes Gerät, so groß wie eine Zigarettenschachtel, das mit einem Brustgurt getragen wird. Es ist ein Polygraph, ein Vielfachaufzeichner, der die Atmung, den

Sauerstoffgehalt im Blut und den Herzschlag misst sowie Schnarchen und Bewegungen von Bauch und Brustkorb aufzeigt. Erst wenn diese mehrnächtigen Kontrollen auf eine Störung hinweisen, geht's ab ins Schlaflabor, zumeist für zwei Nächte.

Für mich geht's ab in ein Eckzimmer mit hohen alten Fenstern, in dem mich der Chef im weißen Kittel zur Verabschiedung erwartet. Er blickt in die Akte seines ersten Patienten, der schon nebenan wartet. »Männlich, Ende 70, sehr vital, seit sechs Jahren in Behandlung«, referiert Fietze. »Kam mit Atembeschwerden, Apnoe, Luftnot. Eine Atemmaske hat Abhilfe gebracht. Hilft aber nicht gegen die Insomnie, für die er, wie die meisten Patienten, keine Erklärung hat, kein Auslöser erkennbar ist. Er bekommt eine Melatonintablette als Einschlafhilfe. Nach eineinhalb Stunden ist er wieder wach, nimmt eine Tablette, findet wieder in den Schlaf, bis er erneut wach wird und noch eine Melatonin nimmt. Letztlich kommt er auf fünf, manchmal sechs Stunden, fühlt sich aber zerschlagen.« Er klappt die Akte zu. »Doch er hat noch Glück. Er kann sein Schlafdefizit am Tag abbauen.«

»Warum kommt er heute in die Sprechstunde?«, möchte ich wissen.

»Er will seinen Schlaf weiter verbessern. Er wünscht sich mehr Lebensqualität.«

»Und?«, frage ich.

»Und wir versuchen dann, ihm zu erklären, dass er mit dem Erreichten zufrieden sein soll.« Fietze seufzt dazu ganz leicht.

»Wir können mit einer Therapie schweres Leid lindern. Aber dann müssen wir uns arrangieren.«

Er seufzt noch einmal, jetzt aber deutlich, hinein in die Stille seines Chefarztzimmers und sieht mich an. »Wissen Sie, die heikle Frage in vielen Fällen lautet: Welchem Ideal von Schlaf laufen wir eigentlich hinterher?«

Er geht zum Waschbecken und desinfiziert seine Hände. Ich tue es ihm gleich, und er streckt mir mit einem entschlossenen

Druck seine Rechte entgegen. »Fragen Sie sich, ob Sie wirklich so ein schwerer Fall sind.«

Nun seufze ich leicht, während ich zu meiner Tasche greife und gehe. Der Professor lächelt mir nach, während er mir über den langen grauen Flur der Charité nachwinkt. »Und versuchen Sie es mal mit einem Nickerchen.« Ich höre ihn lachen. »Nein, mit einem Power-Nap.«

Nun muss auch ich lachen. Aber da bin ich auch schon um die Ecke gebogen und steuere durch die automatische Flügeltür auf den modernen Anbau zu, durch den es zum Ausgang geht.

Der Zug nach Hamburg ist an diesem Nachmittag bei Weitem nicht so voll wie sonst. Ich habe einen ganzen Tisch für mich allein, kann mich ausstrecken und gähnen. Nach fast fünf Stunden mit dem Professor muss das erlaubt sein.

Ich packe meine Schokolade aus, die ich als Vielfahrer immer dabeihabe. Praktisch, quadratisch, gut hilft mir so ein Täfelchen auf meinen Reisen seit Jahren über den toten Punkt hinweg. Ja, manchmal braucht's auch zwei Tafeln.

Drei Reihen vor mir auf der anderen Seite des Gangs sitzt ein junger Mann, in einem gut geschnittenen blauen Anzug, weißem Hemd und dunkler Krawatte. *Dressed for success.* Er lockert seinen Karrierestrick, lehnt sich zurück, schließt die Augen. Ein typischer Power-Napper.

Ich denke an Fietze und seinen Rat, es mal mit einem Nickerchen zu versuchen. Ich packe die Schokolade wieder ein, ruckele mir meinen Sitz nach hinten und lehne den Kopf an die Scheibe. Ich gähne und denke, dass ich mir auf dem Smartphone den Wecker stellen sollte. Nur für den höchst unwahrscheinlichen Fall, dass ich tatsächlich einschlafen sollte.

Ich glaube nicht, dass es mir gelingen wird. Ich bin nicht der Nickerchen-Typ. Dafür fühle ich mich noch zu jung. Für einen Power-Nap wiederum bin ich zu alt. Ach, auch egal.

Ich schließe die Augen. Immerhin. Ein Anfang.

Ich schüttele den Kopf. Egal, wie es heißt – ich kann das nicht. Diese Mittagsschlafnummer ist nichts für mich.

Ich sehe aus dem Fenster. Mensch, wir sind schon in Ludwigslust, nur noch gut 100 Kilometer bis Hamburg. Sagenhaft. Dieser Zug fährt schneller als alle anderen zuvor.

Und ich fühle mich frischer als heute Morgen. Unglaublich. Dabei habe ich doch gar keinen Power-Nap gemacht. Mir waren allenfalls kurz die Augen zugefallen.

Der junge Mann auf der anderen Seite des Gangs ist inzwischen auch wieder wach, sieht fragend zu mir herüber. Wahrscheinlich kann er sich mein Lachen nicht erklären.

Wieso wir alle nicht richtig ticken

Besuch bei einem Mann, der unsere innere Uhr erforscht und Nachrufe auf den Wecker schreibt

In Boxershorts und T-Shirt stehe ich am Fenster, zerschlagen von einer viel zu kurzen Nacht. Vor mir liegt einer der schönsten Flecken Bayerns, hinter mir wieder eine be…scheidene Nacht, die ein eigentlich guter Mensch wie ich nicht verdient hat – oder?

Ausgerechnet heute wollte ich ausgeschlafen sein für ein strammes Pensum: Zuerst muss ich – gefühlt – durch halb Oberbayern nach Starnberg fahren. Gleichsam als Zeitreise in die Geschichte der Schlafforschung will ich mir einen Bunker ansehen, in dem vor Jahrzehnten bahnbrechende Experimente durchgeführt wurden.

Danach geht es über die Dörfer Niederbayerns zu Professor Till Roenneberg, einem der weltweit führenden Chronobiologen. Etwas zugespitzt kann man sagen, dass dessen wissenschaftliche Karriere als sehr junger Mann in ebenjenem Bunker begonnen hat. Er wird mir erklären, warum die Natur nach ihrer ganz eigenen Zeit (griechisch *cronos*) lebt und wir eine »innere Uhr« besitzen, die für unseren Schlaf entscheidend ist.

Ich fürchte, mitten im Privatissimum werden mir vor Müdigkeit die Augen zufallen. Am helllichten Tag. Eine beschämende Vorstellung. Was habe ich nur falsch gemacht?

Um meine Kräfte zu schonen, bin ich bereits gestern angereist. Über sieben Stunden im ICE, der Großraumwagen von Hamburg nach München war Corona-leer, obwohl Reisen nach den ersten Lockerungen wieder erlaubt sind. An früher, an Zugfahrten vor Ausbruch der Pandemie, erinnerte nur unsere halbe Stunde Verspätung.

In Bernau am Chiemsee hat mich mein treuer Freund Cornel am Bahnhof abgeholt. Zum Abendessen gab es bei ihm daheim Pizza und Bier. Okay, Nachtmahle, Völlerei und Alkoholmissbrauch schaden dem Schlaf. Aber eine halbe Pizza? Und nur ein Glas Bier? Um acht Uhr?

Wir haben uns bis kurz vor Mitternacht unterhalten, über dieses und jenes, was einen so beschäftigt. Ehe, Kinder oder Karriere waren kein Thema. Mit anderen Worten: Mir lag nichts auf der Seele, was mich um meine Nachtruhe hätte bringen können.

Zudem bettet der fürsorgende Cornel seine Freunde fürstlich. Das Gästezimmer liegt ruhig und hat einen wunderbaren Blick auf Schloss Hohenaschau. Kopfkissen und Decke sind aus bester Daune und stets frisch bezogen. Alles sehr liebevoll bereitet. Ideal, um todmüde in die Federn zu fallen und auszuschlafen.

Und trotz alledem stehe ich nun um halb fünf in der Früh neben meinem Gästebett und schaue im Morgengrauen auf den Restschnee in der Kampenwand. Feinstes Weiß. Ich fühle mich völlig matschig.

Warum kann Cornel noch zwei Stunden ruhen und steht dann gut gelaunt auf? Ohne Wecker! Warum, bitte schön, ist für ihn die Welt morgens um sieben noch in Ordnung und für mich der Tag schon gelaufen?

Mitfühlend erspart mir mein Freund nach dem Frühstück weitere Stunden in irgendwelchen Bimmelbahnen und fährt mich nach Andechs. Im Ortsteil Erling erwartet mich an der Auffahrt zu einem teils wild verwachsenen Gelände Walter Essler, ein sehr feiner und freundlicher Herr mit lichter Beethoven-

Frisur, Bauingenieur von Beruf und schon 78. Sein Alter merkt man ihm nicht an, so behände führt er über das Areal, das er vor drei Jahren erworben hat: 30 000 Quadratmeter an einem Hang, spärlich bebaut, oben auf der Hügelkuppe ein Wäldchen. Zum Ammersee und zum Starnberger See sind es nur wenige Autominuten. Beste Lage. Daraus will Essler mit seiner Firma für Baumanagement etwas machen. Selbst ich erkenne das Potenzial des Grundstücks für schmucke Einfamilienhäuser und schicke Wohnungen.

Die Von-der-Tann-Straße 3–7 war schon immer eine gute Adresse. Bis vor knapp zehn Jahren betrieben die Max-Planck-Institute für Verhaltensphysiologie sowie für Ornithologie auf dem Gelände Grundlagenforschung. Dann bündelte die Wissenschaftsgesellschaft ihre Arbeit im Institut Seewiesen in der nahen Gemeinde Pöcking – und ließ über die Forschung in Erling Gras wachsen, im Wortsinn. Ein Dutzend Volieren verrotten; zwei Häuser, Typ Nachkriegsbau, in denen geforscht, aber auch gewohnt wurde, stehen leer. Alles aufgegeben. Unkraut schießt an ehemals weißen Wänden hoch.

Das Schmuckstück des Geländes, zumindest auf den ersten Blick, ist das »Wieninger Schlösschen«, eine imposante Villa aus dem Jahr 1862, die über Erling thront wie ein kleines Schloss. In den ersten 100 Jahren, heißt es in den Mitteilungen des »Heimatvereins Erling-Andechs«, sei der Prachtbau »der Sitz von einigen überregional bedeutenden Persönlichkeiten« und »deutschen Industriellen« gewesen. Die Reichen hielten Hof – bis Ende der 1950er-Jahre die Forschungsgemeinschaft Max Planck das Grundstück erwarb. »Das Schloss«, wie die Forscher das Herzstück ihres Instituts nannten, wurde zur Pilgerstätte für Wissenschaftler aus aller Welt.

Nicht ohne Besitzerstolz führt Essler in den ersten Stock. Über eine herrschaftliche Treppe geht es erst einmal in den rechten Flügel, in dem der letzte Direktor residierte. An der Tür zu dem großen Eckzimmer hängt noch immer das Namensschild: »I. Eibl-Eibesfeldt«. Der berühmte Verhaltensforscher mit diesem seltenen Vornamen: Irenäus. Habe ich trotzdem sofort parat.

Mich interessiert ein anderer großer Wissenschaftler, der vor »Renki«, wie Eibl-Eibesfeldt von seinen Kollegen genannt wurde, das Institut führte und den Ruhm der Forschungsgesellschaft mit seinen wissenschaftlichen Leistungen mehrte: Jürgen Aschoff. Der Mediziner und Verhaltensphysiologe – wie Eibl-Eibesfeldt längst verstorben – gilt als Mitbegründer der Chronobiologie. Auch wenn er einer breiteren Öffentlichkeit nicht so bekannt war, zählt er bis heute zu den ganz großen Direktoren der Max-Planck-Gesellschaft. Und Aschoff war der wissenschaftliche Mentor Till Roennebergs, jenes Mannes, den ich besuchen werde.

Von Aschoff gibt es kein Schild mit seinem Namen, das ich abschrauben könnte. Schade. Aber er hat das Schloss ja auch mit seiner Familie bewohnt, da brauchte es natürlich keinen Direktorenhinweis. Von der Beletage aus hatte Aschoff eine Postkartenaussicht auf das Kloster von Andechs, dessen Braukunst weit über Bayern hinaus gerühmt wird. Vor allem aber hatte er vom Schreibtisch seinen »Bunker« im Blick. Unübersehbar markiert ein gemauerter Schornstein mitten auf der Wiese den Abzug der großen Klimaanlage. Dort also fanden seine Versuche statt. 400 Probanden hat er in die Isolation geschickt, zumeist wochenlang, um ihren biologischen Rhythmus, ihre innere Uhr, zu studieren.

»Natürlich«, sagt Essler, habe er um die Geschichte des Geländes gewusst, lange vor dem Kauf. Ja, auch die Bedeutung des Bunkers sei ihm bereits bekannt gewesen. Aus seiner leisen Stimme ist ein leichtes Unverständnis über die Fragen herauszuhören – die Geschichte des Bunkers ist hier doch wirklich jedem bekannt.

Die Rede ist nicht von einem bombensicheren Unterschlupf aus den Weltkriegen, sondern von einem unterirdischen Schlaflabor, das die Max-Planck-Gesellschaft 1964 eigens für Aschoff hatte bauen lassen. Da der Wissenschaftler seine Versuche jedoch in einem Schutzraum der Deutschen Wehrmacht begonnen hatte, blieb man bei der martialischen Bezeichnung.

Um diesen historischen Ort der deutschen Schlafforschung zu würdigen, veranstaltete der Immobilienentwickler Essler nach seinem Erwerb des Geländes ein kleines Kulturfest. Er deutet auf ein Plakat, das noch an einer Wand hängt. Unter dem Motto »Dornröschen wachgeküsst« gab es Lesungen und Vorträge rund um das Thema Schlaf, und eine junge Künstlergruppe verwandelte den – bleiben wir dabei – Bunker mit Kollagen, Bildern und Graffiti in eine Galerie. »Ich bin die Motte, Du bist das Licht« steht seither in weißer Farbe auf dem grauen Beton über dem Eingang.

Die Anlage wurde mitten in den Hang gebaut. Ein schmaler, ausbetonierter Zugang führt aus dem Tageslicht zur Tür, die bereits im Erdreich liegt. »Ja, dann kommen Sie mal.« Essler winkt mich zu sich. Mit einem zweiten Schlüssel und im dritten Versuch kann er das Schloss öffnen.

Ich halte inne. Wie seltsam dieses Leben doch ist. Während Aschoff hier seine Versuche machte, habe ich mich vor gut 40 Jahren drüben bei den Benediktinermönchen in jugendlichem Übermut mit meinen Freunden Altfried, Jochen, Andreas und Beppo betrunken. Mit Klosterbier, das kann ja keine Sünde sein. Wir waren noch keine 20 und in Jochens Mercedes aus unserer Heimatstadt Essen hinausgefahren in die große, weite Welt – nach, nun ja, Bayern. Schlafprobleme? Nicht im Traum!

Und jetzt stehe ich gleichsam am Fuß des Heiligen Bergs von Andechs als 63-Jähriger, der versucht, die Augen aufzuhalten, und auf Aschoffs Erkenntnisse baut, um wieder besser schlafen zu können. Herr, was ist aus mir geworden?

Im fahlen Schein seiner Taschenlampe führt mich Essler in die Vergangenheit. Die Elektroleitungen sind schon lange stillgelegt, in einem kleinen Eingangsbereich stehen die alten Sicherungen aus weißem Porzellan sorgfältig gereiht auf dem großen Blechkasten, der den Verteiler schützt. Das war also die Schaltzentrale, über die das Leben in den beiden Versuchsquartieren gesteuert wurde. Neben der toten Telefonanlage hängt noch ein Zettel mit den Durchwahlnummern drüben im Schloss.

Putz fällt aus der Decke, offene Leitungen ragen aus den Wänden, die zwei Ein-Zimmer-Wohnungen sind ausgeräumt. Huscht da eine Maus über den Boden? Oder gar etwas Größeres? Essler geht furchtlos voran, ich folge brav.

Damals seien die Appartements wohl recht nett eingerichtet gewesen, sagt Essler, mit Küche, Duschbad und WC; mit Teppichboden und Bildern, mit einem Sessel, Nierentisch und, existenziell für jedes Schlaflabor, einem ordentlichen Bett nebst Nachttisch und Lampe. Auch der Schreibtisch galt als zentrales Möbel, waren die meisten der Probanden doch Studenten, die ihre gut bezahlte Zeit im Bunker zum Lernen nutzten. Sogar ein Trimm-dich-Rad stand zur Verfügung, und eine Musikanlage gab es auch – aber kein Radio und keinen Fernseher. Jeglicher Kontakt der Versuchspersonen zur Außenwelt sollte unbedingt vermieden werden.

Um auch Begegnungen mit den Wissenschaftlern oder Hilfskräften auszuschließen, mussten sich die Probanden ihr Essen und Trinken oder auf Wunsch auch Bücher in einem Schleusenraum abholen. Kontaktpersonen hätten ihnen womöglich Hinweise auf die Außenzeit geben können. Und genau diese Orientierung an Tag und Nacht da draußen sollte vermieden werden.

Einer der Wasserträger war der damals 17-jährige Roenneberg. Er drückte mit Aschoffs Kindern in Starnberg die Schulbank und besserte durch Hilfsdienste sein Taschengeld auf – nicht ahnend, dass die Chronobiologie einmal seine Berufung werden sollte. Heute ist er selbst einer der ganz Großen des Fachs.

Mit jedem Tag in ihrer unterirdischen Abgeschiedenheit entwickelten Aschoffs menschliche Versuchskaninchen mehr und mehr ihren eigenen Rhythmus, tickte deren innere Uhr langsamer als der Chronometer an Aschoffs Handgelenk. Schnell wähnten sich manche Probanden noch mitten in der Nacht und schliefen selig, während Roenneberg mit seinen Klassenkameraden im Schloss bereits Hausaufgaben machte.

Legendär ist die Geschichte eines Studenten, dessen Schlaf-Wach-Rhythmus, losgelöst von allem sozialen Leben, dazu führte, dass jeder seiner Tage weit mehr als 24 Stunden hatte. Je länger er im Bunker blieb, desto länger wurden seine Tage, desto deutlicher hinkte seine Zählung der Bunker-Tage dem Kalender der Außenwelt hinterher. Nach eigener Rechnung hätte er am Ende des Experiments noch genügend Zeit gehabt, seine während des Versuchs verfasste Diplomarbeit abzugeben. Als sich für den Studenten die Tür nach zwei Monaten wieder öffnete, war sein Abgabetermin jedoch längst vorbei. Er hatte ihn um 14 Tage überschritten.

Obwohl ich im Dunkeln stehe, schließe ich die Augen. Hier also hat der junge Roenneberg seine Besorgungen für die Testpersonen in die Schleuse gelegt, den »Eventrecorder« bedient, das Verhalten der Testpersonen ausgewertet und die Daten in Grafiken übertragen, die von Aschoff und dessen Team analysiert wurden. Ohne diesen Schüler-Job am Ursprung der Chronobiologie wäre Roenneberg wohl kaum Professor und Leiter der »Human Chronobiologie« an der Ludwig-Maximilians-Universität in München geworden. Er forscht und lehrt auch international, unter anderem an der amerikanischen Elite-Universität Harvard. Und er hält unterhaltsame Vorträge, etwa über die »Abschaffung des Weckers«, und schreibt ebenso kluge wie auch gut lesbare Bücher zur Chronobiologie, die er auch schon mal »Kampfschriften« nennt (siehe Literaturverzeichnis).

Falls also einer erklären kann, was dieser Bunker für die Schlafforschung bedeutet, dann Roenneberg. Später, auf seinem Bauernhof bei Pfarrkirchen, werde ich sogar verstehen, was Aschoffs Versuche mit dem Nobelpreis für Medizin und Physiologie 2017 zu tun haben.

Ich freue mich auf die Begegnung mit dem Professor, bin hoch gespannt und neugierig – und trotzdem muss ich gähnen. An der Dunkelheit kann es nicht liegen, der rüstige Herr Essler wirkt putzmunter. Was ist eigentlich mit meinem Rhythmus los? Ich schaue auf das kleine schwarze Messgerät an meinem rechten Handgelenk. Man könnte es für einen Prototyp der Apple Watch halten. Den »Aktimeter« hatte der Professor mir vor acht Wochen geschickt. Wir werden seine Aufzeichnungen bei meinem Besuch auswerten. Ich bin gespannt, was der Apparat über mich, meine Rhythmen, über meine innere Uhr verrät. Wahrscheinlich behält meine Frau mal wieder recht: Sie meint schon lange, dass ich nicht mehr richtig ticke.

»Haben Sie genug gesehen?« Herr Essler leuchtet mit seiner Taschenlampe zu mir herüber, reißt mich aus meinen Gedanken. Ich schaue in Richtung des Lichts, nicke, bedanke mich für diesen einmaligen Blick in die Vergangenheit, und wir gehen hinaus an die frische Luft. Die soll ja wach machen.

Z z z z z z z z z z z

Auf der Bahnfahrt nach Niederbayern gehe ich meine Notizen noch einmal durch, der Professor soll sehen, dass ich meine Hausaufgaben erledigt habe, dass mir das Jahr 1729 zum Beispiel etwas sagt. Damals machte der französische Geophysiker und Astronom Jean Jacques d'Ortous de Mairan eine für unser Thema entscheidende Beobachtung, obwohl ihn Schlaf nicht im Geringsten interessierte. De Mairan schaute nachts vor allem in die Sterne. Einer im Orionnebel ist nach ihm benannt, auch ein Krater auf dem Mond trägt seinen Namen. Der Astronom soll aber Blumen geschätzt haben, besonders die für ihre Empfindlichkeit bekannte Mimose, die selbst auf leise Berührung mit einem Einklappen ihrer fein gefiederten Blätter reagiert. Auch auf Veränderungen von Temperatur und – für uns besonders wichtig – von Licht reagiert die Pflanze schnell und deutlich sichtbar.

So wie ich daheim in Hamburg auf die alte Linde vor dem Fenster starre, wenn ich beim Dichten nicht weiterkomme, soll de Mairan in ähnlichen Momenten von seinem Schreibtisch die Mimosen auf seiner Fensterbank betrachtet haben. Fasziniert verfolgte er, mit welch beruhigender Gleichmäßigkeit die Pflanze ihre Blätter morgens öffnete und abends wieder einklappte. De Mairan wäre kein Gelehrter gewesen, hätte er seine Beobachtung nicht hinterfragt: Könnte der Morgen-und-Abend-Rhythmus der Mimose vergleichbar sein mit dem Aufwachen und Schlafengehen beim Menschen? Wenn wir uns an Tag und Nacht ausrichten, warum dann nicht auch Pflanzen?

Und de Mairan stellte sich auch die Sinnfrage: Warum schlafen wir eigentlich? Weil unser Körper nach 16 oder spätestens 20 Stunden einfach mal eine Pause braucht? Aber können denn Pflanzen, die den ganzen Tag nur im Topf stehen, müde sein? Der Chronobiologe Till Roenneberg wird mir auf diese große Frage der Schlafforschung eine sehr interessante Antwort geben.

De Mairan konzentrierte sich erst einmal auf das genaue Beobachten und stellte bei seinen Mimosen zweierlei fest: Einerseits richteten sie ihre Blätter am Stand der Sonne aus; das sprach für den Einfluss des Sonnenlichts auf das Verhalten der Pflanze. Andererseits klappte die Mimose ihre Blätter abends wieder zu, auch wenn die Sonne noch gar nicht untergegangen war; das legte die Frage nahe, ob sie nicht ihren ganz eigenen Rhythmus hatte, der unabhängig war vom Stand der Sonne. Folgte sie etwa einer Art innerer Uhr?

Um Antworten zu finden, so erzählt es Roenneberg in seinem Buch *Wie wir ticken*, packte de Mairan eine Mimose von der Fensterbank in sein Schreibtischschränkchen. Er wollte sehen, wie sie sich in dauerhafter Dunkelheit verhielt. Und siehe da: Obwohl die Pflanze abgeschnitten war von der Außenwelt, vom Sonnenlicht, ging sie auch in der Schublade morgens auf und abends zu.

Die Mimose, die de Mairan »Sinnkraut« nannte, »wusste« also auch im Dunkeln noch um den Verlauf der Sonne, sie hatte »verinnerlicht«, wann Tag war und wann Nacht. Wenn ihre rhythmischen Blattbewegungen aber nicht eine Folge von hell und dunkel waren, folgerte de Mairan, musste sie tatsächlich einem eigenen Rhythmus folgen. In seiner »Botanischen Beobachtung«, keine 40 Zeilen lang, veröffentlicht von der »Königlichen Akademie der Wissenschaften« in Paris, schreibt er: »Das Sinnkraut fühlet also die Sonne, ohne sie zu sehen.«

De Mairan hatte zu seiner Schlussfolgerung noch eine Menge Fragen sowie Ideen für weitere Experimente an der Mimose, aber auch an anderen Pflanzen, um seine Erkenntnisse verallgemeinern zu können. Seine »gewöhnlichen Geschäfte«, die Erkundung der Sternenwelt, schrieb er, ließen ihm dazu jedoch nicht die Zeit.

Der Mimosen-Freund muss geahnt haben, dass es dauern sollte, bis die Wissenschaft Antworten auf all seine Fragen fand. Seine Abhandlung schließt er mit dem Hinweis, die »wahre Physik, das ist die experimentale, kann nicht anders, als sehr langsam sein«.

Zwar griffen Botaniker de Mairans Erkenntnis immer wieder auf und belegten sie mit eigenen Versuchen an anderen Pflanzen. Auch der britische Naturforscher Charles Darwin beschäftigte sich mit de Mairans Beobachtungen. Aber es sollte 200 Jahre dauern, bis sich mit Nathaniel Kleitman (1895 bis 1999) ein Wissenschaftler fand, dessen Name in der Schlafforschung nachhaltig verankert ist. Dass der US-Amerikaner sensationelle 104 Jahre alt wurde, lässt vermuten, dass er auch einen sensationell guten Schlaf gehabt haben muss.

Kleitman begann seine Karriere mit einem Höhlen-Selbstversuch, der zu einem Medienspektakel geriet. Dass er heute als Vater der modernen Schlafwissenschaft gilt, verdankt Kleitman aber seinen weiteren Forschungen, zu denen auch die Mitentdeckung des REM-Schlafs zählt. Sie erinnern sich? Das ist jene Phase, in der sich unsere Augen sehr heftig bewegen und wir angeblich träumen. Aber ob wir da tatsächlich einem inneren Film folgen und, wenn ja, wie und warum, darauf gehen wir im nächsten Kapitel ein, wenn ich in Tübingen den Gehirnforscher Jan Born besuche. Und in Wien, Wirkungsstätte des Urvaters der Traumforschung Sigmund Freud, suchen wir auch noch nach Antworten.

Jetzt wollen wir erst einmal bei Kleitman bleiben, der im Sommer 1938 als Physiologe an der Universität von Chicago nach Kentucky reiste, um dort mit seinem später gleichfalls bekannt gewordenen Kollegen Bruce Richardson in die Mammut-Höhle zu steigen, mit einer Ausdehnung von über 600 Kilometern die größte der Welt. Abgeschiedener von Licht, Lärm und anderen Menschen ging es nicht. Im Gepäck hatten die Wissenschaftler Tische, Stühle, Lampen und was man sonst noch so braucht, wenn man für mehr als einen Monat zum Höhlenmenschen wird. Um mit ihrem Schlaf experimentieren zu können, schafften die Forscher natürlich auch Betten ran, deren Füße zum Schutz vor Ungeziefer in Wassereimer gestellt wurden.

Scheinbar ganz normal verbrachten sie ihre Zeit mit Aufstehen, Licht einschalten, Frühstücken, Arbeiten und Reden; und dann wurde das Licht ausgemacht, und es hieß wie zu Hause: Augen zu und durch. Der Unterschied war allerdings, dass sie ihre Tage um vier Stunden verlängerten und ihre Höhlenwoche so nur sechs Tage zählte. So wollte Kleitman herausfinden, ob sich der Schlafrhythmus manipulieren lässt.

Zur objektiven Überprüfung einer eventuellen Änderung diente den Wissenschaftlern ihre Körpertemperatur. Die sinkt bei allen Menschen während der Nacht, das wusste man zu jener Zeit schon, und erreicht bei den meisten etwa gegen vier Uhr ihren Tiefpunkt; mitten in der Kernschlafzeit liegt die Temperatur dann einen halben Grad niedriger als am Tag. Sollte sich deren Zeitpunkt analog zur veränderten Schlafzeit verschieben, wäre das ein Zeichen für eine geglückte Umstellung des Körpers auf den neuen Rhythmus, für eine gelungene Synchronisation.

Das Ergebnis der Exkursion war alles andere als befriedigend, da es an Eindeutigkeit fehlte: Bei Assistent Richardson war der Tiefpunkt zeitlich mitgewandert, die Temperatur des

Chefs hingegen im alten Zeitplan geblieben. Was sollte Kleitman nach 32 Tagen in der Felskammer damit anfangen? »Ich habe herausgefunden«, sagte er den wartenden Fotografen und TV-Teams lakonisch, »dass mir ein anständiger Vollbart wächst.« So jedenfalls zitiert ihn der Autor Reto U. Schneider in seinem Buch über die verrücktesten Experimente der letzten Jahrhunderte.

Um das Aufsehen zu verstehen, das Kleitmans Versuch dennoch erregte, sollten wir uns an den Hinweis des Medizinhistorikers Osten erinnern: »Schlaf ist immer ein Spiegel der Gesellschaft.« Und die war gegen Ende des 19. und Anfang des 20. Jahrhunderts beseelt von dem Gedanken, Natur und Umwelt nicht nur zu ergründen, zu vermessen, sondern auch zu beherrschen. So fanden etwa Versuche, möglichst lange wach zu bleiben, reges Interesse. »Ideen von Kontrollgewinn und Kontrollverlust« rund um das »allgegenwärtige und dennoch so geheimnisvolle Grundbedürfnis Schlaf und seinen ›Entzug‹«, schreibt die Historikerin Hannah Ahlheim zur »Geschichte des Schlafs in der Moderne«, faszinierten Wissenschaftler und weite Teile der Öffentlichkeit.

Es ging um nicht weniger als die Frage: Auf wie viel vermeintlich unnötigen Schlaf kann der Mensch verzichten, ohne seine Leistungsfähigkeit einzubüßen? Oder zugespitzt: Wie sehr können wir unsere Effizienz durch Schlafreduktion steigern?

Diesen Leistungsgedanken hatten zwei Erfindungen befördert, die mit weitreichenden gesellschaftlichen Folgen verbunden waren: Thomas Edisons Glühbirne hatte ab 1879 die Nacht zum Tage gemacht, durch Henry Ford war 1913 die Fließbandproduktion perfektioniert worden. Die Grenzen zwischen Arbeit am Tag und Ruhe in der Nacht begannen zu verschwimmen, Schlaf verkam zur Kalkulationsmasse in Wirtschaftlichkeitsberechnungen. Und mitten hinein in jene Entwicklung kam nun Kleitman und weckte die Hoffnung, dass Schlaf beherrschbar sei, dass wir in ganz anderen Rhythmen leben könnten, wenn wir uns nur dem Einfluss von Sonne, Mond und Sternen entzögen. Befeuert von Kleitmans Höhlen-Experiment, schwärmten die Apologeten von Produktionssteigerung und Wachstumsmehrung bereits von der Sechs-Tage-Woche und von dauerhellen Fabrikhallen, in denen die Fließbänder niemals stillstanden.

Da nur rund ein Jahr nach Kleitmans Versuch der Zweite Weltkrieg ausbrach, heizte eine weitere Fantasie die Debatte auf. Nun spekulierten Militärs darauf, ihren Soldaten den Zeitrhythmus vorgeben zu können – schlafen nach Gefechtslage würde die Siegchancen erhöhen. Und überhaupt: Wer den Schlaf beherrscht, der demonstriert mentale Überlegenheit. Und das kann schon der halbe Sieg sein.

Bezeichnend: Als der Kampf gegen Hitler-Deutschland die US-Rüstungsindustrie zu vermehrter Nacht- und Schichtarbeit in den Waffenschmieden zwang, stand Kleitman mit Rat zur Seite.

Z z z z z z z z z z z

»Aschoff mit seinem Bunker war sozusagen der deutsche Kleitman aus der Höhle?« Ich habe den Ton eher fragend gehalten, sicherheitshalber. Till Roenneberg legt sein Hobelmesser zur Seite und sieht mich kritisch an.

Mein persönliches Seminar findet im Garten statt, denn die Sonne scheint prächtig, und über deren Einfluss wollen wir zudem noch ausführlich reden. Während ich von meinem Besuch in Erling berichtet habe, hat der Professor einen Stapel frisch geschnittener Fichtenbretter entrindet, mit denen er eine Scheunenwand verkleiden will. Alles sehr entspannt.

Gedankliche Verkürzungen wie meine saloppe Gleichsetzung von Kleitman und Aschoff werden lächelnd mit einem »Nein« bedacht und geduldig erklärt: Zuerst einmal kommen die beiden Wissenschaftler aus völlig unterschiedlichen Bereichen. Dem Amerikaner ging es allein um den Schlaf, die Rhythmik selbst interessierte Kleitman eher am Rande. Aschoff hingegen wollte biologische Regelmäßigkeiten erforschen, von denen Schlaf nun mal zu den offensichtlichsten zählt. Chronobiologen, wie Aschoffs Nachfolger heute genannt werden, geht es nicht unbedingt um unsere Nachtruhe, sondern um den Schlaf als eine Form der Rhythmik und um deren Zusammenspiel mit anderen biologischen Abläufen.

Zum Zweiten gingen Kleitman und Aschoff den Schlaf vollkommen verschieden an: Der Amerikaner versuchte, ihn gezielt zu verändern, seine Beherrschbarkeit auszuloten; der Deutsche wollte erst einmal wissenschaftlich bestätigen, was er aus den Erkenntnissen de Mairans schon ahnte: dass auch wir Menschen einen inneren Rhythmus haben. Und dann wollte Aschoff wissen, was passiert, wenn man diesem Rhythmus freien Lauf lässt, wenn man ihn nicht durch soziale Zwänge, durch Bettgehzeiten oder Weckerklingeln reglementiert.

»Bahnbrechend und wegweisend« nennt Roenneberg die Forschungsergebnisse Aschoffs, die man zu vier für uns entscheidenden Erkenntnissen zusammenfassen kann:

Erstens haben wir Menschen tatsächlich ebenso wie die Mimose einen inneren Rhythmus, der von unserem Körper selbst geschaffen ist, der aber Sonnenaufgang und Sonnenuntergang, Tag und Nacht braucht, um sich mit dem äußeren Rhythmus von Hell und Dunkel zu synchronisieren.

Zweitens ist unser innerer Rhythmus nicht zu 100 Prozent identisch mit unserem 24-Stunden-Tag. Unsere innere Uhr geht, grob gesagt, eine Stunde nach. Unser biologischer Tag zählt etwa 25 Stunden. Deshalb sprechen wir von einem »zirkadianen Rhythmus«, der *circa* (lateinisch für »um … herum«, im Sinne von »ungefähr«) einen Tag (*dies*, lateinisch »Tag«) dauert.

Ungern gebe ich es zu, aber bevor ich zum Professor fuhr, musste ich mir noch mal Grundwissen aus der Schulzeit in Erinnerung rufen: 24 Stunden braucht unser blauer Planet für eine Drehung um die eigene Achse, womit er uns Tag und Nacht vorgibt. Und ein Jahr braucht er, um einmal die Sonne zu umkreisen, weshalb zumindest wir Europäer uns an vier Jahreszeiten erfreuen dürfen.

Drittens fand Aschoff etwas Entscheidendes zur Körpertemperatur heraus. Die erreicht – Sie erinnern sich – ihren Tiefpunkt um vier Uhr in der Früh. Im Alltag, wenn wir tagsüber eingebunden sind in Schule, Studium, Beruf oder andere Verpflichtungen und daher rechtzeitig zu Bett gehen, schlafen wir um diese Zeit noch tief – ausgenommen arme Seelen, die an irgendwelchen Störungen leiden.

Anders die Probanden im Bunker: In ihrem neuen, eigenen Rhythmus gingen sie zur Zeit der Tiefsttemperatur erst ins Bett. Ohne es zu ahnen – sie wussten ja nicht, wie viel Uhr es außerhalb des Bunkers war oder wie es um ihre Körpertemperatur stand –, hatte sich ihr Schlafengehen um einige Stunden nach hinten verschoben.

Viertens zeigten die Bunkerexperimente, dass wir nicht nur über einen Rhythmus, über eine innere Uhr, verfügen, die unseren Schlaf steuert, sondern dass wir unterschiedliche innere Rhythmen haben. So folgt neben der Temperatur auch unser Immunsystem einer eigenen Tagesrhythmik.

»Und wann fühlen wir uns am wohlsten?«, fragt Roenneberg, während er das nächste Brett abzieht. Ich denke mit und sage: »Wenn alle Körperfunktionen einen ähnlichen Rhythmus haben, wenn unsere Rhythmen harmonieren.« Zur Belohnung darf ich beim Tragen der nächsten Latten helfen.

Welche Zahnräder in unserer inneren Uhr – ich bleibe im Singular, da wir der Einfachheit halber nur vom Schlaf sprechen – auf welche Weise ineinandergreifen, wissen wir inzwischen ziemlich genau. Zur Erklärung springen wir aus dem Bunker von Andechs zur Royal Swedish Academy of Sciences in Stockholm. Für ihre Entschlüsselung des Wach-Schlaf-Rhythmus erhielten dort 2017 die drei US-Forscher Michael W. Young, Michael Rosbash und Jeffrey C. Hall den Medizin-Nobelpreis.

Als ersten Schritt auf dem Weg zum Ruhm konnten die Chronobiologen bereits 1984 an der Fruchtfliege Drosophila ein Gen isolieren, das den Rhythmus der Fliege steuert. Sie nannten es »period«. 1994 entdeckten sie ein zweites Gen, »timeless«, und es folgte noch ein drittes, »doubletime«. Seither erforschten die drei das Zusammenspiel dieser Gene, und dabei ging es um so Sachen wie den »inhibitorischen Feedback-Loop«, die »mRNA«, die »Bindung von PER an TIM« oder die »Kodierung von DBT«. Mir reicht Roennebergs Erklärung, dass die Amerikaner »herausgefunden haben, wie der zirkadiane Rhythmus intrazellular auf der molekularen Ebene erzeugt wird, wie also Moleküle die innere Uhr zum Ticken bringen«.

Wäre ich einen Tag eher zu Besuch gekommen, hätte ich Young dazu noch selbst befragen können, denn gestern Nachmittag hatten er und Roenneberg ein längeres Gespräch per Zoom – es ging, natürlich, um irgendetwas Molekulares. Seltsam: Ich stehe dumm im Garten rum und sehe jemandem bei der Bearbeitung von Fichtenbrettern zu, der auf seinem Laptop nur eine Nummer anklicken muss, und schon nicken ihm Nobelpreisträger zu und fragen »*Hi, Till, how you doing?*«.

Es spricht für Roenneberg, dass er im Zusammenhang mit dem Nobelpreis an die Verdienste seines einstigen Mentors Aschoff erinnert, »ohne dessen Grundlagenforschung die Arbeit von Young und Kollegen nicht möglich gewesen wäre«. Er zieht die letzte der Latten ab und sagt: »Nach dieser noblen Auszeichnung kann niemand mehr behaupten, Chronobiologie sei nur ein Thema für Sensibelchen.«

Dem Professor ist anzumerken, wie sehr es ihn ärgert, dass die Funktionen der inneren Uhr und die Konsequenzen ihrer Störung in der Öffentlichkeit lange nicht ernst genommen wurden. Um ihre Wirkmacht nachzuweisen, hat Roenneberg selbst 15 Jahre mit *lingulodinium polyedrum* geforscht. Mit wem, bitte?

Mit einem Einzeller, der als Grünalge deutlich bekannter ist als unter seiner lateinischen Bezeichnung. Roenneberg hat mit der Pflanze erst in Harvard experimentiert, danach in München, oft rund um die Uhr; bei der Rhythmik der Grünalge geht es gar nicht anders.

Der Einzeller schwappt seit rund 200 Millionen Jahren durch die Meere, wurde im Jahr 2013 von der Deutschen Botanischen Gesellschaft aber endlich geadelt: Er erhielt den Titel »Alge des Jahres« für seine Verdienste, das Meer mitunter in Ufernähe wunderschön zu erleuchten. Für das Naturschauspiel eines oft riesigen blau schimmernden Wasserteppichs ballen sich Milliarden Algen, denn allein für einen Leuchtpunkt von nur einem Millimeter müssen 30 der Einzeller aneinanderliegen.

Interessant für die Forschung machte den Winzling, dass er einen deutlich sichtbaren Rhythmus hat. Tagsüber schwimmt er in großen Mengen an der Wasseroberfläche, abends sinkt er zum Meeresgrund, um zum Sonnenaufgang wieder aufzusteigen. Seine Auszeichnung als Top-Alge verdankt der Einzeller einer biochemischen Reaktion, der Biolumineszenz. Als wüsste er, wann es sich lohnt, das Licht anzuknipsen, leuchtet er nachts auf.

Wann der Schalter umgelegt werden muss, bestimmt die innere Uhr der Grünalge. Roennebergs Forschungsarbeiten zeigen, dass in dem Winzling sogar zwei Uhrwerke arbeiten. Das erste taktet das Aufsteigen an die Oberfläche, zur Sonne, zu der für die Energiegewinnung wichtigen Lichtverarbeitung, der Photosynthese. Das zweite steuert das Absinken zum Grund, knipst das Licht an und taktet das Sammeln jener Nährstoffe, die später an der Oberfläche in Energie umgesetzt werden. Für einen Einzeller eine beeindruckende Teilung von Zeit und Arbeit.

Roenneberg konnte nachweisen, dass die innere Uhr im Zweifelsfall sogar Prioritäten setzt: Das rechtzeitige Auftauchen hat Vorrang vor der Nährstoffsuche am Meeresboden. Logisch. Würde der Einzeller zu lange nach Nahrung suchen und dafür zu viel Kraft aufwenden, würde er den weiten Weg nach oben zur Photosynthese nicht mehr schaffen – und dann war's das mit unserer Grünalge.

Warum Roenneberg mir das erzählt? Um deutlich zu machen, wie existenziell die innere Uhr selbst für einen scheinbar simplen Einzeller ist. Nur die genaue Taktung ermöglicht das Zusammenspiel von Arbeit am Morgen und Fressen am Abend, von rauf und runter, von Hell und Dunkel, von Tag und Nacht und von »Licht an!« und »Licht aus!«.

»Für mich«, sage ich, »fehlt da nur noch der Rhythmus von Wachsein und Schlafen.«

Roenneberg lacht. Habe ich mal wieder zu kurz gedacht? Zumindest habe ich wohl nicht genügend differenziert.

Wenn wir von Schlaf sprechen, dann setzt das ein Bewusstsein voraus, mit dem wir diesen Zustand erfassen und ihn von einem anderen, dem Wachsein, abgrenzen. Diese Erkenntnisarbeit wäre zu viel verlangt von einem Einzeller. Manchmal begegnen wir ja sogar Menschen, denen wir so viel Hirn nicht zutrauen. Aber die Rhythmik, der Wechsel von Hell und Dunkel, von einer ruhigen zu einer aktiveren Phase, ist der Grünalge sehr wohl eigen.

Den Unterschied zwischen Tag und Nacht registriert sogar ein Bakterium, dem es an einem Zellkern mangelt und das noch eine Entwicklungsstufe unter der Alge steht. Den Nachweis erbrachte Carl Johnson, mit dem Roenneberg schon in Harvard zusammengearbeitet hat, durch Versuche an Cyanobakterien. Selbst die verfügen über ein optimal eingestelltes internes Zeitsystem, obgleich Bazillen, wie man sie umgangssprachlich auch nennt, noch mal 50 Millionen Jahre älter sind als Grünalgen.

So, noch weiter zurückgehen in die Entwicklung der Rhythmik, der inneren Uhr, und damit auch des Schlafes können wir nun wirklich nicht, jedenfalls nicht an diesem Nachmittag. Außerdem möchte ich zu gerne wissen, wie es um meinen eigenen Rhythmus steht.

Z Z z z z z z z z z z

»Na, dann wollen wir mal schauen, was uns der Aktimeter über Sie verrät«, sagt Roenneberg, als ich ihm den kleinen Apparat übergebe, den ich sechs Wochen wie eine Uhr getragen habe.

Der Professor schwört auf das kleine schwarze Ding, das er als »Schlaflabor am Handgelenk« bezeichnet. Ich bleibe skeptisch. Beschleunigungsmesser, die meine Bewegungen in kleinen zeitlichen Einheiten, den »bins«, erfassen; Lichtsensoren, die zeigen sollen, wie lange ich an der Sonne war. Woher will der kleine Kasten denn wissen, ob ich im Sessel gedöst oder im Bett wach gelegen habe? Wie will er meine Sonnenzeit messen, wenn er unter dem Ärmel meines Jacketts steckt? Andererseits: Wenn es einen seriösen Experten gibt, der sich mit Aktimetern auskennt, dann Roenneberg.

Es ist wirklich frappierend, was der Professor aus dem Gerät herausholt, nachdem er es an sein Laptop angeschlossen hat. Auf dem Bildschirm erscheinen Graphen, Reihen, Spalten, Schraffierungen, alles sehr farbig.

Roenneberg versucht, mir die verschiedenen Parameter, Referenzgrößen und Ich-weiß-nicht-was-noch-alles zu erklären. Transparenz finde ich grundsätzlich gut, aber da ich mich nicht um die Generalvertretung für Aktimeter in Norddeutschland bewerbe, starre ich mehr auf den Professor als auf das Display. Was ist denn jetzt mit meiner inneren Uhr?

Der Professor bedeutet mir, mich zu gedulden. Wahrscheinlich überlegt er sich ein didaktisches Konzept: Wie sage ich es meinem Bettflüchtigen?

»Kann es sein«, fragt er, »dass wir Aufzeichnungen aus zwei sehr verschiedenen Lebenssituationen haben? Dass Sie nicht nur zu Hause waren, sondern auch in den Ferien?«

Ein wenig überrascht, sage ich »Ja«.

»Anfang März haben Sie Urlaub gemacht?«

»Das sind die Hamburger Skiferien.«

»Eine Woche waren Sie weg?«

Verblüfft antworte ich: »In der Schweiz, länger ist da für uns nicht drin.«

Der Professor bedauert mich nicht.

»Zuerst analysieren wir Ihre Bewegungswerte«, sagt er, legt die Stirn in Falten, mustert mich, schaut wieder auf seine Daten und Grafiken. »In Hamburg hocken Sie viel in der Stube, bewegen sich wenig, viel zu wenig, kann das sein?«

Ich deute auf mein Schreibheft mit den vielen Notizen. »Das neue Buch. Wenn ich nicht im Zug sitze, auf dem Weg zu Experten wie Ihnen, versuche ich daheim, ein paar gerade Sätze aufzuschreiben.«

»In den Ferien hingegen waren Sie sehr aktiv, sind aber nicht Ski gefahren.«

Ich bin baff, nicke. »Meine vier Frauen schon, ich bin nur gejoggt.«

»Täglich, morgens gegen zehn oder nachmittags um vier Uhr, für eine gute Stunde?«

Ich nicke erneut.

Der Professor ruft weitere Daten und Grafiken auf. »Jetzt schauen wir uns mal Ihre Lichtwerte an.« Er macht »Mhm«, sagt »Aha!«, scrollt rauf, dann runter, schließlich scheint er sein Urteil gefällt zu haben. »In Hamburg bekommen Sie tagsüber zu wenig Licht.«

Stimmt. Wenn mal die Sonne scheint, schlucken die Linden vor unseren Fenstern das Licht.

»Abends bekommen Sie hingegen zu viel Licht.«

Stimmt auch. Unsere Deckenfluter in der Küche und in den vorderen Zimmern sind ziemlich hell. Ich sage: »Schummerlicht finde ich zum Gähnen.«

Roenneberg mag jetzt nicht scherzen: »Sie wollen gut schlafen und drehen abends das Licht voll auf? Das muss Ihre innere Uhr doch irritieren.«

Ich zucke mit den Schultern, Roenneberg schüttelt den Kopf.

»Tags zu dunkel, abends zu hell, das ergibt insgesamt ein sehr diffuses Licht. Ihre innere Uhr braucht starke Signale: mehr Licht am Tag, damit sie weiß, dass es Tag ist …«

Ich denke, dass ich auch lieber auf Mallorca leben würde, auf einer Finca mit dem Schreibtisch am Pool.

»… und weniger Licht am Abend, zur Einstimmung auf die

Nachtruhe.« Er sieht mich an. »Wie soll sich Ihre innere Uhr sonst orientieren?«

Das Sonnenlicht muss man sich dabei als großen Taktgeber vorstellen, an dem sich die innere Uhr immer wieder orientiert und an dem sie ihren zirkadianen Rhythmus neu justiert. Dies geschieht aber nicht so schlicht, wie ich es zuerst verstanden hatte. Die innere Uhr orientiert sich nicht konkret an einem Sonnenaufgang oder Sonnenuntergang, als würde sie dessen Uhrzeit registrieren. Auf was für Ideen manche Menschen kommen.

Vielmehr ist es so, dass unsere innere Uhr jede Form von Licht nach ihrer eigenen Zeitvorstellung registriert und ihrem eigenen Rhythmus entsprechend deutet – und das kann bisweilen zu Irritationen führen, die wir etwa als Jetlag kennen. Um es konkret zu machen, fliegt Roenneberg dafür mit mir in Gedanken von Hamburg, gen Osten, nach Japan, ins Land der aufgehenden Sonne. Wenn wir dort nach 15 Stunden in Tokio aus dem Flugzeug steigen, ist in Hamburg noch Mitternacht, in Tokio aber scheint bereits die Morgensonne. Meine innere Uhr ist jedoch noch in Hamburg und somit mitten in der Nacht. Für sie ist das Morgenlicht von Tokio daher ein spätes Abendlicht in Hamburg. Meine innere Uhr hinkt also hinterher.

Um unsere innere Uhr wieder in den richtigen Takt zu bringen, gehen wir in Tokio schnell ins Hotel und dunkeln das Zimmer für fünf bis sechs Stunden ab, bis unsere innere Uhr das Licht nicht mehr als sehr, sehr spätes Abendlicht wahrnimmt, sondern als sehr, sehr frühes Morgenlicht.

Capice?

Ja, ich habe jetzt verstanden, wie das Sonnenlicht unsere innere Uhr synchronisiert – glaube ich.

Für alle Vielflieger noch der ganz persönliche Tipp des Professors, der ja selbst weltweit unterwegs ist: Nach der Ankunft fragmentiert er seinen Schlaf: Drei bis vier Stunden schläft er nach dem Rhythmus des Zielorts, drei bis vier weitere Stunden nach der Uhrzeit an seinem Abflugort. Mit Jetlag hat er daher kaum Probleme.

Der Professor scrollt weiter in seinen Aufzeichnungen, und ich erspare mir vorwitzige Kommentare.

»So, hier, in den Ferien, sehr schön, da waren Sie tagsüber viel draußen, haben viel Licht bekommen.«

Stimmt. In der Schweiz hatten wir gut Sonne, zwar auch Nebel und Bewölkung, aber ich war oft auf der Terrasse, dick eingemummt, auch aus der Not, da unsere Hütte echt klein ist.

Roenneberg deutet mit seinem Kugelschreiber aufs Display. »In den Bergen war es abends dunkler als in Hamburg. Draußen und auch in der Hütte.«

Ich nicke, was sonst. Wer kann in Hamburg schon nachts die Sterne sehen? Und, nein, die Hütte hat keine Kronleuchter.

Roenneberg ruft bereits einen weiteren Datensatz auf.

»Ihr Schlaf war in der Ski-Woche ganz okay – oder?«

»Ja, über die Nächte in der Schweiz will ich mich nicht so sehr beklagen.«

»Zu Hause haben Sie dann wieder schlechter geschlafen?«

»Na ja, wie das so ist, wenn man Termine hat.«

»Nein«, sagt Roenneberg entschieden, »daran liegt es nicht. Ihnen hat der Sport gefehlt, das Auspowern.«

Ich denke, dass Bewegung guttut, ist auch mir nicht neu. Aber was hat Joggen mit Schlafen zu tun?

»Ihr Körper braucht die Belastung, die positive Erschöpfung, die den gesunden Schlafdruck aufbaut. Wenn Sie beim Sport zudem draußen sind, bekommt Ihre innere Uhr in der Zeit zehnmal mehr Licht ab, selbst bei schwer bewölktem Himmel, als an einem ganzen Tag in der Bude.«

Der Professor zeigt mir weitere Daten. Tatsächlich: Im Skiurlaub habe ich täglich etwa eine Stunde mehr Schlaf bekommen. Ich sehe es blau auf weiß. So skeptisch ich an diese Aktimeter-Aktion herangegangen bin, so fasziniert bin ich jetzt. Der Professor kann mir jeden meiner Tage zeigen. Mit ein wenig gutem Willen kann ich es auch selbst erkennen:

In der Schweiz bin ich im Schnitt um 22:30 Uhr eingeschlafen; das deckt sich mit den 22 Uhr, als ich meiner Erinnerung nach unser Schrankbett ausgeklappt habe. Und ich bin um 4:40 Uhr aufgewacht. Das kommt hin mit meinem etwas verzögerten Blick auf die Uhr, die dann oft fünf Uhr angezeigt hat.

In Hamburg bin ich laut Aktimeter nie vor 23 Uhr eingeschlafen und um vier Uhr aufgewacht. Gute sechs Stunden auf der Riederalp, rund fünf Stunden in Hamburg. Halbwegs ausgeschlafen im Urlaub, ansonsten immer leicht angeschlagen – und oft auch schwer, wie heute Morgen.

»Sehen Sie, worauf es ankommt?«

Ich schaue auf, mime Nachdenklichkeit.

»Auf Ihren Chronotypen«, erlöst mich der Professor. »Sie sind ein früher Typ, eine moderate Lerche.«

Damit kann ich etwas anfangen. Das Eulen-und-Lerchen-Modell. Das Klischee der morgenfrischen Lerche und der nachtaktiven Eule.

Die zwei grundverschiedenen – wie man heute sagt – Chronotypen gehen auf den deutschen Psychiater Emil Kraepelin und dessen Mitarbeiter Otto Graf zurück. Zu dem Nervenarzt Kraepelin gäbe es viel zu sagen, etwa dass er die empirisch orientierte Psychopathologie entwickelt hat, aber auch, dass ihn sehr fragwürdige »völkische Gedanken« umgetrieben haben sollen. »Hygiene der Arbeit« nannte Kraepelin seine Untersuchungen zu Tagesabläufen und Leistungsfähigkeit oder zu Übermüdung und biologischen Rhythmen, in deren Verlauf das Bild von den Lerchen, den Frühaufstehern, und den Eulen, den Spät-zu-Bett-Gehern entstand.

»Soll ich mich als Lerche nun mit meiner Schlaflosigkeit abfinden?«, frage ich mit gebremstem Frust.

Roenneberg lächelt verständnisvoll. »Gegen Ihren inneren Wecker, der so gegen fünf Uhr morgens klingelt, können Sie kaum anschlafen. Aber wenn Sie daheim früher zu Bett gehen, so wie im Urlaub, können Sie sich da eine Stunde Schlaf holen, vielleicht auch zwei Stunden. So würden Sie auch in Hamburg ausgeruhter in den Tag starten.«

Ich denke an den gestrigen Abend mit Cornel und dass ich gegen 22 Uhr wirklich überlegt hatte, mich aufs Ohr zu hauen. Aber ich wollte meinem Freund zuhören, hatte selbst das eine oder andere zu erzählen. Jetzt, da ich um mein »Schlaffenster« weiß, kann ich mich beim nächsten Mal bewusst entscheiden: entweder einen guten Abend oder eine gute Nacht. In jedem Fall kein Jammern mehr – der Dieter weiß dann ja, was er tut.

»Von den siebeneinhalb oder gar acht Stunden, die man schlafen soll, bin ich aber selbst im Urlaub weit entfernt«, maule ich.

»Probieren Sie es doch aus. Gehen Sie um 21:30 Uhr ins Bett, und wenn Sie dann um fünf Uhr aufwachen, sind Sie der glücklichste Mensch der Welt.«

Ich und gute sieben Stunden Schlaf – und wovon träumt der Professor nachts?

Als hätte er meine Skepsis geahnt, ergänzt er: »Vielleicht sind Sie ja ein Langschläfer.« Er sieht mich ermunternd an: »Probieren Sie es aus!«

Ich schüttele mich und sage, dass ich noch nie, wirklich noch nie, länger als bis acht Uhr geschlafen habe. Ich sei vielleicht alles Mögliche, aber kein Langschläfer.

Falsch, zumindest falscher Begriff.

Ein Kurzschläfer ist einer, der mit rund sechs Stunden prima zurechtkommt. Ein Langschläfer ist in den Augen der Experten einer, der mehr als acht Stunden braucht.

Ich aber meinte jene von mir beneideten Menschen, die bis neun oder zehn Uhr morgens oder gar noch länger im Bett bleiben: Die aber nennt man korrekterweise »Spätschläfer«. Hinter dieser Bezeichnung könnte sich also eine sehr lang schlafende leichte Lerche verbergen oder auch eine kurz schlafende extreme Eule, die bis vier Uhr in der Früh gearbeitet hat und sich dann ihre fünf oder sechs Stunden Schlaf holt.

Während ich das eine gerade verstanden habe, hat der Professor schon wieder etwas anderes aus meinen Daten herausgefischt: den »Schlafmittelpunkt«. Den erreiche ich zwischen 1:40 Uhr und zwei Uhr. »Damit liegen Sie mindestens zwei Stunden vor den meisten Ihrer Mitmenschen, deren Schlafmitte so um die vier Uhr liegt.«

Nun bin ich kein guter Rechner, aber wenn die Mitte bei der Mehrheit meiner Mitmenschen gegen vier Uhr liegt und die durchschnittliche Schlafdauer bei gut sieben Stunden, dann müsste der Großteil doch bis halb acht Uhr in den Federn liegen. Ich schüttele den Kopf: »Dann würde den meisten ein Viertel ihres Schlafbedarfs fehlen. Da stimmt doch etwas nicht.«

»Richtig!« Roenneberg scheint auf meine Überlegung nur gewartet zu haben. »Viele Menschen werden erst spät müde, weil ihre biologische Uhr spät dran ist, und sollten daher auch länger schlafen.«

Der Professor macht eine Pause und klickt auf seinem Laptop einen neuen Ordner an. »Hier, unsere allerneuste Studie zum Schlafen in der Pandemie: Sie belegt eindeutig, dass die allermeisten Menschen im Schnitt ihre acht Stunden Schlaf brauchen. Und in der Corona-Krise, da wir alle ausgebremst sind, holen sich viele Menschen diesen Schlafumfang auch. Aber sonst, in normalen Zeiten, klingelt morgens dieser verfluchte Wecker, und sie müssen raus aus den Federn.«

Kleinlaut räume ich ein, dass ich abends oft trotz Müdigkeit aufbleibe – aus Angst, etwas zu verpassen, und sei es nur das TV-Lagerfeuer, an dem sich meine vier Frauen versammeln, wenn wieder eine dieser schrecklichen *Next Topmodel*-Shows läuft.

Roenneberg nickt. Genau. Und die zeitliche Lücke zwischen unserem eigentlichen Bedarf an Schlaf und dessen erzwungener Verkürzung durch Arbeit, Schule, andere Verpflichtungen oder Sonstiges, die nennt er unseren »sozialen Jetlag«. Es ist Roennebergs Wortschöpfung und heute weltweit ein Begriff. Seit er diese Schlafverkürzung entdeckt hat, prangert er sie an.

Um mir den Frevel zu verdeutlichen, den wir mit unserer Wecker-Manie begehen, zieht er die schöne Analogie zwischen Schlaf und Waschmaschinen. Beide haben ein Programm. Bei der Waschmaschine ist der Ablauf die Folge unserer technischen Erfahrung, beim Schlaf das Ergebnis unserer Evolution. »Würden Sie«, fragt er verschmitzt, während die Sonne hinter den Hügeln langsam untergeht, »ein Waschprogramm, das eineinhalb Stunden dauert, schon nach einer Stunde beenden?«

»Nö«, sage ich, »nicht, wenn ich saubere Wäsche haben will.«

Der Professor wendet sich mir zu: »Aber genau das machen die Leute. Statt dem natürlichen Schlafprogramm seinen Lauf zu lassen, stoppen sie es mit dem Klingeln des Weckers vorzeitig – und wundern sich, dass sie zerschlagen in den Tag starten.«

Nun will ich niemanden verteidigen, der verantwortungslos gegenüber seinem Schlaf bis weit nach Mitternacht sinnfreie Fernsehprogramme schaut. Und ich will auch nicht auf die wirklich armen Schichtarbeiter eingehen, die für ihre oft bitter benötigten Zulagen ihren Bio-Rhythmus ruinieren. Aber es gibt ja auch viele Millionen Arbeitnehmer, die um sechs Uhr auf der Baustelle sein oder um sieben Uhr hinter der Theke im Supermarkt stehen oder um acht Uhr im Seminarraum sitzen müssen; und sie alle wollen an ihrem Feierabend noch ein wenig feiern, irgendetwas erleben oder auch nur entspannen – jedenfalls wollen sie auf keinen Fall um zehn Uhr das Licht ausmachen und sagen: So, das war's für heute. Ich denke an unsere TV-Familienabende daheim und sage, dass ich diese Menschen gut verstehen kann.

Ha, sagt der Professor, das sei ein Vorurteil, gegen das er seit Jahren kämpfe. Die meisten Menschen gingen nicht aus Feierlust spät ins Bett, sondern weil sie zu wenig Licht bekämen, ihrer inneren Uhr somit die starken Signale fehlten, sich ihr Rhythmus dadurch nach hinten verschoben habe.

Aber den sozialen Druck, den ich empfinde, wenn ich im Kreise meiner drei pubertierenden Nachteulen noch die neueste US-Serie mitstreamen möchte, den versteht der Professor natürlich. Späte und frühe Chronotypen, also Lerchen und Eulen, führen ein geradezu spiegelbildliches Leben, wenn es um das Verhältnis zwischen Innenzeit und Außenzeit, zwischen innerer Uhr und sozialem Leben geht. Was den Eulen abends der fehlende Schlafdruck und morgens der Wecker auf dem Nachttisch, ist für Lerchen abends der gesellschaftliche Zwang und morgens der innere Wecker im Gehirn.

Ich kenne das nur zu gut. Es sind diese Momente, in denen es darum geht, sich nicht zu entziehen, sich nicht auszugrenzen, sondern mitzumachen – und sich auf »eine allerletzte Runde« Kniffel mit der Familie einzulassen, sich mit Freunden »nur kurz« beim Italiener zu treffen oder im Büro »diese eine Akte noch« zu lesen.

Sich den Anforderungen der Eulen vorzeitig zu entziehen, um der besseren Nachtruhe willen, fällt Lerchen wie mir mindestens genauso schwer wie Eulen das frühe Aufstehen. Dass Umfragen zufolge bei uns in Deutschland die Eulen-Fraktion die Mehrheit stellt, macht es für die Lerchen nicht leichter. Mein einziger Trost ist, dass wir »Frühaufsteher« das bessere Image haben – vom frühen Vogel, der den Wurm fängt, bis zu Bett gehen mit den Hühnern, um in der Früh den Fuchs zu fangen.

Die Nachteulen hingegen gelten, sorry, Freunde des letzten Glases im Stehen, als faule »Langschläfer«, als Schlafmützen und Trantüten. Dass die Eulen zu ihrer Ehrenrettung gern auf Albert Einstein verweisen, der angeblich zwölf Stunden Schlaf brauchte, oder auf Winston Churchill oder Barack Obama, ändert nichts an ihrem verratzten Ruf. Aber auch wir Lerchen haben es nicht leicht. Da Roenneberg die Twitter-Uhrzeiten von US-Präsident Donald Trump ausgewertet hat, weiß ich jetzt, dass der größte Staatsmann aller Zeiten ein früher Vogel ist – wie die meisten Politiker und Manager, die es weit gebracht haben. Lerche und Kurzschläfer zu sein, sagt Roenneberg, seien »in unserer Leistungsgesellschaft zwei wichtige Erfolgsfaktoren«.

Da Roenneberg schon in jungen Jahren bei Aschoff im Bunker erfahren hat, wie entscheidend Daten für wissenschaftlichen Erfolg sind, hat er mit seinem Team an der Ludwig-Maximilians-Universität den »Münchner Chronotyp-Fragebogen« (MCTQ) entwickelt und inzwischen die Schlafgewohnheiten von über einer Viertelmillion Mitbürgern ermittelt und ausgewertet. Daher kennt er die verschiedensten Varianten von Lerchen und Eulen und wird nicht müde zu betonen, dass »viele Gene an der Entstehung des Chronotyps beteiligt sind und viele Gene zu einer glatten Verteilung des Merkmals in der Bevölkerung führen«. Da er mich dabei anblickt, fügt er erklärend an: »Das heißt, dass es nicht nur *die* Lerche und *die* Eule gibt, sondern ganz viele Zwischenstufen.«

Aus ihrer Datensammlung konnten die Münchner noch weitere Erkenntnisse gewinnen, etwa über den exakten Zusammenhang zwischen Sonnenstand und innerer Uhr. Dafür haben sie Deutschland genau den Längengraden entsprechend statistisch zerschnitten – von der polnischen Grenze im Osten bis zur französischen im Westen. Mithilfe der MCTQ-Angaben wurde in jedem dieser »Scheibchen« der durchschnittliche Chronotyp ermittelt.

Was hat die Auswertung ergeben? Dass mit jedem weiteren Längengrad, den wir uns nach Westen bewegen, unsere innere Uhr vier Minuten langsamer läuft als die offizielle Chronometerzeit. Und diese vier Minuten Verspätung unserer inneren Uhr entsprechen genau jenen vier Minuten, die unsere Sonne braucht, um diesen einen Längengrad weiter nach Westen zu ziehen. Mit anderen Worten: Unsere innere Uhr tickt sehr genau im Rhythmus der Sonnenwanderung. »Faszinierend, oder?«, fragt der Professor.

»Ja, bestimmt«, sage ich, »aber was hat das mit sozialem Jetlag zu tun?«

Es kann sein, dass Ihnen der Zusammenhang auf Anhieb klar ist, ich aber brauche erst einmal einen kleinen Exkurs in die Geschichte, in das Jahr 1884. Damals wurden in Washington die Zeitzonen festgelegt. Seither ist die Uhr im Observatory Hill von Greenwich bei London jene Uhr, nach der sich die Welt richtet. Seither werden alle 15 Längengrade gen Osten die Uhren eine Stunde vorgestellt und alle 15 Längengrade nach Westen eine Stunde zurück.

Wenn man die vier Minuten, die unsere Sonnenstrahlen für die Wanderung über einen Längengrad brauchen, mit 15 multipliziert, kommen wir auf 60 Minuten, also auf genau die eine Stunde, um die unsere Chronometer alle 15 Längengrade vor- oder zurückgestellt werden. Diese Einteilung wurde gewählt, um die Differenz zwischen Sonnenzeit und Chronometerzeit innerhalb der 15 Längengrade auf maximal eine halbe Stunde zu begrenzen.

Roenneberg kennt mich inzwischen ein wenig, daher muss ich ihm nicht sagen, dass ich zum, äh, besseren Verständnis eine nähere Erklärung brauche: »Bei denen, die in der Mitte einer Zeitzone leben, sind Innenzeit und Außenzeit deckungsgleich«, erläutert er, »aber da im Osten die Sonne aufgeht, sind jene, die am östlichen Rand dieser Zone leben, eine halbe Stunde früher dran – jene im Westen, wo die Sonne untergeht, eine halbe Stunde später. Macht maximal eine halbe Stunde Differenz zwischen Sonnenzeit und Chronometer innerhalb dieser Zeitzone.«

Und für Aufmerksame, die sich daran erinnern, was wenige Absätze zuvor stand: Auch Greenwich liegt in der Mitte einer Zeitzone, sodass der erste Stundensprung nach siebeneinhalb Längengraden gen Osten oder Westen erfolgt. Und ab dann wird alle 15 Längengrade die Uhr eine Stunde vor- oder zurückgestellt.

Nun habe ich in der Schule doch mal aufgepasst und sage, dass die Zeitzonen nicht mitten durch ein Land gehen und es in A Coruña im Westen Spaniens eigentlich eine Stunde später sein müsste, da es, wenn ich in meinen alten Atlas schaue, im gleichen Längengrad wie Greenwich liegt.

Diesmal nickt der Professor. Ja, für die Menschen in Galicien sei es eine Zumutung, sich nach derselben Chronometerzeit ausrichten zu müssen wie die Berliner, die knapp 2000 Kilometer weiter östlich leben, oder wie die – noch mal weiter gen

Sonnenaufgang – Leute im polnischen Chelm, an der Grenze zur Ukraine.

Und tatsächlich: In Chelm geht die Sonne 45 Minuten eher unter als in Berlin und eineinhalb Stunden früher als in A Coruña. Da die drei Städte aber zur Mitteleuropäischen Zeitzone gehören, zeigen die Chronometer überall die gleiche Zeit an.

Ich muss lächeln, nicht wegen der Spanier in Galicien, für die ich aufrichtiges Mitgefühl habe, so robust, wie sie gegen ihre innere Uhr leben müssen, sondern weil ich ahne, dass ich jetzt gleich einen sehr kämpferischen Roenneberg erleben werde.

Der Professor rückt seinen Stuhl etwas zurück, damit er sich mir voll und ganz zuwenden kann. »Wissen Sie, was das Ganze noch schlimmer macht?«

Ich strahle Roenneberg an. »Die Sommerzeit.« Ich mache eine Pause. »Dadurch geraten wir über Nacht in eine andere Zeitzone. Und für die Leute in Galicien, deren innere Uhr ohnehin nachgeht, vergrößert sich noch einmal die Kluft zwischen innerer Uhr und Chronometerzeit.« Selbstzufrieden lehne ich mich zurück.

Da Till Roenneberg auch ein großer Geschichtenerzähler ist, begleite ich ihn nun in Gedanken nach Santander in der autonomen Region Kantabrien, die östlich von Galicien liegt. In der Hafenstadt wollte Roenneberg nach einem langen Tag auf einem Schlafmedizin-Kongress mit einem Kollegen zu Abend essen und in einem netten Lokal einen Tisch für 20 Uhr reservieren. Fehlanzeige. Vor 21:15 Uhr machte die Küche nicht auf, bis 22 Uhr waren die beiden die einzigen Gäste. Eine Stunde später allerdings war das Lokal ausgebucht. »Was lernen wir daraus?«

»Die Spanier sind späte Esser«, sage ich und denke an Barbara in Barcelona, die Liebe meiner jungen Jahre, die auch erst spätabends hungrig wurde.

»Bednarz«, reißt mich Roenneberg aus meinen Erinnerungen, »Sie wissen, dass die innere Uhr unseren Rhythmus steuert. Sie wissen, dass sich unsere innere Uhr nach Tag und Nacht, nach Licht und Dunkelheit stellt. Und wir haben gerade über die Zeitzonen und den Zeitzonen-Sprung durch die Sommerzeit gesprochen. Also?«

»Also essen die Spanier ihre Paella abends gar nicht so spät, jedenfalls nicht, wenn wir auf deren innere Uhr schauen. Die zeigt zwischen 19 und 20 Uhr an, und damit eine Zeit, zu der ich, wenn ich in Hamburg auf unsere Küchenuhr schaue, mein Graubrot futtere.«

So werden aus dem Beispiel mit den vier Minuten, in denen die Sonnenstrahlen über einen Längengrad wandern, ganz entscheidende Stunden, um die unsere innere Uhr und die äußere Zeit divergieren können. Und so wird auch verständlich, warum Roenneberg vehement gegen die Umstellung auf die Sommerzeit kämpft. Für jene, die im Westen einer Zeitzone leben und die ohnehin schon eine halbe Stunde Unterschied zwischen innerer und äußerer Zeit zu verarbeiten haben, verdreifacht sich dadurch der Unterschied auf satte eineinhalb Stunden, die ihre innere Uhr dann nachgeht. »Durch die Zeitumstellung im Sommer«, sagt Roenneberg, »geht man in Frankfurt nach der Sonnenzeit von St. Petersburg zur Arbeit. Das ist eine Zumutung für den Körper.«

Ich gestehe, dass ich mir zur Sommerzeit bislang keine großen Gedanken gemacht habe. Ich sage nur, dass meine Teenager zu Hause aufgejault haben, als ihnen Ende März in der Nacht von Samstag auf Sonntag wieder eine Stunde gestohlen wurde. Und dass meinen Mädchen das eigentlich schnuppe ist, da sie ohnehin an den Wochenenden bis in die Puppen schlafen.

Meinem Groll über meine drei Siebenschläfer begegnet Roenneberg, selbst stolzer Vater von drei inzwischen erwachsenen Kindern, mit einem flammenden Plädoyer für das lange Schlafen von Jugendlichen. Für die Synapsen-Bildung sei gerade in jenem Alter jede Stunde mehr Schlaf von größter Wichtigkeit – das werde mir der Kollege Born in Tübingen bestimmt noch ausführlicher erzählen.

»Abends nicht rein ins Bett und morgens nicht raus«, sage ich und merke, dass ich mich erschreckend anhöre wie einst mein Vater. Ich habe damals über meinen alten Herrn den Kopf geschüttelt, nun atmet mein Gastgeber tief durch: »Vertreten Sie etwa die Disco-Hypothese?«

Besagte Annahme geht davon aus, dass die lieben Pubertierenden, wenn sie denn nur früher ins Bett gingen, statt auf TikTok oder sonst wo Party zu machen, morgens auch aus den Federn kämen. Aber damit tun wir den lieben Kleinen absolut unrecht.

»Unser Chronotyp ist genetisch bedingt«, sagt Roenneberg. »Das bedeutet aber nicht, dass er unser ganzes Leben unverändert bleibt. Unabhängig von allen individuellen Ausprägungen sind kleine Kinder relativ frühe Chronotypen, die dann mit der Teenager-Zeit zu späten Chronotypen werden.«

Fortan werde ich also nicht mehr Netflix verfluchen, sondern das biologische Programm zur Änderung des Chronotypen akzeptieren. Hmm. Andererseits müssen Jugendliche mit nicht mehr ganz so jungen Eltern – ich war bei der Geburt unserer Zwillinge fast 50 – ertragen, dass Vater oder Mutter schon vor dem Morgengrauen durch die Bude rumpeln, denn im Alter werden wir alle wieder zu frühen Chronotypen.

Übrigens: Falls Sie nun zu jenen liebenden Eltern zählen, die aus Rücksicht auf den biologischen Rhythmus ihrer Kinder für einen späteren Schulbeginn plädieren – twittern Sie @TillRoen an, und der Professor wird Sie mit guten Gründen munitionieren und auf ein Gymnasium in Nordrhein-Westfalen verweisen, »das mit einem späteren Schulbeginn beste Erfahrungen gemacht« hat.

Z z z z z z z z z z z

Mein Gastgeber klappt sein Laptop zu. Durch die kleinen Fenster des Bauernhauses fällt nicht mehr sehr viel Licht. Roenneberg schaltet die Beleuchtung an, schöne große Glühbirnen im Retrostil, die über dem Küchentisch hängen, holt den Spargel hervor, den er großzügig eingekauft hat, und beginnt zu schälen. Ich schaue mir die Lampen an, die ein leicht rötliches Licht werfen. So eine Beleuchtung ist natürlich das Gegenteil meiner Deckenfluter. Auch wenn Roenneberg »Kerzen eigentlich nicht mag«, so würde er doch »am liebsten bei deren Licht hier sitzen«.

Es folgt eine kleine Lichtkunde, die ich mir genau notiere: Neben der Helligkeit, die, was ich immerhin schon weiß, bei Lampen in Watt gemessen wird, gibt es noch die Farbtemperatur, deren Messeinheit Kelvin heißt. Eine Kerze hat 1500 Kelvin. Eine 100-Watt-Lampe kommt auf 2800 Kelvin. Und unserem Sonnenlicht werden am Morgen und am Abend etwa doppelt so viel Kelvin zugeschrieben.

Je höher die Kelvinzahl, desto weißer das Licht; je weißer das Licht, desto höher der relative Blauanteil. Und je höher der Blauanteil, desto stärker der Stelleffekt. Konkret: Unsere Strahler und Leuchter daheim haben eine beachtliche Wirkung auf meine innere Uhr. Roennebergs Schummerlicht dürfte sie kaum beeinflussen.

Da ich verstanden habe, wie wichtig Licht als Taktgeber für die innere Uhr ist, frage ich bezüglich meines Laptops und meines Handys nach. An dem einen schreibe ich oft noch spätabends, das andere nehme ich sogar mit ins Bett. Um einschlafen zu können, lese ich E-Books, banale Krimis, deren Ende ich schon seit Jahrzehnten kenne. Was sagt der Licht-Experte: Bringe ich mich um meinen Schlaf?

Im Prinzip: Ja. Denn Handys, Laptops und TV-Geräte enthalten sehr blaues Licht; das macht sie heller, farbenfroher und für den Nutzer attraktiver – aber das blaue Licht hat auch eine Stellfunktion für die innere Uhr, in beide Richtungen, macht sie früher oder später, je nachdem, wann es auf unseren Rhythmusgeber trifft. Morgens stellt es die Uhr also vor, abends nach. In beiden Fällen macht es munterer – und das ist etwas, was ich abends nun ganz und gar nicht brauchen kann. Klipp und klar sagt der Professor: »Bei Einschlafschwierigkeiten sollten Sie blaues Licht meiden.«

Andererseits: »Die meisten modernen Geräte haben eine Night-Shift-Option, die nach Sonnenuntergang die Blauanteile herausfiltert. Das haben Sie bei Ihren Geräten bestimmt eingestellt«, sagt Roenneberg. »Damit hat deren Benutzung wesentlich weniger Einfluss auf Ihren Rhythmus.«

Kaum zu glauben, aber es gibt noch immer Menschen, die das nicht wissen. Peinlich. Doch der Professor zeigt mir geduldig die Einstellungen, die seit jenem 12. Mai mein Smartphone und mein Laptop parallel zur Sonnenzeit abdunkeln oder aufhellen. Was es nicht alles gibt.

Z z z z z z z z z z z

Der Spargel gart im Dampftopf, der Professor führt mich hinaus in die Abenddämmerung. Wir schlendern an Kornfeldern entlang, und ich frage, warum wir eigentlich schlafen. Wegen der inneren Uhr?

Nein, sagt Roenneberg, die gebe ja nur den Rhythmus vor. Er vergleicht den Schlaf »eher mit einem Boxenstopp bei einem Autorennen«. Wie ein Formel-1-Wagen nach einigen Runden in die Boxengasse müsse, brauchen wir den Boxenstopp im Rennen um den großen Preis des Lebens. Der ganze Körper, alle Funktionen brauchen diese Wartung. Schlaf als die Aufarbeitung des vergangenen Tages, ohne die wir nicht in einen neuen starten können. Schlaf als Gelegenheit zur Optimierung der verschiedenen Funktionen, die wir im Wachzustand wieder benötigen. Schlaf als Vorbeugung gegen Fehler im Wachsein.

Und weil der Professor weiß, dass ich es noch anschaulicher brauche, gibt er mir das Beispiel des aufkeimenden Schnupfens, mit dem wir abends zu Bett gehen: Nach einer guten Nacht ist er wie verflogen. Unser Immunsystem hat ihn besiegt – im Schlaf. Finden wir keine Ruhe, haben wir keine erholsame Nacht, wachen wir am nächsten Morgen richtig krank auf.

Wir sind einen kleinen Hang hinaufgegangen und halten an einem offensichtlich vor langer Zeit umgekippten Baum inne.

Wir setzen uns auf den dicken Stamm und genießen den herrlichen Blick über die hügelige Landschaft, die man auch die »Niederbayerische Toskana« nennt.

»Hier kommt er hin«, sagt mein Gastgeber und deutet auf ein nettes Plätzchen unter dem Apfelbaum zu seiner Rechten. »Hier werde ich einen Friedhof für Wecker anlegen. Die Dinger gehören alle begraben.«

Wer Roenneberg ein wenig näher kennt, weiß, dass er das durchaus ernst meint. Er hat dem »Nachruf auf den Wecker« ein ganzes Buch gewidmet. Hätte ich einen im Gepäck, er hätte jetzt ausgeklingelt. Als Bettflüchtiger brauche ich allerdings keinen Wecker und bin daher der Falsche für das erste Begräbnis unter dem Apfelbaum. Der Professor nimmt es gelassen.

Ein Gastgeber wie Roenneberg bekommt noch genug Besuch, um vielen Weckern ein idyllisches Grab zu schaufeln.

Es schläft nie, aber uns lässt es schlafen

Wie Tübinger Forscher die Geheimnisse des Gehirns ergründen

Diese Terrasse. Dieser Ausblick. Und dieses Wetter. Was für ein herrlicher Tag. Welch wunderbarer Arbeitsplatz!

Die Sonne, unser großer Taktgeber, scheint prächtig auf eine der ältesten Universitätsstädte Europas. Seit 1477 wird in Diebenga, wie die Schwaben ihr Tübingen nennen, gelehrt und geforscht. Die Chronik der Eberhard-Karls-Universität zählt etwa ein Dutzend Nobelpreisträger auf, die am Neckar ihren wissenschaftlichen Fußabdruck hinterlassen haben.

Zur Ehrung in Stockholm hat es mein Gesprächspartner Jan Born noch nicht gebracht. Doch für seine Verdienste um die Gedächtnisforschung erhielt der Neurowissenschaftler 2010 den hoch dotierten Gottfried Wilhelm Leibniz-Preis und gehört somit offiziell zur Elite unseres Landes. International gilt Born schon viel länger als die deutsche Koryphäe für das Thema Gehirn und Schlaf. Sein »Institut für Medizinische Psychologie und Verhaltensneurobiologie« auf dem Schnarrenberg ist für Wissenschaftler aus aller Welt das Mekka der Schlaf- und Gedächtnisforschung. Für uns ist Jan Born somit genau der Richtige, um zu erklären, was da nachts abgeht in unserem Oberstübchen.

In hellen Chino-Hosen, weißem Hemd mit offenem Kragen und lässigem Sportjackett empfängt der Professor im obersten Stock seines modernen Gebäudes. Viel Glas, Transparenz, Funktionalität. Borns Eckzimmer beeindruckt durch Panoramascheiben und eine großzügige Terrasse. Neidvoll schweift mein Blick über Wiesen und Wälder. Am Horizont geht das satte Grün der Landschaft über in das tiefe Blau des Himmels. Klar, Tübingen liegt im Neckartal zwischen Nordschwarzwald und Schwäbischer Alb. Till Roenneberg, der ein Leben mit viel hellem Licht und frischer Luft predigt, hätte seine Freude an dem Arbeitsplatz seines Kollegen, so, wie hier die Sonne Jan Borns innere Uhr synchronisieren kann.

Bevor der Professor mit mir in die Welt der Neuronen, Ensembles und Synapsen entschwebt, geht es mit dem Fahrstuhl hinab in den Alltag der Forschung, der oft in klimatisierten, neonbeleuchteten Laboren und Kellern stattfindet. In diesem Fall fahren wir in den zweiten Stock und begeben uns in Raum 508. Hier kann die Sonne nichts synchronisieren. Die Fenster sind lichtdicht abgeklebt.

Jan Born stellt mir Max Harkotte vor, einen jungen hochgewachsenen Psychologen in T-Shirt und Jeans unter dem weißen Kittel. Die Versuchsreihen seines Assistenten, die auch die Grundlagen für dessen Promotion bildeten, seien ein »klassischer Baustein unserer Gedächtnisforschung«, erklärt Born. Was das konkret heiße, werde mir »der Max« gleich demonstrieren.

Da sich der Mitarbeiter des Professors auch als überaus hilfreicher Assistent des Autors erweisen sollte, mit dem ich bis heute in gutem Kontakt stehe, erlaube ich mir, ihn nachfolgend ebenfalls Max zu nennen, ganz dem kollegialen Führungsstil und lockeren Umgangston am Institut entsprechend.

Max hat gerade am Computer die Daten seiner letzten Tests ausgewertet und führt mich für ein neues Experiment in einen Nebenraum, ein provisorisches Versuchslabor. In einer »Schlafbox«, einem schalldichten Schrank von der Größe einer Hotel-Minibar, ruht sich seit zwei Stunden MPV0419-BL1-06 aus.

Das Kürzel steht für eine *Rattus norvegicus forma domestica*, eine Long-Evans-Ratte; wegen ihres schwarzen Fells am Kopf bei sonst gänzlich weißem Körper wird sie auch »Kapuzenratte« genannt. Es ist ein männliches Tier, dessen zehn Monate etwa dem Alter von Max entsprechen, der 24 ist. Der schnelle Lebenszyklus von Ratten, die meistens nicht älter als drei Jahre werden, macht sie zu idealen Labortieren, wenn man Verhaltensweisen altersbezogen vergleichen will – etwa herausfinden möchte, wie sich Schlafqualität und Lernleistung im Laufe eines Lebens verändern.

Nun muss man sagen, dass viele Tests ebenso mit Menschen möglich sind. Vor allem Medizinstudenten sind in Tübingen begehrte und häufige Probanden. Auch Versuchsreihen mit Kindern und Babys werden – in der gebotenen Sensibilität – immer wieder durchgeführt. Für die präzise Untersuchung der Prozesse in unserem Gehirn sind Tierversuche allerdings unerlässlich, aber vielfach mit operativen Eingriffen verbunden und daher umstritten. Kaum im Labor, plagt mich denn auch mein Mitgefühl mit den armen Wesen. Max versteht das, er ist ja Psychologe.

Doch solche Tests scheinen eine unverzichtbare Notwendigkeit im Dienste der Forschung zu sein. Ein großer Teil unseres medizinischen Fortschritts geht nun mal darauf zurück, dass an Tieren genetische Veränderungen und operative Eingriffe möglich sind, die man sich am Menschen nicht mal vorstellen möchte: etwa das gezielte Ausschalten bestimmter Gehirnzellen, um mehr zu erfahren über deren Einfluss auf Schlafarchitektur oder Gedächtnisleistung – was ein zentraler Teil der Doktorarbeit von Max ist. Tatsache ist aber auch, dass viele der so gewonnenen Grundlagenerkenntnisse uns helfen, Erkrankungen des menschlichen Gehirns besser zu verstehen, um irgendwann Alzheimer, Parkinson oder Diabetes heilen und Depressionen oder Schizophrenie gezielter behandeln zu können.

Das Schicksal von *Rattus norvegicus forma domestica* als bevorzugtes Labortier besiegelt ein besonderer Umstand: Die an ihm gewonnenen Erkenntnisse sind sehr gut auf den *Homo sapiens* übertragbar: Das Gehirn von MPV0419-BL1–06 und meines weisen nämlich eine ähnliche Struktur auf, die mir Max anschaulich erklärt. Im Sinne von Lehrer Bömmel aus der *Feuerzangenbowle*, dem alten Pennäler-Film, »stelle ma uns mal janz dumm« und das menschliche Gehirn als eine überdimensionierte Walnuss vor, in etwa so groß wie zwei aneinandergelegte Männerfäuste. Mit einem Volumen von gut 1200 Kubikzentimetern ist unser Gehirn zweieinhalb- bis dreimal größer als jenes der uns anverwandten Gorillas und Schimpansen. Und etwa 2000-mal größer als das von Ratten.

Unsere knapp 90 Milliarden Nervenzellen werden auch Neuronen genannt, die über Kontaktstellen, die Synapsen, Netzwerke bilden, die Ensembles. Was Laien wie ein ziemlicher Brei vorkommt, ist für Neurowissenschaftler wie Born »eine Landkarte, auf der wir alles Psychische vorfinden«. Das hat damit zu tun, dass unsere Erfahrungen, wenn man sich das Gehirn nur genau genug anschaut, wirklich zu sehen sind, dass sie lokalisiert werden können. Denn jede Erfahrung, die wir machen, alles Lernen und Erleben überhaupt, führt zu einer Erregung und damit zu einer strukturellen Veränderung in einem Netzwerk. Fachleute sprechen von einer Repräsentation.

Wie die Nussschale ist die Oberfläche des Gehirns von Windungen und Furchen durchzogen. Diese äußere Schicht wird die Großhirnrinde genannt, lateinisch *cortex*; sie ist zwischen zwei und fünf Millimeter dick, und auf Grafiken wird sie meist wie eine Lage zusammengequetschter Bratwürste dargestellt – in Grau, der Farbe der Neuronen, deren Großteil sich hier sammelt. Der angeblich entwicklungsgeschichtlich jüngste Teil der Großhirnrinde wird Neocortex (*neos*, altgriechisch für »neu«) genannt und macht 90 Prozent der Rinde aus.

Eine weitere Ähnlichkeit mit der Walnuss sind die zwei annähernd symmetrischen Hälften, die Hemisphären; sie kommunizieren miteinander über eine zentrale Nervenbrücke, »Balken« genannt. In direkter Umgebung des Datenkanals befindet sich unser »Bett oder Schlafgemach«, griechisch *thálamos*, meist latinisiert »Thalamus« genannt. Er hat die Form einer Bohne und ist die Umschaltzentrale für alle Sinneseindrücke – bis auf den Geruchssinn, den unmittelbarsten unserer Sinne; er wird nicht erst über die Großhirnrinde verarbeitet, wie das bei akustischen, visuellen oder haptischen Signalen der Fall ist. Ohne unseren Thalamus würden wir also kaum etwas wahrnehmen.

Für uns wichtig: Der Thalamus ist, wie sein Name schon ahnen lässt, unser »Tor zum Bewusstsein«, er schließt oder öffnet es. Obwohl er schlaftypische Hirnwellen zeigt und uns die Lichter des Bewusstseins aus- oder anknipst, ist er nicht für unser Einschlafen verantwortlich; vermutlich federt er nur äußere Reize so ab, dass sie uns nicht am Einschlafen hindern. Mit dem Hypothalamus, der unter (griechisch: *hypo*) ihm liegt, dem basalen Vorderhirn, das sich in etwa über der Nase befindet, und dem Hirnstamm bildet der Thalamus ein umfangreiches Netzwerk, das die Einleitung und Aufrechterhaltung unseres Schlafs verantwortet.

In direkter Nähe zu unserer Hauptschalttafel Thalamus liegt das sogenannte Seepferdchen, lateinisch *Hippocampus*, eine Struktur, die eine gewisse Ähnlichkeit mit dem niedlichen Meerestier aufweist und für die vor allem schnelle, aber nur vorläufige Einspeicherung von Erlebnissen zuständig ist. Der Nachweis, dass der Hippocampus aktiv sein muss, damit der Schlaf gedächtnisfördernd wirkt, zählt zu den bedeutenden Verdiensten der Tübinger.

Weiter vorne, direkt hinter der Nasenwurzel, befindet sich ein unscheinbares Gehirnareal, allenfalls so groß wie ein Reiskorn. Da es direkt über (lateinisch: *supra*) der Kreuzung (*chiasma*) der Sehnerven liegt, wird es *Suprachiasmatischer Nucleus* (SCN) genannt. Es ist Teil des schon genannten Hypothalamus.

Die Nähe des SCN zum Sehnerv ergibt Sinn: Er erhält direkt von den Augen die wichtigen Informationen über die Menge des registrierten (Sonnen-)Lichts und nutzt dies zur Synchronisation unserer inneren Uhr, die, wie Till Roenneberg uns gelehrt hat, fast alle Prozesse in unserem Körper beeinflusst. Da der SCN so wichtig ist für die Abstimmung aller Rhythmen, auch den des lebenserhaltenden Immunsystems, spricht der Chronobiologe Roenneberg von unserem inneren »Big Ben«.

Gehen wir noch tiefer in unserer Walnuss, kommen wir zum entwicklungsgeschichtlich ältesten Teil, dem bereits erwähnten Hirnstamm, dem *Truncus encephali*, vom lateinischen *truncus*, »Stamm«, und *encephalus*, »Kopf«. Dieser Part ist etwa daumengroß und reguliert unsere lebensnotwendigen Systeme wie den Kreislauf oder die Atmung, und, für uns entscheidend: Er ist an der Einleitung des Schlafs beteiligt und bestimmt vor allem unsere verschiedenen Schlafphasen.

Um zu zeigen, wie dicht in der Neurologie auch namentlich alles beieinanderliegt: Der Hirnstamm ist nicht zu verwechseln mit dem Stammhirn; das umfasst zusätzlich noch das Zwischenhirn, gelegentlich auch das Kleinhirn und Teile des Endhirns.

Während meine grauen Zellen noch versuchen, bei den Fachausdrücken Griechisch und Latein auseinanderzuhalten, weckt Max behutsam MPV0419-BL1-06, denn Ratten sind nachtaktiv; über Tübingen steht die Sonne im Zenit, aber für unseren kleinen Probanden ist eigentlich Mitternacht. Max nimmt das Tier liebevoll auf den Arm, und so süß, wie es mich anschaut, hat es einen eigenen Namen verdient. Passend zu einer Kapuzenratte schlage ich »Hoodie« vor. So kann ich mir den kleinen Nager leichter als das originelle Haustier von Max vorstellen, was mich davon ablenkt, näher über das Los von Laborratten nachzudenken.

Mein neuer Freund blickt mich aus hellen, wachen Augen an, wirkt ausgeschlafen, geradezu putzmunter. Anders als wir Menschen schlafen Ratten polyphasisch; geweckt zu werden, macht ihnen gar nichts. Hoodie jedenfalls scheint bereit zu sein für Höchstleistungen in der »Arena«.

Das Versuchsfeld ist eine große Tischplatte, die an den Seiten von etwa 50 Zentimeter hohen Holzwänden eingegrenzt wird;

alles von Max gebaut – selbst ist der Doktorand. Nach oben ist der viereckige Experimentierplatz offen, damit eine kleine Kamera von dort aufzeichnen kann, wie Hoodie sich verhält. Um ihn nicht von eventuellen Veränderungen der Umgebung abzulenken, umhüllt ein Vorhang die Arena. Alles grau in grau. Ein gleichmäßiges Rauschen schluckt mögliche Nebengeräusche. Bloß keine Ablenkung.

Hoodie soll sich voll und ganz auf die beiden Gegenstände in der Arena konzentrieren. In der Ecke oben links ist es eine Glasflasche, die einer Blumenvase ähnelt. Sie ist mit klarem Wasser gefüllt und hat einen würfelförmigen Glasverschluss. In der gegenüberliegenden Ecke steht eine zweite Flasche, deren Form Assoziationen an ein Cello wecken könnte; sie enthält blauen Sand und wurde mit einem Naturkorken verschlossen.

Max setzt das Tier vorsichtig in den Kasten, mit der Schnauze zur Wand, schließt den Vorhang und kommt ins Büro nebenan, um mit Born und mir auf dem Monitor Hoodies Verhalten zu verfolgen.

Als Erstes bewegt er sich vorsichtig an den Wänden entlang, sondiert die Umgebung, sucht Orientierung. Dann läuft er auf die farbige Cello-Flasche zu, umkreist sie mehrfach, bäumt sich an ihr auf, beschnüffelt sie.

Ratten haben einen ausgeprägten Geruchssinn, aber in der Arena riechen alle Objekte immer gleich. Max vermutet, dass Hoodie nicht einem Duft auf der Spur ist, sondern mit seinen Barthaaren die Flaschenkonturen erkundet, sich so das Objekt einprägt. Das macht er sehr gründlich. Das Sich-auf-die-Hinterbeine-Stellen dient dabei wohl nicht nur der Objekterkundung, sondern auch der Raumwahrnehmung. Indem er sich an der Flasche hochzieht, bekommt er eine Perspektive auf die Arena, kann sie erfassen, sich räumlich orientieren.

Nach einiger Zeit lässt Hoodie von der Flasche ab und läuft auf die zweite zu. Auch an ihr tastet er sich hoch, aber nur sehr kurz; das Schnuppern beendet er ebenfalls schnell. Im Gegensatz zum ersten Objekt kümmert er sich um das zweite kaum.

Während sich Hoodie in einer Ecke einrollt und auf die Fortsetzung seiner Nachtruhe vorzubereiten scheint, sieht Born seinen Assistenten fragend an.

»Ja, es ging um die Objekt-Erinnerung«, antwortet Max. »Die erste Flasche war der neue Gegenstand, der wurde daher ausführlich erkundet. Das zweite Objekt war schon bekannt und somit nicht sonderlich von Interesse.« Bei dem vorangegangenen Versuch allerdings, erklärt Max, habe sich Hoodie mit der bekannten Flasche ebenso lange beschäftigt wie mit der neuen.

»Und warum hat sich das Tier diesmal so gut erinnert?« Borns Frage gilt mir.

Ich denke an die Schlafbox und wie aufgeweckt mich Hoodie angesehen hat. »Weil es mehr Nachtruhe hatte als beim Versuch zuvor, weil es ausgeschlafener war«, antworte ich.

»Ja«, sagt Born, »ausreichend Schlaf ist generell wichtig. Wichtiger ist jedoch, dass die Ratte, nachdem sie das letzte Mal in der Arena war …«

»… sofort weiterschlafen durfte«, werfe ich ein. »So konnte sie im Schlaf die gewonnenen Erkenntnisse miteinander verknüpfen, wusste also besser Bescheid und konnte die alte Flasche wiedererkennen.«

Sichtlich zufrieden nickt der Professor. Max gibt mir ein »Daumen hoch«. Wie schön, dass ich mich zu Hause nicht völlig vergeblich durch die Studien der Tübinger gekämpft habe.

Z z z z z z z z z z z

Es ist eine der zentralen Erkenntnisse des Born-Teams, gewonnen aus vielen Versuchen, die von der Fachwelt mit großer Aufmerksamkeit verfolgt wurden: Auf den Schlaf direkt *nach* den jeweiligen Erfahrungen kommt es an. Bei der Verleihung des Leibniz-Preises lobte die Deutsche Forschungsgemeinschaft Jan Born als den weltweit ersten Forscher, der den ursächlichen Zusammenhang zwischen Gedächtnisleistung und Schlaf nach dem Lernen beweisen konnte.

Versuche mit Hoodie und Konsorten zeigen: Ratten, die nach dem Erkennen-Lernen von Objekten schlafen durften, erinnerten sich auch drei Wochen später noch an die jeweiligen Gegenstände. Wurden die Tiere vom Schlafen abgehalten, hatten sie die Dinge bereits einen Tag später vergessen. Bei der Erinnerung an Orte ist der bedeutende Einfluss des »Danachschlafes« ähnlich nachweisbar.

Nun, dass eine gute Nacht grundsätzlich dem Grips guttut, ist eine Binse. Wir sprechen nicht umsonst seit Generationen von einem »ausgeschlafenen Burschen«, wenn wir ein kluges Köpfchen meinen. »Leg dein Lateinbuch heute Abend wenigstens unters Kopfkissen«, hat mich mein Vater schon vor einem halben Jahrhundert ermahnt, wenn er fürchtete, dass ich den Vokabeltest am nächsten Tag vermasseln würde. Aber so funktioniert es natürlich nicht. Wo nachmittags nicht gelernt wird, kann Schlaf nichts verstärken.

Da wir dank Born und Kollegen wissen, wie sich aus unserer Wahrnehmung unser Gedächtnis entwickelt und wie absolut existenziell der Schlaf für die Bildung des Erinnerungsvermögens ist, sollten wir im Rahmen einer kleinen Gedächtniskunde auch wissen, dass Fachleute zwischen der Dauer einer Speicherung und der Art des Inhalts differenzieren. Wenn ich mich abends noch erinnere, was ich morgens gefrühstückt habe, schreibe ich das meinem halbwegs intakten Kurzzeitgedächtnis zu; da ich mit Anfang 60 nicht mehr weiß, wo und wie ich meinen fünfzigsten Geburtstag gefeiert habe, mache ich mir allerdings durchaus Sorgen um mein Langzeitgedächtnis. Damit sind die beiden großen Schubladen für die Speicherdauer – kurz oder lang – klar.

Komplizierter wird es bei den inhaltlichen Varianten. Da gibt es einmal ein sogenanntes prozedurales Gedächtnis, auch »Verhaltensgedächtnis« genannt; darin werden Fähigkeiten abgelegt, die zumeist bewegungstechnische Abläufe betreffen: Radfahren lernen und ein ganzes Leben lang beherrschen, gilt als das klassische Beispiel. Um den Zusammenhang zwischen

Schlaf und motorischen sowie visuellen Fertigkeiten zu testen, lassen die Tübinger Probanden gern über einen Spiegel Figuren zeichnen.

Wissen, das bewusst in Worte gefasst werden kann, speichern wir hingegen in unserem deklarativen Gedächtnis; diese Variante wird aber noch einmal unterteilt in ein semantisches Gedächtnis, in dem wir berufliches Wissen oder Allgemeinwissen unterbringen, und ein episodisches Gedächtnis, das aus Erlebtem und Erfahrenem gespeist wird. In Versuchsreihen ist das Abfragen von Wortpaar-Assoziationen beliebt; Sie können Ihr visuell-räumliches Erinnerungsvermögen auch mit Memory-Spielen trainieren.

Vor allem um die Erforschung des episodischen Gedächtnisses geht es bei den Versuchen mit Hoodie, denn er erlebt und erfährt ja etwas über die Objekte und den Raum. Tanzschrittübungen oder Vokabeltests gehen bei Ratten nun mal schlecht.

Es waren auch die Tübinger, die in groß angelegten Versuchsreihen den Zusammenhang zwischen Lernleistung und den verschiedenen Schlafphasen aufzeigten und eine völlig neue Zuständigkeit für die Gedächtnisbildung entdeckten. Lange dachte man nämlich, für unser Erinnerungsvermögen sei der REM-Schlaf entscheidend, jene Zeiten, in denen wir so heftig mit den Augen rollen. Jan Born und seine Leute aber fanden heraus, dass es auf den Tiefschlaf ankommt. Und: Entscheidend für die Gedächtnisverfestigung ist nicht so sehr dessen Dauer, sondern dessen Intensität. Nur im tiefsten Schlaf schaffen wir es, die Vielzahl der am Tag aufgenommenen Informationen gründlich zu verarbeiten.

Auch wenn dies hier keine Doktorarbeit ist: Ja, das prozedurale Gedächtnis profitiert zusätzlich noch vom REM-Schlaf. Aber das sind Feinheiten für die Borns und Harkottes dieser Welt.

Für alle, die heute Nacht zu wenig Tiefschlaf haben sollten, zählt: Je flacher der Schlaf, desto weniger Informationen bleiben hängen – womit sich die Frage nach dem Lerneffekt durch einen Mittagsschlaf erübrigt. Da wir bei einem Nickerchen von 20 Minuten bis zu einer halben Stunde in der Regel nur in einen seichten Schlaf fallen, hält sich die Verstärkung unserer Gedächtnisleistung durch einen Schlummer auf der Couch in Grenzen. Andererseits: Besser als übermüdet weiterlernen ist eine Siesta allemal.

Statt von Tiefschlaf sprechen die Forscher übrigens oft von »Deltaschlaf«, weil das Elektroenzephalogramm, das EEG, dann hohe, breite Ausschläge zeigt, »Deltawellen« genannt. Später, wenn ich mir im Kapitel über die wichtigsten Schlafkrankheiten für einen Selbstversuch die Elektroden an die blanke Birne kleben lasse, gibt es von Dr. Holger Hein, dem Somnologen meines Vertrauens, dazu noch eine kleine Wellenkunde.

Um als liebevoller Vater das bisher Verstandene mal auf meine Teenager daheim zu übertragen: Idealerweise sollten die Mädels am frühen Abend noch einmal gründlich durchgehen, was sie morgens in der Schule oder nachmittags zu Hause gelernt haben. So könnten sie ihr frisch erworbenes Wissen auffrischen, um es in ihrem beneidenswert komatösen Schlaf zu verfestigen.

Doch was macht die Jugend von heute? Statt ihre Lateinvokabeln noch mal durchzugehen, postet oder likt sie, bis ihr die Augen zufallen.

Von mir haben sie das nicht. Ich checke im Bett nur meine Mails.

Z z z z z z z z z z z

Zurück im sechsten Stock und auf Jan Borns Terrasse der Sonne so nahe, legt der Professor sein Jackett ab, und ich krempele die Ärmel hoch, denn jetzt möchte ich ganz genau wissen, was da nachts in welchen Arealen, in welchen Gebieten unseres Gehirns geschieht. Wieso kann ich mir das eine lange merken, während ich das andere schnell wieder vergesse? Nach welchen Kriterien wird da oben entschieden, was wichtig ist und was nicht? Warum geschieht das im Schlaf und nicht im Wachsein? Zu diesen Fragen hat kaum einer so intensiv geforscht wie Born.

Während der Professor uns Sprudelwasser einschenkt, fragt er mich nach der Hauptstadt von Frankreich.

»Paris«, sage ich, noch bevor mein Glas voll ist.

Ohne mich für die richtige Antwort zu loben, setzt Born nach: »Wissen Sie noch, wann und wo Sie das gelernt haben?«

Ich vermute, in der Schule, wahrscheinlich in der ersten Klasse des Stadtwald-Gymnasiums in Essen, auf dem mein langer Weg zum Abitur begonnen hat. Eine Erinnerung habe ich nicht.

Meine Reaktion ist für Born der »Klassiker«. Denn alle näheren Umstände, die »Episode«, in der ich die »Kerninformation« über Paris als Hauptstadt erhalten habe, sind längst vergessen: Vielleicht gab es dazu eine freche Bemerkung des Rüpels aus der letzten Bank, möglicherweise eine kluge Bemerkung des Strebers in der ersten Reihe; kann auch sein, dass den Lehrer eine lästige Erkältung plagte oder er uns Schüler mit einem langatmigen Vortrag über die Seine und den Eiffelturm nervte. Null Ahnung.

Die simple Paris-Frage erhellt ein fundamentales Problem unseres Gehirns: Einerseits muss es Tag für Tag eine wahre Informationsflut bewältigen, schließlich wollen wir ständig etwas Neues lernen. Unabhängig von all den aktuellen Reizen schleppen wir zudem jede Menge alte Informationen mit uns herum, unser Wissen aus vergangenen Tagen, das nicht verloren gehen soll.

Andererseits ist unsere Speicherkapazität begrenzt; nicht alles, was auf uns einströmt, kann in uns hineingetrichtert werden. Und mit Sheldon Cooper möchte doch im Ernst keiner von uns tauschen. Der nur sehr bedingt alltagstaugliche Nerd aus der US-amerikanischen Kultserie *Big Bang Theory* verfügt über ein extremes eidetisches Gedächtnis, umgangssprachlich auch »fotografisches Gedächtnis« genannt. Was diese Typen lesen, sehen oder erleben, bleibt bei ihnen auf immer und ewig haften. Im wahren Leben soll es Inselbegabte wie Sheldon geben, die den Inhalt ganzer Bibliotheken zitieren können.

Um das Gehirn von uns Normalos vor Überlastung zu schützen, hat die Evolution, das wissen wir schon, zwei Gedächtnisvarianten geschaffen. Was im Kurzzeitspeicher liegt, hat keine Zukunft: Es wird von neuen Erfahrungen überschrieben – das heißt: Es wird vergessen. Das ist schade, sorgt aber für stets genügend Platz auf der kleinen Festplatte, um immer wieder Neues aufzunehmen. Erlebtes, das es in den Langzeitspeicher schafft, nennen wir Erfahrung und Wissen. Und damit deutlich wird, wie relativ »klein« und »groß« sein können: Nach vorsichtigen Schätzungen beträgt unsere Gesamtspeicherkapazität zehn bis 100 Terabyte, manche Forscher halten sogar ein Petabyte für möglich. Ich wäre dankbar, wenn ich auf die 250 Gigabyte meiner Notebook-Festplatte käme.

Zurück zur Paris-Frage: In meinem Kurzzeitgedächtnis mögen die verschiedenen Wahrnehmungen damals in der Geostunde noch einige Zeit vorhanden gewesen sein – je nach Bedeutung nur sehr kurz oder auch etwas länger: Eine flegelhafte Bemerkung des Klassenrüpels, die irgendeinem Mitschüler gilt, ist bereits nach dem Unterricht wieder vergessen; eine Pöbelei, die einen selbst trifft, nimmt man abends noch mit ins Bett, bis auch sie über die Tage verblasst. Letztlich landet nur die Kerninformation, dass Paris die Hauptstadt Frankreichs ist, auf der großen Festplatte.

Jeder der beiden Speicher hat seinen eigenen Platz. Aktuelles sitzt im Hippocampus; für Archivierungen aller Art gibt es den Cortex, präziser: den Neocortex. Da beide Speicher dicht beieinanderliegen, erwischen wir zwar irgendwie die richtige Stelle, wenn wir uns auf der Suche nach einem entfallenen Namen an die Stirn tippen, um unserem Gedächtnis auf die Sprünge zu helfen. Dennoch müssen die wichtigen Tagesinfos vom Seepferdchen in die Hirnrinde bewegt werden.

Die Initiative zur Einleitung dieser Verschiebung ergreift vermutlich der Neocortex. Er entsendet langsame Schwingungen, im Neurologen-Englisch *slow oscillations*, in Richtung Hippocampus. Im EEG sehen wir dann die sogenannten Delta-Wellen, die für den Tiefschlaf stehen. Mit ihnen signalisiert die Hirnrinde dem Seepferdchen: Ich bin bereit zur Informationsaufnahme. Den Takt gibt der bohnenförmige Thalamus vor.

Born und seinem Team verdanken wir zwei entscheidende Erkenntnisse, die uns die Funktion des Schlafs ganz neu bewerten lassen. Erstens ist die Verlagerung der Information vom Hippocampus in den Neocortex, diese Transformation, ein Auswahlprozess. Es ist der Schlaf, der das Erlebte nach wichtig und unwichtig sortiert. Zweitens: Mit der Verschiebung kommt es auch zu einer inhaltlichen Veränderung des Erlebten. »Die Transformation«, sagt Born, »ist die Bearbeitung der Wahrnehmung und der frischen Erlebnisse.« Es findet kein »blindes copy, copy, copy« statt, wie der Professor selbst lange dachte, sondern das Erlebte wird reduziert auf das Wesentliche. Es wird abstrahiert. In Jan Borns Worten: »Durch den Reorganisationsprozess der Inhalte wird die Episode aus dem Kurzzeitgedächtnis zum Konzept im Langzeitgedächtnis.« Aha.

Bei dem Beispiel aus meinen Schülertagen heißt das: Die Vielzahl der Informationen aus jener Unterrichtsstunde wird zur offensichtlichen Kerninformation »Paris ist die Hauptstadt Frankreichs«.

Aber muss dieser Bearbeitungsprozess denn unbedingt nachts geschehen?

Ja, sagt der Professor, da das Gehirn nur nachts in den Zustand der Bewusstlosigkeit fallen könne. Bewusstsein und Gedächtnisaufbau, vor allem die Bildung des so wichtigen Langzeitgedächtnisses, seien nicht kompatibel. Die aktuellen Reize wahrzunehmen und sie gleichzeitig zu konsolidieren, zu verschieben sowie zu transformieren in eine Kerninformation, würde unser Gehirn im Wachzustand restlos überfordern. »Hippocampus und Neocortex müssen abgeschirmt sein von der Außenwelt«, sagt Born. »Nur offline können sie ihre Aufgaben bewältigen.«

Die Konsequenzen einer Überlastung unseres Gehirns deuten sich bei extremem Schlafentzug an. Erinnern Sie sich an Randy Gardner und dessen Weltrekord im Wachbleiben? Nach wenigen Tagen begann der College-Student zu halluzinieren. Sein Gehirn konnte nicht mehr unterscheiden zwischen Erinnerungen und aktuellen Reizen. Wahnvorstellungen als Preis für Schlafverzicht.

Die Erkenntnisse der Gedächtnisforschung, besonders der Tübinger, werfen ein völlig neues Licht auf unsere Nacht. »Früher dachten wir, der Schlaf fördere das Gedächtnis passiv, indem er unser Gehirn abschottet von weiterem Informationszufluss«, erklärt Born. »Jetzt wissen wir, dass der Schlaf in Sachen Gedächtnis höchst aktiv ist.«

Vom Saulus zum Paulus – was für ein Wandel! Die von vielen geschmähten, angeblich so nutzlosen Stunden in Hypnos' Armen sind in Wahrheit eine Zeit höchster Produktivität und Kreativität. Nie wieder werde ich meine Töchter am Wochenende vor dem Mittagessen wecken. Nein, vor der Leistung unseres Gehirns nur respektvoll meine Schlafmütze ziehen. Und alle, die Schlaf für verlorene Zeit halten, sollten mit Amnesie abgestraft werden.

Z z z z z z z z z z z

Nach welchen Kriterien unsere grauen Zellen über den Erinnerungswert einer Erfahrung entscheiden und was deren Maßstäbe für die Abstraktion sind, dazu kann selbst einer wie Born wenig sagen. Wiederkehrende Ereignisse, so viel ist bekannt, werden bevorzugt abgespeichert. Und der »emotionale Kontext«, so Born, spiele für die Konsolidierung gleichfalls eine Rolle.

Hätte mein Lehrer zehnmal die gleiche Geostunde zu Paris abgehalten, wäre sie mir wohl ziemlich komplett haften geblieben. Hätte er sich mit dem Ruf »Paris ist die Hauptstadt Frankreichs!« aus dem Fester gestürzt, würde ich mich wohl ebenfalls sehr gut an jene Episode, an das Drumherum dieser Information, erinnern. Hat er aber nicht. War wohl eine stinklangweilige Stunde.

Mit ansteckender Begeisterung berichtet Born, wie wichtig es sei, die Entscheidungsprozesse zwischen Neocortex und Hippocampus umfassender zu erforschen. Und wie gern er dabei auch das Immunsystem miteinbeziehen würde. Unsere Abwehrkräfte, erläutert er, verfügten über ein eigenes Erinnerungsvermögen. Und dreimal dürfte ich raten, wann sie das bildeten.

Ich sage: »Im Schlaf.« Bingo.

Zur Gedächtnisbildung finden zwei wichtige Zelltypen unseres Abwehrsystems zusammen. Da sind die Fresszellen, die unspezifisch alle Fremdstoffe wie Bakterien, Viren oder Krebszellen aufspüren und versuchen, sie zu beseitigen; sie gehören zum angeborenen Abwehrsystem. Und es gibt die T-Zellen des sogenannten adaptiven Immunsystems. Das T-Zellsystem lernt, wie die Erreger aussehen, und passt sich den akuten Erfordernissen an, sodass die T-Zellen gezielt gegen ausgewählte Erreger vorgehen können. Die nötigen Hinweise für ihren Einsatz liefern ihnen die Fresszellen. Ausgetauscht werden die Informationen nachts, Treffpunkt Lymphknoten.

»Schon eine Nacht ohne Schlaf«, weiß Born, »führt zu einer deutlich abgeschwächten adaptiven Immunantwort, und die Zellen wissen nicht mehr, welche Erreger sie bekämpfen sollen.« In Versuchen hat er nachgewiesen, dass sich bei Schlafentzug nach einer Impfung nur halb so viele Antikörper bilden.

Ich denke an Corona und wie wichtig jetzt eine effiziente Immunabwehr ist. Gut, dass bei manchen der Wecker später klingelt, da dank Homeoffice die Anfahrt zur Arbeit wegfällt; und wie tragisch, dass dieses Virus andere mitten in der Nacht vor lauter Sorgen um ihren Schlaf bringt, den sie so dringend bräuchten.

Weil Born herausfinden wollte, wie die Immunzellen im Schlaf voneinander lernen, wie ihr System in der Nacht ein eigenes, unabhängiges Gedächtnis entwickelt, hat er vier Jahre lang auf einen Forschungsantrag hingearbeitet. Für einen Gedächtnisforscher ein nahe liegendes Ansinnen. Doch die lieben Kollegen aus der Immunologie fanden den fachübergreifenden Ansatz eher übergriffig. Antrag abgelehnt. Im Wissenschaftsbetrieb geht es nicht nur um Erkenntnisse, sondern auch um Eitelkeiten.

Die überragende Rolle des Schlafs kann man nicht beschreiben, ohne das sogenannte glymphatische System wenigstens zu streifen. Die Bezeichnung spielt an auf das Lymphsystem, das sich aus den bereits erwähnten Knoten zusammensetzt; die 300 bis 700 über den Körper verteilten Knubbel, manchmal fälschlicherweise »Drüsen« genannt, leiten Abfälle aus, die beim Stoffwechsel entstehen, und hätten auch im Gehirn genug zu tun, fällt bei dessen Hochleistung doch gleichfalls jede Menge Abfall an. Doch unsere aggressive Immunabwehr, das Lymphsystem inklusive, dorthin vorzulassen, käme dem Ende der empfindlichen Gehirnzellen gleich. Was da oben einmal zerstört wurde, das entsteht nicht neu.

Für Abfallstoffe im Gehirn hat die geniale Natur daher mit dem glymphatischen System eine eigene Spülanlage entwickelt. Und wann wohl findet dieser Reinigungsprozess statt? Nachts natürlich. Tierversuche zeigen, dass im Schlaf etwa der Abtransport von Molekülen 95 Prozent effektiver ist als am Tag. Ohne eine gute Nacht gibt es folglich keine gründliche Spülung.

Wie wichtig dieses Entsorgungssystem ist, lässt sich bislang nur erahnen. Vermutlich spielen Störungen des Spülvorgangs eine entscheidende Rolle bei Alzheimer, Parkinson oder auch ALS. Forschungen zeigen jedenfalls, dass diese Nervenerkrankungen nicht nur einhergehen mit Schlafstörungen, sondern auch mit nicht ausgespülten Ablagerungen in den Zellzwischenräumen.

Da wir somit beim Thema »Demenz« sind und ich bereits gute 60 Jahre auf dem Buckel habe, spreche ich Born auf mein schlechtes Gedächtnis an. »Treiben mich meine Schlafstörungen nun besonders schnell in eine lange dunkle Nacht?«

Lächelnd verweist der Professor auf die »Genialität der Evolution«. Die versorgt einen gesunden Menschen eigentlich mit genau dem Schlaf, den er braucht – zumindest aus Sicht des Neurologen. Babys schlafen viel und polyphasisch, also in Häppchen über 24 Stunden verteilt. Das liegt zum einen daran, dass deren innere Uhr noch nicht richtig tickt; sie können daher Tag und Nacht nicht unterscheiden.

Zum anderen brauchen Kleinkinder jede Menge Schlaf, da sie sonst die Vielzahl an neuen Eindrücken gar nicht verarbeiten könnten. Nur mal so als Beispiel: Ein fünfjähriges Kind schläft im Schnitt elf Stunden und davon 70 Prozent im Tiefschlaf. Zum Ende der Pubertät steigt der Anteil dieser für die Gedächtnisbildung so wichtigen Phase auf 80 Prozent. »Weil wir in jungen Jahren viel Gedächtnis bilden müssen«, sagt Born, »brauchen wir in jener Entwicklungsphase auch viel Schlaf.«

Ab unseren frühen Vierzigern sinkt der Tiefschlafanteil, auch unsere grauen Zellen sterben nun verstärkt ab. Da die Neuronen im SCN, unserem großen Taktgeber, von dem Niedergang nicht ausgenommen sind, hapert es zunehmend mit der Synchronisation. In der Folge schlafen wir wieder wie am Anfang unserer Entwicklung: polyphasisch. Nachts werden wir immer öfter wach, dafür legen wir mittags unseren Kopf auf den Schreibtisch oder strecken uns auf der Couch im Wohnzimmer aus.

»In Ihrem Alter«, erläutert mir Born, »wandert nur noch wenig ins Langzeitgedächtnis; abgespeichert wird vor allem, was zu dem passt, was im Archiv bereits vorhanden ist.« Vielleicht um mir Mut zu machen, schiebt er nach: »Emotionale Erlebnisse werden Sie aber weiterhin erinnern.«

Außer Beerdigungen fallen mir keine emotionalen Erlebnisse ein. Dafür kommt mir nach Jahrzehnten wieder der Erfolgsschlager von Hildegard Knef in den Sinn, die Hymne der Generation 50plus: *Von nun an ging's bergab.*

»Sie müssen es positiv sehen«, ermuntert mich Born. Die Veränderungen im Schlaf spiegelten lediglich die abnehmenden

Anforderungen im Alltag wider. »Ihr Gehirn hat seine formativen Jahre hinter sich. Dafür können Sie auf ein großes Wissen zurückgreifen und Probleme effizienter lösen.«

Niemand soll sagen, Jan Born sei kein mitfühlender, höflicher Mensch.

Z z z z z z z z z z z

Die Sonne steht tief im Westen, Abenddämmerung, die richtige Zeit für den neurophilosophischen Teil unseres Gesprächs. »Was, Herr Professor, ist Schlaf?«

»Schlaf ist Ich-Bildung«, sagt Jan Born.

Whoops. Therapie-erfahren, wie ich bin, denke ich an Sigmund Freud, und dass ich nächste Woche mit der bekanntesten österreichischen Traumforscherin in Wien auf dessen Spuren bin.

Doch Jan Born ist bei René Descartes. Die Erkenntnis des französischen Denkers, unser Gehirn und nicht das Herz sei das Zentrum des Schlafs, hat uns Professor Osten schon nähergebracht. Born jedoch hebt ab auf Descartes' Vorstellung, dass wir ohne Gedächtnis kein Bewusstsein entwickeln könnten.

Vereinfacht: Wir können einen Stuhl nur als Stuhl erkennen, wenn unser Hirn bereits eine Idee, ein Konzept, eine Vorstellung von dem hat, was ein Stuhl ist. Erst die Erinnerung lässt uns den Stuhl wiedererkennen, ihn bewusst als Stuhl wahrnehmen. Wer unser Gedächtnis bildet, der bildet also auch unser Bewusstsein. Und dieser große Baumeister ist nun mal der Schlaf. Mit unserem Gedächtnis erschafft er das Fundament unseres Bewusstseins.

So schlicht erklärt, verstehe auch ich Descartes und kann Born folgen. Ich verstehe sogar den gewissen Witz, den man darin sehen kann, dass wir unser Bewusstsein ausgerechnet einem Zustand völliger Bewusstlosigkeit verdanken.

Aber was hat das Wiedererkennen eines Stuhls als Stuhl mit meinem »Ich« zu tun, mit mir und meiner Person?

Lassen Sie es mich so herleiten: Schlaf bildet Gedächtnis durch das Filtern und Bearbeiten der Information, des Erlebten. Zu den Auswahlkriterien für ein Upgrade ins Langzeitgedächtnis gehört die Wiederholung. Born spricht von den »Konstanten unserer individuellen Erfahrung«. Sie prägen letztlich unser ganz persönliches Wissen und Verhalten, sie machen uns zur Person, zum Individuum. Sie bilden unser Ich.

Born lehnt sich zurück, schaut in die Weite der Landschaft, die im Abendlicht liegt, wiegt den Kopf: »Ist das nicht seltsam, dass die Evolution uns den Schlaf beschert hat?«

Ich weiß, es ist eine rhetorische Frage, und sage nichts.

»Entwicklungstechnisch ist Schlafen doch lebensgefährlich«, sagt er. »Bewusstlos, wehrlos liegen wir da, können jederzeit zum Opfer werden. Dennoch hat sich der Schlaf im Laufe unserer Existenz immer weiter ausdifferenziert.«

Der Blick meines Gegenübers verliert sich irgendwo am Horizont. »Als ein Endpunkt in der Entwicklung der Arten glänzt der Mensch mit dem tiefsten Schlaf.«

Jan Born wendet sich mir zu.

Ich denke an Schopenhauer, den guten Arthur, den selbst ernannten Vollender Immanuel Kants, und an dessen Bild vom Schlaf als »dem einstweiligen Zins des Todes«.

Mein Gesprächspartner sucht meinen Blick. Und er trifft ihn auch. »Warum schlafen wir«, fragt er mich, »wenn Schlaf uns doch so angreifbar macht?«

Ich wiege den Kopf und simuliere Verstehen.

»Weil er uns Überlegenheit verschafft«, antwortet Born. »Der Schlaf bildet unser Gedächtnis, er ermöglicht uns Erfahrung und Wissen. Er verschafft uns eine solche Dominanz am Tag, dass wir uns leisten können, nachts tief und fest zu schlafen.«

Einen besseren Schlusssatz hätte ich nicht mal erfinden können.

Am Abend sitzen Max und ich in der Altstadt, wo ich mich mit einer Einladung zum Abendessen am Neckar revanchieren will. So verschmitzt, wie Max zugesagt hat, ist ihm schon klar, dass er mir noch ein wenig Rede und Antwort stehen soll. Ich möchte nämlich nicht heimfahren, ohne zu wissen, was ich persönlich tun kann oder besser lassen soll, damit meine Hirnareale mich besonders tief ins Land der Träume schicken.

Vom Kellner empfohlen, bestelle ich die Spezialität »Tellerschnitzel in Treberbrot-Panade an Kellerbier-Bratensoße«. Als das Gericht vor mir auf dem Tisch landet, brauche ich gar nicht erst zu Max hinüberzusehen. Ich weiß selbst, dass schweres Essen am Abend einem erholsamen Schlaf nicht förderlich ist, schon gar nicht, wenn man, wie ich, ohnehin schlecht schläft. Nachts fährt unsere innere Uhr das Verdauungssystem zwar nicht völlig herunter, eine üppige und fettreiche Mahlzeit aber ist Stress, zwingt die Organe zu Hochbetrieb – und uns durch die Verdauungsarbeit eine unruhige Nacht auf.

Am Nachbartisch serviert der Kellner die hauseigene »Bierprobe«: vier kleine Gläser. Weizen, Hell, Dunkel, Keller. Selbst gebraut. Spezialität des Hauses. Nach dem Reinheitsgebot von 1516.

Nun, ich habe heute sehr konzentriert gearbeitet, seit ich fast mitten in der Nacht den Zug nach Tübingen bestiegen habe. Und Durst habe ich ohnehin. »Bier ist ein gesunder Schlummertrunk«, sage ich und winke den Kellner herbei.

»Kannst du machen«, sagt Max, doch sein Tonfall kündigt das »Aber« schon an. Richtig ist, dass Alkohol erst einmal beruhigt, weil er Botenstoffe anregt, die zu einer verlangsamten Reaktion der Nervenzellen führen, aber auch zur Ausschüttung der Glückshormone Dopamin und Serotonin. Wir fühlen uns locker und happy – und manchmal werden wir auch müde. Die meisten lässt Alkohol auch eher einschlafen. Aber Bier, Wein oder Schnaps tun dem Schlaf selbst nicht gut. Mit zu viel Alkohol im Blut fallen die Tiefschlaf- und REM-Phasen deutlich kürzer aus, die Aufwachreaktionen nehmen zu.

Wer richtig bechert, der schnarcht zudem mehr und lauter. Das nervt nicht nur den Partner auf der anderen Seite des Bettes, sondern kann im Extremfall, der gar nicht so selten ist, zu Atemaussetzern führen, der berüchtigten Schlafapnoe, über die uns Schnarch-Professor Boris Stuck in Marburg noch aufklären wird. Hier nur so viel: Wer 30- bis 50-mal in der Stunde nach Luft schnappt, dessen Herz und Kreislauf leisten Höchstarbeit; erfrischt aufzuwachen, fällt da schwer – selbst wenn man nicht verkatert ist.

Schräg gegenüber bestellt ein Gast lautstark einen Espresso, als »Aufräumer« nach seinem »Brauereibraten vom Schwäbisch-Hällischen Landschwein«, wie er erklärt. Ich sehe Max an. Nein, keine gute Idee. Koffein senkt die Wirksamkeit des Botenstoffs Adenosin, der uns ruhig, schläfrig und letztendlich müde macht; und es beeinträchtigt den Tiefschlaf. Ja, ein Espresso schadet nicht so sehr, was aber daran liegt, dass ein Tässchen weniger Koffein enthält als eine Tasse. Die Menge also macht's.

Nun habe ich viele Freunde, die versichern, nach einem Glas Wein schliefen sie besonders gut. Ja, diese Menschen gibt es. Wer keine Schlafprobleme hat, dem will ich doch nicht in seinen Pott Bier am Abend spucken. Und manche behaupten sogar, nach einem dieser kleinen Tässchen besonders gut schlafen zu können. Mein Freund Albert in Berlin, ein Espresso-Aficinado, verweist darauf, dass sein in die Jahre gekommenes Gehirn abends schlecht durchblutet sei; der kleine Braune fördere die Belebung seines Cerebrums. Dazu kann der schlaue Albert sogar Studien zitieren.

Koffein als Betthupferl? Wer's verträgt, der möge selig werden. Ich jedenfalls verzichte neuerdings sogar auf schwarzen Tee. Teein und Koffein sind chemisch identisch. Und mein Gelegenheitsrauchen – im Sommer, draußen beim Italiener, nach dem dritten Glas Wein – habe ich auch drangegeben. Und so ein oder zwei oder gar drei »weiße Geliebte« (Thomas Mann) zu genießen, das hatte ja auch was. Aber Nikotin ist nun mal unbestritten ein Nervengift. Es setzt jede Menge Botenstoffe frei, die eindeutig den Eintritt in den Tiefschlaf erschweren.

Ich verzichte darauf, den Kellner mit der Bierprobe heranzuwinken. Eine Cola traue ich mich auch nicht. Sie wissen schon: Koffein! Aber zur Apfelschorle, die meine Mädchen immer trinken, kann ich mich nicht durchringen, beim besten Willen nicht. Lieber kämpfe ich mich trocken durch meinen Schnitzelteller. Und, ja, das nächste Mal nehme ich einen Salat – obwohl Rohkost ja auch den Magen belasten soll.

Lustlos säbele ich an meinem Fleisch herum und frage Max, aus welchen Botenstoffen mein Abendbrot denn bitte schön bestehen solle, um besser schlafen zu können: »Wie wäre es mit Melatonin im Avocado-Mantel an leicht geröstetem Weißbrot in Tryptophan-Panade?«, frage ich frustriert. »Und dazu einen Krug Baldrian?«

In Apotheken sind die Pillen, Dragees und Tropfen mit Baldrian ein Verkaufsschlager. Habe ich auch schon genommen und die Ausgaben dafür nicht bereut. Die ersten Tage glaubte ich nach ein oder zwei Pillen tatsächlich besser zu schlafen. Aber ich räume ein, dass ich mir das auch eingebildet haben kann. Hinreichend belegt, sagt Max, sei die schlaffördernde Wirkung des Gewächses nicht. Sein »heißer Tipp« seien vielmehr Wannenbäder.

Guter Schlaf, gebe ich zu bedenken, gehe damit einher, dass sich der Körper runterkühle.

Ja, lacht Max, genau das bewirke ja das aufgeheizte Wasser. Es erweitere, es öffne die Blutgefäße, sodass der Körper danach schneller abkühlen könne. Damit sinkt auch die Körpertemperatur, und zwar unter die normale Temperatur. Schon ein halbes Grad weniger als üblich signalisiert der inneren Uhr: Schlafenszeit!

Mein Hotel heute Abend hat keine Wanne, und was ich von der Dusche gesehen habe, ist auch nicht einladend. Aber ein paar Kapseln mit Melatonin habe ich immer dabei; vermutlich auch noch ein paar mit L-Tryptophan, das eine chemische Vorstufe von Melatonin ist. Beides gibt's als »Nahrungsergänzungsmittel« rezeptfrei in jeder Apotheke.

Anders, als ich dachte, ist Melatonin aber kein Schlafhormon, sondern ein »Uhrenhormon«, wie Max sagt. Der in der Zirbeldrüse produzierte Stoff durchflutet den Körper und wirkt wie eine Gute-Nacht-Spieluhr, die unserem inneren Rhythmusgeber signalisiert: Die Bettgehzeit ist gekommen. Wer ein sehr leichtes Schlafmittel nahe am Placebo-Effekt sucht – bitte schön.

Unter Freunden: Auf der Suche nach meinem Schlaf scheue ich auch Scheinmedikamente nicht. Anfangs wirken die Wunder. Glauben versetzt nun mal Berge und manchmal auch in den Schlaf.

Ich schaue auf meinen leeren Teller und nehme mir fest vor, in Zukunft bewusster zu leben und mich gesünder zu ernähren, vor allem abends. Ich brauche meinen Schlaf. Ich muss ihm respektvoller begegnen; ich muss mit mir selbst achtsamer sein.

Aber man muss auch, wie Professor Fietze gesagt hat, »die Kirche mal im Dorf lassen«; manchmal muss einem ein schöner Abend wichtiger sein als die wahrscheinlich darauf folgende schlechte Nacht. Oder wie Max, ganz der Psychologe, es mit Blick auf den Neckar formuliert: »Man muss die Feste feiern, wie sie fallen.«

Ich bin mir sicher: Sollte er nicht dem Professor nacheifern, könnte Max Harkotte auch ein guter Therapeut werden.

Erleichtert winke ich den Kellner herbei und bestelle »zwei Bierproben, bitte. Aber richtig große!«

Selbstgespräche im Schlaf

So spüren eine Therapeutin in Wien und ein Professor in Mannheim unseren Träumen nach

Österreich. Landeshauptstadt. 9. Bezirk. Berggasse 19. Ein stattlicher Bau aus der Hochgründerzeit. Monika Pessler weist den Weg: Erst geht's durch eine kleine Tür in einem großen Holztor, das den Innenhof abschirmt; dann rechts zum Stiegenhaus, dort einige schmale Stufen hoch; sie führen ins Mezzanin, wie sie in Wien das Geschoss zwischen Parterre und Beletage nennen.

»Wir wandeln im Wortsinne auf seinen täglichen Wegen«, sagt meine Begleiterin, »diese Stufen ist Sigmund Freud 47 Jahre lang hochgestiegen.«

In dieses großbürgerliche Haus also ist er 1891 eingezogen, hier hat er gewohnt und praktiziert, der Begründer der Psychoanalyse. In seiner ersten Praxis im Hochparterre, in der er von 1896 bis 1908 Patienten empfing, hat er sein Buch über Traumdeutung geschrieben und damit unser Bild von unseren nächtlichen Fantasiereisen grundlegend verändert. Erst als die Nazis 1938 in Österreich einmarschierten, hat Freud die Berggasse aufgegeben. Da er in Wien als Jude seines Lebens nicht mehr sicher war, floh er nach London.

Schlaf – Träume – Freud. Der Dreiklang ist geradezu zwingend. Wer das Mysterium Schlaf ergründen will, der kommt an der Beschäftigung mit unseren Träumen nicht vorbei; sie sind ein prägender Teil unseres Schlafs. Sie können uns eine Zeit voller Lust bescheren, wenn verborgene Wünsche scheinbar Wirklichkeit werden, wir erfrischt und sogar lächelnd aufwachen. Oder wir schleppen uns angeschlagen aus dem Bett, erschüttert von Grausamkeiten, die wir im Schlaf begangen haben oder denen wir selbst zum Opfer gefallen sind.

Für viele sind unsere Träume auch mehr als nur schöne oder auch schlechte nächtliche Trips: Sie vermuten in ihnen sehr persönliche Botschaften ihres Unterbewusstseins oder gar des Göttlichen. Der Traum als Handlungsanweisung für den nächsten Tag – auch in unserer digitalen Welt ist er offensichtlich noch gefragt: Zu »Traum Botschaft göttlich« spuckt meine Internetsuchmaschine 687 000 Ergebnisse in 1,01 Sekunden aus.

Über Sinn und Bedeutung unserer Träume wurde bereits geschrieben, kaum dass wir den Keil aus der Hand gelegt hatten. Das älteste bisher entdeckte Traumbuch, ein ägyptischer Papyrus, wurde vermutlich zwischen 2000 und 1790 vor Christus verfasst. Das Veröffentlichungsdatum des wegweisenden Traumbuchs der Neuzeit steht zweifelsfrei fest: Am 4. November 1899 erschien in Wien Sigmund Freuds *Die Traumdeutung*, so der heute geradezu lapidar klingende Titel.

Der schmale Band gilt nicht nur als das wichtigste Werk des legendären Therapeuten, sondern markiert auch den Beginn der modernen Traumforschung. Man muss nicht Freudianer sein, um *Die Traumdeutung* als revolutionär zu bezeichnen.

Zu Freuds Lebens- und Wirkungsstätten im Mezzanin gelangt man heute wie vormals durch zwei Türen aus schwerem, altem Holz, zwischen denen ich wählen darf: Die rechte war den Patienten vorbehalten, hier ging es zur zweiten »Ordination«, wie ich erfahre. Mit seiner Praxis ist der »Professor Dr. Freud«, so das Türschild, nämlich im Laufe der Jahrzehnte zwischen den Stockwerken hin und her gezogen.

Die privaten Gemächer scheinen mir erst einmal interessanter. Monika Pessler schließt daher die linke Tür auf, hinter der die einstige Privatwohnung der Familie Freud liegt. Weitläufige 200 Quadratmeter, auf denen auch der große Therapeut ein ganz normaler Mensch war, ein Ehemann und Vater, der nur versuchte, über die Runden zu kommen – was ihm bekanntermaßen ganz gut gelungen ist.

Über einen Empfangsbereich betreten wir einen großzügigen Salon, an dessen Fensterseite Frau Pessler eine Flügeltür aufstößt. Sie winkt mich hinein in einen hellen Raum mit Blick in den Innenhof. Die Kastanie hat schon damals dort gestanden, wenngleich nicht ganz so mächtig; auch den Brunnen, aus dem schon lange kein Wasser mehr plätschert, hat es bereits zu Freuds Zeiten gegeben; wie ich an diesem schönen Juni-Tag, so muss auch Freud auf das Kutschenhäuschen geschaut haben.

»Hier hat alles begonnen«, sagt Monika Pessler, nicht ohne einen gewissen Stolz in der Stimme, und ich wende mich wieder ihr zu. »Hier hat er geschlafen.« Mit ihrer rechten Hand macht sie eine ausholende Bewegung und deutet auf eine weiße, frisch gestrichene Wand und ein restauriertes Parkett. »Wir dürfen davon ausgehen, dass er hier auch geträumt hat«, sagt sie strahlend.

Ich verschränke die Arme vor der Brust und betrachte die bedeutungsvolle Leere. Hier also stand Sigmund Freuds Ehebett, hier zeugte er vermutlich seine Kinder, und, ja, hier träumte er dann auch. Hier mag ihm das erste Mal der Gedanke gekommen sein, dass die Deutung unseres Kopfkinos die *via regia*, der »Königsweg«, zum Unterbewussten in unserem Seelenleben ist.

Im Traum, so Freuds Lehre, streben unsere tagsüber von der seelischen Selbstzensur verdrängten Wünsche nach Erfüllung. Weil das im Guten wie im Schlechten ganz schön aufregend sein kann, gibt es den Prozess der »Verdichtung« und »Verschleierung«, der zu den mitunter bizarren und absurden Traumerlebnissen führt, über deren Bedeutung wir uns dann am Tag den Kopf zerbrechen dürfen. Die Verschlüsselung unserer Wunscherfüllungsfantasien dient als eine Art Schutzmaßnahme, um unserer Seele die direkte Konfrontation mit allzu hochkochenden Emotionen zu ersparen. Denn was würde passieren? Vor allem belastende Gefühle würden uns kostbaren Schlaf kosten. Der Traum, analysiert Freud, sei daher der »Hüter des Schlafs«.

Und was ist, falls uns doch mal ein Albtraum schweißgebadet aus dem Schlaf reißt? Dann wissen wir, dass die nervenschonende Abstraktion der Wunscherfüllung nicht so richtig funktioniert hat.

Monika Pessler wartet einen Moment auf meine volle Aufmerksamkeit, bevor sie sehr detailliert erzählt, wie das Schlafzimmer eingerichtet war; und dass Freud nach der Geburt des fünften Kindes aus dem ehelichen Schlafzimmer ausquartiert wurde – seine Frau Martha wollte ihre Ruhe haben. Ja, warum sollte es dem berühmtesten aller Seelenklempner auch besser ergehen als so vielen anderen Männern? So musste der Doktor nach dem Verstoß aus dem Ehegemach in seiner Bibliothek schlafen, zur Straße hin.

Um mich herum wird gestrichen und gehämmert. Handwerker kommen und gehen. Macht alles nichts. Mit geschlossenen Augen höre ich Monika Pessler zu, sehe Freud geradezu schlafend vor mir liegen. Das liegt nicht nur an meiner blühenden Fantasie, sondern vor allem an Monika Pesslers anschaulichen Schilderungen. Mit ihrer lebendigen, warmen Stimme holt sie die Vergangenheit in die Gegenwart – was in gewissem Sinne auch zu ihren Aufgaben gehört.

Seit 1971 ist die einstige Wirkungsstätte des Therapeuten ein Museum und die Kunsthistorikerin Monika Pessler seit 2014 dessen sehr agile Direktorin. Einen »entkernten Erinnerungsort« nennt die Chefin ihr Haus, in dem es weder die berühmte Behandlungscouch noch das Ehebett zu sehen gibt. Auch der Schreibtisch fehlt, an dem Freud seine wegweisenden Schriften verfasst hat; er stand im Arbeitszimmer, das sich direkt neben dem Behandlungszimmer auf der anderen Seite des Stockwerks befand.

Wir gehen hinüber, in die »ärztliche Wohnung«, wie Freud seine Praxis nannte. Dort, wo die Liege für die Patienten stand, sind die fünf Löcher, in denen die Haken für den legendären

Wandteppich steckten, bewusst freigelegt. Sie markieren das Nichtvorhandene. Und verfehlen ihre Wirkung nicht. Mich berührt die Vorstellung, dass genau an dieser Stelle über Jahre und Jahrzehnte hinweg Menschen ihre Seele offenbarten, ihre Träume schilderten.

Das originale Mobiliar steht seit 1938 in London. In Hampstead, 20 Maresfield Gardens, haben auch die Briten ihr Museum, da Freud fast die gesamte Wohnungseinrichtung mit ins Exil nehmen konnte, in dem er am 23. September 1939 verstarb.

Ja, die Briten haben das Bett und die Couch. Aber wer sich für Psychoanalyse interessiert, wer sich auch nur mal halbwegs ernsthaft mit Psychologie im Allgemeinen auseinandergesetzt hat, der sollte in der Berggasse vorbeischauen, wenn er ohnehin gerade Wien erkundet. Am wahren Lebensmittelpunkt Freuds hat es Monika Pessler verstanden, gleichsam aus dem Nichts einen hohen Erinnerungswert zu schaffen.

Mit seinen liebevoll zusammengetragenen Erinnerungsstücken und Multimedia-Führungen durch das Leben Sigmund Freuds ist die Berggasse 19 zu dem am meisten besuchten Museum Österreichs avanciert. Über 100 000 Besucher im Jahr auf nur 280 Quadratmetern, damals, vor dem Umbau. Doch in diesen Sommerwochen des Corona-Jahres 2020 bin ich der Einzige – und das gar nicht einmal aufgrund des Virus. Bereits seit März 2019 ist das Museum wegen umfangreicher Renovierungsarbeiten geschlossen; es wird renoviert, restauriert und die Ausstellungsfläche fast verdoppelt.

Die auch in Österreich grassierende Pandemie hat die Arbeiten erheblich verzögert, bis zur Wiedereröffnung im August sind es nur noch einige Wochen. Die Direktorin hätte also Dringlicheres zu tun, als mich herumzuführen; andererseits hat sie ein Herz für Autoren, besonders wenn diese ein Buch schreiben, in dem der gute Sigmund nicht fehlen soll. Vor allem aber hat Österreichs wohl bekannteste Traumforscherin Brigitte Holzinger ein gutes Wort für mich eingelegt und mich auch hierhergeführt.

Etwas salopp könnte man über die Bedeutung der beiden Frauen sagen: Was die eine für die Erinnerungskultur rund um Sigmund Freud, ist die andere für die Arbeit mit Träumen. An beiden kommt man in Wien eigentlich nicht vorbei, wenn man sich im weitesten Sinne für die Oneirologie (*oneiros*, griechisch »Traum«) interessiert, für unsere Träume und deren Deutung.

Besonders neugierig auf meinen noch anstehenden Besuch in Brigitte Holzingers »Institut für Bewusstseins- und Traumforschung« macht mich deren Spezialgebiet: Sie gilt als Expertin für luzide Träume. Von dieser besonderen Art der nächtlichen Fantasie-Reise hatte ich das erste Mal auf meiner Kreuzfahrt-Lesereise gehört, als meine Schlafstörungen so massiv waren wie selten zuvor. Was hätte ich in jenen ruhelosen Nächten für schöne Träume gegeben!

Meine Kabinennachbarin Katja, unsere Yoga-Lehrerin und Achtsamkeitskönigin an Bord, erzählte mir bei unseren Sundownern auf dem Sonnendeck von ihren luziden Talenten. Sich träumend bewusst zu sein, dass man träumt, seine Erlebnisse gar steuern zu können, gleichsam als Schauspieler, Drehbuchautor, Regisseur und Produzent seines nächtlichen Traum-Films – ja, wie abgefahren ist das denn?

Z z z z z z z z z z z

Leinen los! In einem Gräzerl, einem Kiez des 18. Bezirks, in dem arriviert und alternativ, Jung und Alt eine interessante Melange bilden, will ich zu neuen Ufern aufbrechen. Ich werde zum Traum-Seefahrer, zum Traum-Schiffer oder, wie die Insider sagen, zum Oneironauten. Nachts ein zweites Leben führen, das ist der Plan.

Oneironauten nennen sich jene Menschen, die luzide träumen können, die das sogenannte Klarträumen beherrschen, die beim Träumen wissen, dass sie träumen – und ihr Handeln im Traum bestimmen können. Was einem im wahren Leben verwehrt bleibt, im Klartraum kann man es ausleben. Was für eine

Perspektive! Die Bezeichnung für diese Traum-Profis kommt aus dem Altgriechischen. *Oneiroi* waren die Kinder der Nyx, der uns bereits bekannten Göttin der Nacht; die *oneiroi* verkörperten die Träume. *Nautes*, auch griechisch, heißt der »Seemann«, der »Schiffer«. Das Wort »luzide« wiederum ist abgeleitet vom lateinischen *lux*, Genitiv *lucis*, das »Licht«, die »Klarheit«.

Angeblich kann man das nächtliche Segeln lernen, etwa in Seminaren und Workshops, wie Brigitte Holzinger sie gibt. Daher zieht es mich in die Canongasse, eine ruhige Seitenstraße des Bezirks, in der hübsche Altbauten dicht an dicht stehen. Im Haus mit der Nummer 13 hat ihr »Institut für Bewusstseins- und Traumforschung« seinen Sitz; hier treffen sich Oneironauten und jene, die es werden wollen. Um es in Sachen luzides Träumen zumindest zum Leichtmatrosen zu bringen, wüsste ich weit und breit keinen besseren Ort. Klarträume ahoi!

Aber Corona beherrscht das Land und wirft jegliche Pläne über den Haufen. Auch Brigitte Holzinger musste alle Seminare absagen. Gruppentreffen wird es auf Monate nicht geben. Dank Glück im Unglück werde ich ein Privatissimum bekommen; das ist ein mehr als guter Ersatz. An diesem Nachmittag – der sich dann bis in den späten Abend ziehen sollte – werde ich genug über dieses ominöse Träumen erfahren, um vom eigenen Bett aus drauflossegeln zu können.

Nun ist es sicherlich so, dass sich auch außerhalb Wiens nur wenige derart lange, intensiv und wissenschaftlich mit dieser doch sehr speziellen Art des Träumens beschäftigt haben wie Brigitte Holzinger. Da sie sich aber keineswegs auf das luzide Träumen kapriziert, wäre es nicht gerecht, sie als »Esoterik-Tante« abzutun. In ihrem Institut coacht die promovierte Psychologin seit vielen Jahren Menschen mit Schlafstörungen. Zu ihrer Arbeit hat sie gemeinsam mit ihrem Kollegen Gerhard Klösch zwei aufschlussreiche Bücher geschrieben (siehe Literaturverzeichnis).

Ihr profundes Wissen vermittelt Brigitte Holzinger zudem in Seminaren, unter anderem an der Medizinischen Universität

Wien. In einem von ihr angeleiteten »postgraduellen Schlafcoaching-Zertifikationskurs« werden etwa Psychologen oder Ärzte über drei berufsbegleitende Semester fortgebildet. Auch in den Vorstand der Österreichischen Gesellschaft für Schlafforschung und Schlafmedizin bringt sie ihre Expertise ein.

Immer wieder konsultiert wird Brigitte Holzinger aber vor allem als Expertin zum Thema Traum. Erst kürzlich hat die renommierte *Süddeutsche Zeitung* sie interviewt. »Wie wirkt sich nachts aus, was einen tagsüber beschäftigt?«, wollten die Kollegen aus München unter anderem wissen. Ihre Antworten, in denen sie Träume als »eingebaute Psychotherapie« beschreibt, haben meine Neugier auf eine Begegnung noch einmal befeuert.

Vorweg muss man sagen, dass die Traumforschung als Orchideen-Fach gilt und dass besonders das luzide Träumen lange überhaupt nicht als Thema wahrgenommen wurde. Dabei hatte William C. Dement – der Professor von der US-Elite-Universität Stanford, der 1963 Randy Gardner bei seinem Weltrekord im Wachbleiben betreute – Klarträumen schon vor beinahe 20 Jahren zum *hottest topic* der internationalen Schlafforschung ausgerufen.

Immerhin wird Klarträumen inzwischen von der sogenannten etablierten Wissenschaft wahrgenommen, wenngleich vielfach eher lächelnd. »Luzides Träumen ist ein sehr esoterischer Zustand«, sagt etwa der Neurowissenschaftler Jan Born, »den einige wenige Leute meinen erreichen zu können.« Mhm. Kann man auf diplomatische Weise deutlicher machen, dass man ein Thema nicht wirklich ernst nimmt?

Brigitte Holzinger forscht zum Klarträumen bereits seit Mitte der Achtzigerjahre. Sie hat über das Thema ihre Doktorarbeit geschrieben. Angereichert mit dem damals jüngsten Stand der Forschung und ihren eigenen Erfahrungen, ist aus der Dissertation 1994 ihr Buch *Der luzide Traum* hervorgegangen; bei Neuauflagen wird weiter aktualisiert. Da sich die Wienerin rühmen kann, mit den Großen der luziden Szene gearbeitet zu haben, gilt sie vielen als die Expertin schlechthin.

Um die wissenschaftliche Ausrichtung ihrer Arbeit zu betonen, gründete Brigitte Holzinger bereits 1989, nur ein Jahr nach ihrer Dissertation, ihr Institut. Nun ist »Institut« ein großes Wort. Schnell denkt man dabei an großzügig ausgestattete universitäre Einrichtungen wie die Forschungsstätte von Jan Born in Tübingen: ein hochmodernes Gebäude, rund 50 wissenschaftliche Mitarbeiter und in der obersten Etage ein großes Eckzimmer für den Chef mit Panoramascheiben und Terrasse.

Das Institut von Brigitte Holzinger ist da schon ein paar Nummern kleiner. Die Frau Doktor in Wien kann aber auch nicht in einen großen Topf mit öffentlichen Mitteln greifen wie der Herr Professor in Tübingen. Das Holzinger-Institut ist, sagt die Chefin, »ein Non-Profit-Verein« und auch »assoziiert an Universitäten«, wobei das nicht vergleichbar ist mit einem universitären Betrieb. Und obwohl sie eine Handvoll »Mitstreiter« aufzählen kann, möchte ich es doch eher eine »One-Woman-Show« nennen. Was Brigitte Holzinger zu sagen hat, ist aber nicht minder interessant.

Mit ihrer Offenheit überrascht mich meine Gastgeberin, kaum dass ich auf einem schwarzen Ledersofa Platz genommen habe. Es steht in einem schönen, zum Entspannen einladenden Seminarraum, der das Parterre des Hauses dominiert. Helle Bohlen auf dem Boden, rote Vorhänge vor den großen Fenstern, an der weißen Wand hinter mir hängt ein Porträt des Buddha.

Ich blicke auf ein großes Bücherregal mit Klassikern der Therapieliteratur und auf eine sehr entspannte Gastgeberin. Sie trägt flache Riemchensandalen an den nackten Füßen, ein schwarzes Kleid mit dezenten Farbtupfern und das halblange dunkelbraune Haar offen. Ihre 57 Jahre sieht man ihr nicht an – wenn es denn überhaupt so etwas gibt wie ein altersentsprechendes Aussehen.

Höflich, wie ich sein kann, möchte ich zeigen, dass ich ihre Bücher wirklich gelesen habe. Daher frage ich, was sie denn meine mit ihrem »nicht immer einfachen Weg als weibliche

Schlaf- und Traumforscherin«, von dem sie im Vorwort ihres Klartraum-Buches schreibe. Bingo.

Es folgt ein sehr persönlicher Einblick in die Welt der Wissenschaft im Allgemeinen und der Schlafforschung im Besonderen von einer Frau, für die Feminismus kein Fremdwort ist. Und dabei kommt meine gerade noch so relaxte Gastgeberin nicht umhin, sich ein wenig zu echauffieren. »A Männerdomän« sei die Schlafforschung. Gerade im deutschsprachigen Raum sei die Szene »von Männern geprägt, früher noch deutlich mehr als heute«.

In einen Hauch Wienerisch verpackt, klingt die Kritik fast charmant; aber ihr Haar streicht sie so entschlossen zurück, dass die langen Kettenanhänger an ihren Ohren wild baumeln.

Brigitte Holzinger sagt auch, dass es natürlich Frauen gibt, die Bücher zu dem Thema schreiben, die Schlaflabore leiten, als Chefärztinnen Verantwortung tragen. Sie verweist unter anderem auf ihre »Mitstreiterin« Birgit Högl, die im vergangenen Jahr an der Medizinischen Universität Innsbruck zur Professorin für Neurologie mit Schwerpunkt Schlafmedizin berufen wurde. Die Webseite der Uni rühmt sie als »weltweit anerkannte Expertin für verschiedenste Schlafstörungen wie das Restless-Legs-Syndrom (RLS) oder die REM-Schlaf-Verhaltensstörungen«. Als »President« steht Birgit Högl zudem der »World Sleep Society« vor. Deren internationale Führung besteht aus vier weiteren »Officers« und ist paritätisch besetzt. Na, geht doch.

Ja, solche Frauen gibt es. Und sie sind keine Einzelfälle. Bei meinen Recherchen treffe ich etwa auf die Wissenschaftlerin Ursula Voss, die in meinem guten alten *Spiegel* klug beschreibt, »wie Klarträumer ihre Gedanken steuern«, und in ihrem Beitrag auch auf Brigitte Holzingers Arbeit verweist. Dennoch kann ich mich des Eindrucks nicht erwehren, dass es die Männer sind, die bei Forschung, Laborleitung und Lobbyarbeit das Bild prägen. Als ich bei meinen Recherchen zu Gast bin auf einer Vorstandssitzung der Deutschen Gesellschaft für Schlafforschung und Schlafmedizin, sitzt da Professorin Maritta Orth, Chefärztin in Mannheim, als einzige Frau unter sechs Männern.

Die Eingabe des Stichworts »Schlaf« bei einem großen Online-Händler scheint Brigitte Holzinger ebenfalls recht zu geben: Auch auf dem Buchmarkt ist der Schlaf eher in Männerhand.

Den offensichtlichen Primat kann meine Gesprächspartnerin einleuchtend erklären: Zum einen sei »alles Universitäre, besonders in der Medizin, an den Schaltstellen viel zu lange männerbestimmt gewesen«. Auf dem vergleichsweise überschaubaren Feld der Schlafforschung, die weitgehend an den Hochschulen und dort im Fachbereich Medizin stattfände, falle der hohe Männeranteil besonders auf.

Der »grausame narzisstische Wettkampf« in der Wissenschaft, sagt Brigitte Holzinger, gerade in Fächern wie Medizin, sei ihr schon zu ihrer eigenen Hochschulzeit unangenehm gewesen. »Frauen setzen sich dem generell weniger aus«, sagt sie, deshalb seien sie auch weniger präsent, vor allem in Führungspositionen. Komme zu einer trotzdem angestrebten Hochschulkarriere noch die »Doppelbelastung als Mutter« hinzu, sei das »nicht oder jedenfalls nur schwer zu schaffen«. Sie habe »genug Frauen gesehen, die hinwerfen«. Sie selbst hat sich sehr bewusst gegen eine Uni-Karriere entschieden.

Ich finde es wichtig, diese weiblichen Erfahrungen und Eindrücke aus über 30 Jahren Wissenschaftsbetrieb im Allgemeinen und Schlafforschung im Besonderen zu hören. Endlich sagt's mal eine. »Der Fairness halber« bittet Brigitte Holzinger mich jedoch, unbedingt festzuhalten, dass sie »tatsächlich von einigen Kollegen, auch den älteren, sehr viel Unterstützung erfahren« habe und es mit der weiblichen Präsenz in der Schlafforschung »langsam besser« werde: »Die Frauen holen auf.«

Auch auf einer anderen Ebene bahne sich eine gute Entwicklung an, analysiert Brigitte Holzinger. Lange hätte es »starke Gräben« gegeben zwischen den »konservativen Naturwissenschaften und der Medizin« einerseits und der »Psychotherapie und weiteren Gebieten, die sich mit der Seele beschäftigen« andererseits; diese Verwerfungen aber seien »etwas seichter geworden, weichere Fächer wie die Psychologie gewinnen in jüngerer Zeit an Bedeutung«. Mit der Annäherung habe auch das wissenschaftliche Interesse an der Traumarbeit zugenommen – und, ja, auch das Interesse am luziden Träumen.

Spötter, von denen es genug gibt, weist Brigitte Holzinger gern darauf hin, dass bereits gut 300 Jahre vor Christus einer der einflussreichsten Denker der Menschheitsgeschichte über das bewusste Träumen philosophiert hat. In seinem berühmten Essay *De insomniis*, deutsch: »Über Träume«, hat der griechische Universalgelehrte Aristoteles beschrieben, dass uns unser Bewusstsein oft während des Schlafs klarmacht, dass unser Erleben gerade im Traum stattfindet. Zumindest gibt es Stellen bei Aristoteles, die man als Erkennen des Luziden verstehen kann, etwa wenn er schreibt: »Denn oft, während man schläft, existiert etwas im Bewusstsein, das uns sagt, dass das alles nur ein Traum ist.«

Übrigens gehörte Aristoteles wie auch der etwa ein Jahrhundert vor ihm geborene Hippokrates, der Vater aller Ärzte, zu jenen kritischen Köpfen, die den Traum seiner göttlichen Herkunft entrissen; sie brachten ihn mit der körperlichen Verfassung des Schlafenden oder mit Tageseinflüssen auf dessen Seele in Zusammenhang. Mit dieser Herkunftsvermutung unserer Träume sind wir in einem ganzen großen Gedankensprung über rund 2000 Jahre hinweg wieder bei dem Mann aus der Bergstraße 19: bei Sigmund Freud und dessen Traumlehre.

Als hätte er an Aristoteles & Co. gedacht, beschreibt Freud in seiner *Traumdeutung*, dass die Notwendigkeit einer wissenschaftlichen Betrachtung des Traums »nämlich trotz mehrtausendjähriger Bemühungen sehr wenig weit gediehen« sei. Deshalb werde er in seinem Werk den »Nachweis erbringen, dass es eine psychologische Technik gibt, welche gestattet, Träume zu deuten, und dass bei Anwendung dieses Verfahrens jeder Traum sich als ein sinnvolles psychisches Gebilde herausstellt, welches an angegebener Stelle in das seelische Treiben des Wachens einzureihen ist«. Das klingt ein wenig umständlich, aber so schrieb er nun mal, der gute Sigmund.

Nach Freud kommt ein Traum zustande, wenn es sogenannte Tagesreste gibt, die im Unterbewussten unterdrückte Wünsche wachrufen. Unser innerer »Zensor« aber verhindert, dass der Wunsch allzu offensichtlich wird, weshalb es die »Traumarbeit« gibt, die durch »Verdichtung« oder »Verschiebung« oder auch »Symbolisierung« den Wunsch verkleidet. Sozusagen außen hui, innen pfui. Damit wird der ursprünglich unterdrückte Wunsch akzeptabel für den Zensor, und er reißt uns nicht aus der Nachtruhe. Das meinte Freud mit seinem berühmten Satz vom Traum als Hüter des Schlafes.

In Anlehnung an Freud spricht Brigitte Holzinger von Träumen als Psychotherapie. Träume, erklärt sie mir, seien »im Grunde genommen Gespräche mit uns selbst«. Deshalb könne es sich »lohnen«, sich mit deren Inhalten auseinanderzusetzen, um die dahinterstehenden Wünsche oder Ängste zu erkennen. Als Beispiel erzählt sie davon, dass ihr in Corona-Zeiten »immer mehr Patienten« von Träumen berichteten, in denen es etwa um Angst vor Berührungen oder Themen wie Putzen und Reinigen gehe.

Sicherlich sind in diesem Beispiel die Assoziationen mit dem Virus, mit den von Politik und Medizin propagierten Hygieneregeln offensichtlich. Doch was steckt hinter diesen vordergründigen Gedankenverbindungen? Die Antworten lassen sich nur in einer seriösen Therapie finden. Wenn es um die Interpretation von Träumen geht, warnt die Psychologin vor zu schnellen »eindimensionalen Deutungen«, wie halbseidene Traumdeuter sie anbieten: »Nur der Träumer kann seinen Traum deuten.«

In ihrer Praxis arbeitet Brigitte Holzinger vor allem gestalttherapeutisch, eine Weiterentwicklung der Freud'schen Lehre, die, sehr schlicht formuliert, weniger analytisch in der Vergangenheit des Patienten wühlt, sondern sich mehr auf die Gegenwart konzentriert und den Kontakt, das Verhältnis zum Therapeuten, das Ich und Du deutlich mehr miteinbezieht.

Brigitte Holzinger hätte zum Thema Therapie im Allgemeinen wie im Speziellen noch viel zu sagen. Immerhin ist sie auch Lehrtherapeutin. Doch bevor wir darüber reden, wie auch das Klarträumen in eine Behandlung eingebunden werden kann, ist noch Freuds Verhältnis zum Luziden interessant. Hinweise in der *Traumdeutung* lassen darauf schließen, dass ihm das Phänomen bekannt war, etwa wenn er »Beobachtungen von Lenkung der Träume« erwähnt. Wichtig nahm Freud diese Traumvariante jedoch nicht, wie der niederländische Psychologe, Sozialreformer und auch Schriftsteller Frederik Willem van Eeden erfahren musste. Er hatte sozusagen von Kollege zu Kollege mit Freud den Diskurs über das gezielte Träumen gesucht. Doch mehrere Briefe an die Berggasse 19 blieben unbeantwortet.

Der Niederländer machte sich unter Träumern dennoch einen Namen. 1913 sprach van Eeden vor internationalen Ärzte-Kollegen über 352 persönliche Traumerlebnisse, die er seit 1898 notiert hatte. Dabei sprach er im Wissenschaftsenglisch von seinen *lucid dreams*. Seither schreiben viele Autoren den Begriff »luzide Träume« van Eeden zu. Eigentlich, sagt Brigitte Holzinger, habe aber schon ein halbes Jahrhundert vor dem Niederländer der französische Traumforscher Marquis d'Hervey de Saint-Denys von seinen *rêves lucides*, seinen luziden Träumen, gesprochen.

Bevor wir nun näher auf die Klarträume eingehen, verweise ich darauf, dass es Wissenschaftler gibt, die sehr streng sagen: Im Wachen sind wir bei Bewusstsein, im Schlaf sind wir in der Bewusstlosigkeit. Punkt. Über das, was in unserer Bewusstlosigkeit passiert, können wir nichts erinnern und nichts berichten. Ausrufezeichen. Bewusstsein und Bewusstlosigkeit sind ein Entweder-oder, ein Alles-oder-nichts.

Wenn Träume demnach keine Erinnerungen an Geschehnisse wären, in welcher Schlafphase auch immer sie stattgefunden haben, was wären sie denn? Dann, so eine Theorie, wären

Träume eine konstruktive Leistung des Wachseins, sogenannte Wacherzählungen. Sie entstünden in der Grauzone des Aufwachens aus Gedankenfetzen oder Bildfragmenten, die in unser Bewusstsein dringen; oder auch aus Restgedanken oder Gefühlen, mit denen wir eingeschlafen sind und die beim Erwachen erneut auftauchen.

Um diese Puzzlestücke herum entwickeln wir Aufwachenden in Blitzesschnelle eine Geschichte – und erklären sie zu unserem vermeintlich im Schlaf erlebten Traum. Der Traum als Abruf einer Erinnerung, als Erinnerungsarbeit im Wachen.

Manchmal stehen diese Wacherzählungen auch im Zusammenhang mit eigenen Handlungsplänen, die uns schon länger, zumindest intensiver beschäftigen. Jan Born will dazu demnächst forschen und gemeinsam mit Linguisten der Verbindung von Absichten und Plänen mit Traumerinnerungen nachgehen.

Eine Erklärung zu dieser Theorie von der Geschichtenbildung, die wir als Träume ausgeben, gibt es natürlich auch: Um die verschiedensten Eindrücke verarbeiten zu können, giert unser Gehirn geradezu danach, Zusammenhänge zwischen verschiedenen Wahrnehmungen herzustellen, also einzelne Bilder miteinander zu verbinden und somit eine Geschichte zu erzählen. Die Narration als eine Art Verarbeitungsprozess von Eindrücken, Bildverknüpfung als Kompensationsarbeit unserer grauen Zellen – auch so kann man Träumen erklären.

Man kann aber auch, wie es etwa der US-Neurobiologe Gerald Edelman tat, Bewusstsein als einen abgestuften Zustand sehen. Der Nobelpreisträger unterschied etwa zwischen einem primären und einem sekundären Bewusstsein. Mit Letzterem, dem vollen Bewusstsein, agieren wir im Wachen; im Traum, besonders im luziden, agieren wir nur mit dem primären Bewusstsein, einem Basisbewusstsein, mit dem wir uns grob im Raum orientieren und einfache Verbindungen zwischen Sinnesreizen knüpfen können. Das Stufenmodell des Bewusstseins von Edelman wird, kein Wunder, in der luziden Szene viel zitiert.

Nun stehe ich zwar noch ganz unter meinem von Ratio geprägten Besuch in Tübingen, doch ich halte mich mit kritischen Einwänden zurück. Ich bin nach Wien gekommen als Suchender, nicht als Besserwisser; ich will Klarträumer verstehen und nicht den ungläubigen Dieter geben. Schließlich stehen an der Spitze der Bewegung durchaus ernst zu nehmende Wissenschaftler – und mit zwei Namhaften hat meine Gesprächspartnerin zusammengearbeitet.

Für ihre Doktorarbeit (*Die psychophysiologischen Korrelate des luziden Traums*) an der Universität Wien reiste Brigitte Holzinger Ende der Achtzigerjahre nach Kalifornien zu Stephen LaBerge, der an der Stanford-Universität den Klarträumen nachspürte. Der Mathematiker und Psychologe, heute Mitte 70, hatte schon einige Jahre zuvor im Rahmen seiner eigenen Doktorarbeit (*Lucid Dreaming: An exploratory study of consciousness during sleep)* aufgezeigt, dass Klarträume ein reales Phänomen sein könnten. Zumindest entwickelte LaBerge eine Technik, mit der er glaubte »objektiv« den Anfang und das Ende eines luziden Traums feststellen zu können. Dazu signalisierten die Versuchspersonen, alles erfahre Klarträumer, durch zuvor abgesprochene Augenbewegungen (links-rechts-links-rechts), dass ihr Traum beginnt oder endet.

Gemessen wurden die Bewegungen mithilfe der Elektrookulografie (EOG), also mit Elektroden; das Messverfahren für die Augen funktioniert nach demselben Prinzip wie die uns bekannte Elektroenzephalographie (EEG). So sei es LaBerge gelungen, berichtet Brigitte Holzinger, »eine Kommunikation, wenn auch eine bescheidene, mit dem Schlafenden herzustellen« und diese durch die EOG-Aufzeichnungen zu belegen. Damit habe LaBerge »ein Tor zu Morpheus' Geheimnis« aufgestoßen.

Brigitte Holzinger selbst wollte in Stanford der Frage nachgehen, ob es greifbare Unterschiede zwischen Nächten mit normalen und Nächten mit luziden Träumen gibt. Unterstützt von LaBerge, wertete sie dazu im Schlaflabor der Universität die Daten von Träumern aus – und kam zu der Antwort: Ja, da gibt es einen Unterschied. Das von ihr erhoffte »physiologische Muster« für die luzide Traumphase fand sie zwar nicht; aber ihre Daten zeigten, erzählt sie, dass der REM-Schlaf – in dem wir besonders mit den Augen rollen und die meisten von uns irgendwie träumen – bei Klarträumern von einer »größeren Aktivierung begleitet« werde; zudem erhöhe sich während eines Klartraums die Anzahl der Herzschläge.

Der zweite Star der Szene, mit dem Brigitte Holzinger zusammengearbeitet hat, war der 1998 verstorbene deutsche Professor für Psychologie Paul Tholey. Auf den wissenschaftlichen Tausendsassa, der auch Mathematik, Physik und Sportwissenschaften studiert und mit LaBerge geforscht hatte, geht das Wort »Klartraum« zurück. Zu Tholeys Verdiensten gehöre es, erfahre ich, das bewusste Träumen für Leistungssportler erschlossen zu haben. Er brachte Athleten das Klarträumen bei und ließ sie dann motorische Abläufe ihrer Sportart gleichsam im Schlaf trainieren.

Für die Leistungsverbesserung über Nacht führte Tholey sich selbst als bestes Beispiel an: Mit 38 Jahren, heißt es, lernte er Skateboardfahren und wurde nur zwei Jahre später Europameister. Seinen Erfolg führte er auch auf sein Traum-Training zurück.

Noch aber sind wir in Wien, und obgleich ich mich definitiv zu alt fühle fürs Skaten: Ein paar Tipps, wie ich mich in eine luzide Nacht stürzen kann, würde ich gern mit nach Hause nehmen.

Doch warum sind über die sogenannte Induktion, das Herbeiführen von Klarträumen, unzählige Bücher geschrieben worden? Wozu hat Brigitte Holzinger all ihre schönen Seminare zum Einstieg in die Welt des Luziden entwickelt? Wieso wimmelt es im Netz nur so vor Angeboten zu Astralreisen und Klartraum-Missionen oder auch Oneironauten-Schulen, Traum-Studios und Pforten der Erkenntnis, durch die Profis die Neugierigen führen wollen?

Weil das Klarträumen nicht auf einem Beipackzettel zu erklären und schon gar nicht im Handumdrehen zu erlernen ist.

Zuerst einmal sollte man wissen, dass sich auch eine Brigitte Holzinger nicht abends ins Bett wirft und gleich luzide losträumt. Denn in der Regel gilt: Je später die Nacht, desto klarer die Träume. Schon im 13. Jahrhundert schrieb der italienische Dominikaner und Philosoph Thomas von Aquin, dass vor allem fantasievolle Menschen mit luziden Träumen gesegnet seien und diese zumeist gegen Ende der Nacht erlebten. Der Niederländer van Eeden legte sich zeitlich sogar ziemlich genau fest: Zwischen fünf und acht Uhr seien luzide Träume am wahrscheinlichsten – und »unser Geist am wenigsten mit unserem materiellen Körper verbunden«, schreibt Brigitte Holzinger in ihrem Klartraum-Buch.

Aus Stanford bestätigte LaBerge die Beobachtungen und hatte dafür auch eine wissenschaftliche Erklärung: Mittlerweile waren die besonders traumgeprägten REM-Phasen entdeckt worden, und man wusste, dass sie gegen Ende der Nacht häufiger auftreten und dann zugleich intensiver sind. Da die REM-Zeiten unsere Haupttraumphasen sind, gelten sie zugleich als die klartraumträchtigsten.

Für Technik-Freaks gibt es, natürlich, längst Hilfsmittel, um schneller zu Klarträumen zu kommen – das zumindest versprechen die Verkäufer von bunten Schlafmasken, die es für wenig Geld zu kaufen gibt. Den Prototyp entwickelte einst LaBerge mit seinem »Lucid Dream Induction Device« (LID). Das Hightech bestand, wie mir Brigitte Holzinger erklärt, aus einer herkömmlichen Schlafmaske, deren Innenseite mit Detektoren versehen war, um bei den Probanden die Augenbewegungen zu registrieren. Auch kleine Lämpchen hatte die Maske; sie blinkten, sobald die Augäpfel rollten, und LaBerge konnte die Bewegungen protokollieren. Zugleich erinnerte das Licht die Träumer daran, dass sie gerade träumten. Dieser Bewusstseinscheck, die Träume-ich-oder-bin-ich-schon-wieder-wach-Frage, ist eine wichtige Komponente des Klarträumens.

Im Netz wird die moderne Variante von LaBerges LID als *lucid dream sleep mask* offeriert. Wenn man sie anklickt, verrät der Google-Übersetzer Folgendes: »mit sanften, anpassbare Lichtsignale, nicht nur erhöht Traumerinnern und Lebendigkeit, aber hilft entsperren die Welt von Lucidträumen«. Aha. Hätte mir Corona nicht die Lust am Fliegen verdorben, würde ich mir so eine »REM Dreamer PRO« glatt gönnen – als extravagante Schlafbrille auf Nachtflügen.

Was mir eher als Gimmick erscheint, ist für Profis das neueste Hilfsmittel, um in einen luziden Traum hineinzukommen. Profis unterscheiden dabei drei Varianten der Induktion: Die Schlafmaske unterstützt die DILD-Art (*Dream Initiated Lucid Dreams*); dabei steigt der Schläfer während eines Traums in einen Klartraum um. Das hört sich für mich sehr herausfordernd an und scheint mir nur etwas für sehr Fortgeschrittene zu sein. Auch das MILD-System (*Mnemonic Induction of Lucid Dreams*) ist nicht meins; gemeint ist damit, aus einem Traum aufzuwachen, sich an diesen zu erinnern und ihn sich noch einmal vor Augen zu führen, während man sich selbstbeschwörend vornimmt: »Das nächste Mal, wenn ich träume, will ich daran denken zu erkennen, dass ich träume.« Es wird also versucht, den soeben erinnerten normalen Traum als Klartraum zu wiederholen. Puh.

Als Einsteiger würde ich mich eher auf die WILD-Variante (*Wake Initiated Lucid Dreams*) einlassen; hierbei versucht der angehende Klarträumer, sein Bewusstsein mit in den Schlaf zu nehmen. Diese Technik, erklärt mir Brigitte Holzinger, wenden die spirituell talentierten Tibeter schon seit Ewigkeiten an: Sie visualisieren beim Einschlafen ein »A« ihrer Schrift, um dieses Buchstabenbild »mit hinüberzunehmen«. Diese Mischung aus Selbstmotivation und Konzentration kann ich mir schon eher vorstellen – wenn ich denn nur gut genug schliefe, um mir solche Späße erlauben zu können.

Die Institutsleiterin hat Verständnis für meine Unsicherheit. Sie mahnt alle Interessierten, mit dem »uneinschätzbaren Potenzial« des Klarträumens achtsam umzugehen: »Sich der

Fähigkeit des luziden Träumens zu bemächtigen, ist nicht jedermann zu empfehlen.« Was die einen als Bewusstseinserweiterung lustvoll begrüßen, löst bei anderen Ängste aus, verstärkt Unsicherheiten, lässt vermeintliche Gewissheiten ins Wanken geraten. Wer als Traum-Schiffer nicht untergehen will, sollte sich für seine nächtlichen Abenteuer daher unbedingt einen seriösen Coach suchen.

Luzides Träumen kann aber auch Unsicherheiten und Ängste nehmen, wie Brigitte Holzinger erklärt. Sie berichtet mir von Frauen, die Opfer von Gewalttaten wurden und danach unter Albträumen gelitten haben – bis sie bei ihr in der Therapie luzides Träumen lernten. Im gesteuerten Traum trauten sich diese Patientinnen dann – mehr und mehr – die Auseinandersetzung mit dem Aggressor zu, übten das Nichtmehrdavonlaufen, bis sie sich schließlich dem Täter stellten und sich wehrten. »Im Klartraum konnten sie sich aus der Opferrolle befreien«, berichtet Brigitte Holzinger, »und sich von ihren Albträumen erlösen.«

Voller Neugier auf diese neue Dimension des Träumens, würde ich gern einige konkrete Einsteigertipps mit nach Hause nehmen. Zu meiner Enttäuschung verrät mir meine Gastgeberin nun kein Abrakadabra oder irgendeine andere Zauberformel, sondern empfiehlt schlichte Tiefenentspannung, etwa durch autogenes Training. Mir zum Beispiel vor dem Einschlafen eine bestimmte Geschichte vorzustellen, über die ich träumen möchte, sagt sie, wäre ein Weg, einen Traum herbeizuführen, wäre so eine »Induktion«, wie die Fachleute sagen.

»Träume können Sie sich wünschen, aber Sie können sie nicht erzwingen«, mahnt Brigitte Holzinger. »Besonders das luzide Träumen ist eine Geistesdisziplin, lieber Herr Bednarz, eine Frage der Achtsamkeit, der Geduld mit sich selbst. Lassen Sie sich Zeit, lassen Sie sich darauf ein. Mit Gewalt geht da gar nichts.«

Wie ein Schlusswort sagt die Therapeutin noch: »Ihre Gedanken kreisen zu sehr um das Nicht-Schlafen. Lenken Sie Ihre

Gedanken auf das Träumen. Freuen Sie sich auf Ihre Träume. Dann schlafen Sie auch besser.« Als Sie meine Verblüffung bemerkt, fügt sie lachend hinzu: »Ja, so einfach ist das.«

Die Frau Doktor und ich gehen dann noch essen. Gedünsteter Fisch, ein Glas Wein. Leicht und maßvoll. Seit dem Abend mit Max Harkotte am Neckar habe ich dazugelernt. Wir unterhalten uns sehr angeregt. Brigitte Holzinger ist eine Frau, die viel zu erzählen hat.

Im Hotel falle ich ins Bett und schlafe sofort ein. Kein Coaching notwendig heute. Für die Induktion eines luziden Traums fehlt mir die Kraft.

Am nächsten Morgen wache ich mit einer schönen Traum-Erinnerung auf. Als ich sie notieren will, erinnere ich das Erlebte nicht mehr, als hätte ich es weggeduscht. Einen Traum zu vergessen – das wäre Professor Michael Schredl nicht passiert.

Z z z z z z z z z z z

Zwei Blatt Papier. Zwei Träume. In dem ersten schiebt eine Frau einen Kinderwagen. Irgendwie geht es um einen Empfang an einem medizinischen Institut. Eine Chefin taucht auf, auch die Frau mit dem Kinderwagen ist wieder mit dabei. Irgendetwas wird geredet, besprochen.

Der zweite Traum spielt in einem Keller. Besucher einer Ausstellung befreien irgendwelche Tiere aus Glaskästen, darunter ein sehr kleiner Bison, der sich gewünscht hatte, endlich einmal Besuch zu bekommen. Eine Horde von Polizeibeamtinnen in altmodischen Uniformen jagt die Tiere durch eine Bahnhofshalle und über Gleise.

Ich kann die Notizen lesen, so oft ich will. Es steht nichts Luzides drin. Zwei ganz normale Träume. Ohne Sex. Ohne Drama. Und mit nur mäßiger Action. Viel interessanter finde ich daher die Nummern, die den beiden Ausdrucken vorangestellt sind: 15 505 und 15 506. Traum Nummer fünfzehntausendfünfhundertfünf und fünfzehntausendfünfhundertsechs? Ich lege die

Stirn in Falten und beuge mich vor zu Michael Schredl. Der hat's geträumt und notiert.

Auf der Suche nach *dem* Experten für das Träumen in seiner Gesamtheit, jenseits des Luziden, bin ich im Mannheimer Zentralinstitut für Seelische Gesundheit (ZI) gelandet, einem Konglomerat aus vier Kliniken, das die psychiatrische Versorgung der Rhein-Neckar-Metropole sicherstellen soll. In einer Straße, die »Am Ring« heißt, liegt im vierten Stock des Gebäudes K3 das Schlaflabor des Instituts. Seit 2002 leitet Schredl den wissenschaftlichen Teil der mit drei Betten eher kleinen Einheit, die aber über Mannheim hinaus dafür bekannt ist, auch sehr besondere Fälle zu behandeln, zu denen wir noch kommen.

Erst einmal bleiben wir bei dem Chef des Schlaflabors, der als einziger deutscher »Traum-Professor« selbst ein besonderer Fall ist – nicht nur, weil er die eigenen nächtlichen Erlebnisse seit 1984 eifrig notiert und in seine Forschung miteinbezieht. Die Begegnungen mit der Kinderwagenschieberin und den Tierbefreiern stammen aus der Nacht vor unserem Treffen. Den ersten Traum hat Schredl aufgeschrieben, als er kurz aufgewacht war, den zweiten gleich nach dem Aufstehen.

Über 15 000 Traumerlebnisse? Akribisch festgehalten? Ich mag es nicht glauben.

Michael Schredl lächelt mich von der anderen Seite des Besprechungstisches an, zuckt mit den Schultern. Solche hohen Fallzahlen seien nichts Besonderes, sagt er, jedenfalls nicht, wenn man seine Träume seit 1984 notiere.

Ob es zwischen Aachen und Zittau irgendjemanden gibt, der mehr Träume festgehalten hat als Schredl? Wahrscheinlich nicht. Mit ziemlicher Bestimmtheit würde ich jedoch sagen, dass es in unserem Sprachraum niemanden geben dürfte, der sich derart wissenschaftlich mit dem weiten Thema beschäftigt wie der Professor aus Mannheim. Sein Buch *Träume. Unser nächtliches Kopfkino* gilt als Standardwerk. In der Deutschen Gesellschaft für Schlafforschung und Schlafmedizin leitet er die entsprechende Arbeitsgruppe.

Der Weg zum Traum-Profi begann für den Österreicher mit Anfang 20; damals studierte er in Karlsruhe »noch der Familientradition folgend« Elektrotechnik, wurde aber über die Werke Erich Fromms »neugierig auf psychologische Themen«. Der deutsch-amerikanische Analytiker, Sozialpsychologe und Philosoph hat sich in seinen Büchern mit *Haben oder Sein* beschäftigt oder über *Die Kunst des Liebens* und die *Anatomie der menschlichen Destruktivität* geschrieben.

Wie so viele kluge Köpfe hinterfragte auch Fromm den Mythos Schlaf, speziell unsere Träume, die er als »gegenwärtiges, reales Leben« bezeichnete. »Wenn wir schlafen, erwachen wir zu einer anderen Daseinsform. Wir träumen. Wir erfinden Geschichten, die sich nie ereignet haben«, schreibt er in seinem Werk *Märchen, Mythen, Träume*. Für Fromm sind die Erlebnisse im Schlaf ein schöpferischer Prozess, der uns in Kontakt bringt mit unseren Erinnerungen und Erfahrungen: »Wir sind Schöpfer einer Welt, in der Zeit und Raum ... keine Macht besitzen.« Die Symbolsprache des Traums eröffne uns die Welt der Mythen und so einen Teil der Menschheitsgeschichte.

Dem jungen Schredl war Fromm dann aber doch zu theoretisch, weshalb er bald auch Praxisbücher mit Tipps zur Traumerinnerung durcharbeitete. Und er kaufte sich »ein gebundenes Büchlein«, um seine nächtlichen Erlebnisse zu notieren. »Mich beeindruckte«, sagt er, »wie meine Träume mit einfachen Bildern meine Emotionen spiegeln und mir aufzeigen, was mich beschäftigt.« Und mit einer Mischung aus Bewunderung und Respekt fügt Schredl hinzu: »In unseren Träumen steckt eine ungeheuer kreative Energie.«

Geradezu traumhaft fügte sich für den inzwischen diplomierten Elektrotechniker, dass nach der Gründung des ZI-Schlaflabors 1986 ein Fachmann für die Betreuung der Messgeräte gesucht wurde. Als Hilfskraft stieg der Psychologie-Studiosus ein. Mit einer Diplomarbeit über Träume bei Schlafstörungen folgte der nächste Schritt zum Experten.

Als wären zwei Diplome nicht genug akademische Titel, habilitierte sich Schredl auch noch zum Thema Traumerinnerungen, was sonst. An der Universität Mannheim gibt er seither Traumseminare für angehende Psychologen und geht mit ihnen etwa der Frage nach, ob Hundebesitzer häufiger von den Vierbeinern träumen als Menschen ohne Hund. Und, siehe da: Hundehaltern erscheinen ihre Lieblinge viermal häufiger im Schlaf.

Nun interessiere ich mich nicht für Hunde, was ein Fehler sein mag, aber da ich immerhin Anfang 60 bin, vernehme ich erschrocken das Ergebnis einer anderen Schredl-Untersuchung: Viele Rentner, die längst ihren Beruf hinter sich gelassen haben, träumen weiterhin von ihrer früheren Arbeit. Noch Jahre später sucht sie der einstige Stress am Arbeitsplatz nachts heim. Herr im Himmel, wann endlich wird mich das größte Magazin des Universums, dem ich so lange gedient habe, einfach mal in Frieden schlafen lassen?

Bevor wir weiter vordringen in das noch immer weitgehend unerschlossene Land der Träume, stellt Schredl einen grundsätzlichen Punkt klar: Sofern wir nicht an einem schweren Hirnschaden leiden, träumen wir alle, Nacht für Nacht und in allen Schlafphasen. Ja, sogar Blinde träumen. Auch sie verarbeiten nachts ihre Tageserlebnisse, und zwar so, wie sie diese wahrgenommen haben. Daher sind deren nächtliche Abenteuer nicht von optischen Reizen geprägt, sondern bei ihnen stehen andere Sinne im Vordergrund: das Tasten, Schmecken oder, ja, auch das Riechen. Ganz besonders prägen auch Sprache und Geräusche die Träume von Blinden.

Und was auch die wenigsten wissen: Träumen ist kein Privileg des *Homo sapiens.* Schredl verweist auf »verschiedene Belege«, die nahelegen, dass Säugetiere und vielleicht auch Vögel träumen. Als ein Indiz gilt etwa der traumintensive REM-Schlaf, dessen typische Wellen bei tierischen Probanden gemessen wurden. Ob die Katze aber nun wirklich von der Maus träumt, ist offen – mangels, nun ja, Kommunikationsmöglichkeiten.

Auch gilt es, auf ein sich hartnäckig haltendes Missverständnis hinzuweisen: Wenn wir uns an keinen Traum erinnern, heißt das nicht, dass wir eine traumlose Nacht hatten. Das Träumen und die Erinnerung daran sind zwei völlig unterschiedliche Dinge. In der Fachwelt ist unbestritten, dass wir alle fast ausnahmslos Nacht für Nacht träumen, auch wenn wir uns beim Aufwachen an keinen Traum erinnern. Experten unterscheiden daher zwischen dem Träumen und unserer Erinnerung daran.

Aber was sind Träume? Und warum träumen wir eigentlich?

Da seufzt der Professor ein wenig, denn das sei nun mal die »ernüchternde Erkenntnis« seiner Beschäftigung mit diesem weiten Feld: »Die unzähligen Theorien zur Funktion der Träume können nicht wirklich durch empirische Befunde gestützt werden.«

Vereinfacht kann man sagen, dass es eine Sichtweise gibt, die aus der neurowissenschaftlichen Ecke kommt, also von Leuten wie Jan Born und Kollegen: Sie schreiben den Träumen keine eigene Funktion zu, sondern sehen in ihnen Begleiterscheinungen von Vorgängen in unserem Gehirn: Träume als Spiegelung der schlafbezogenen Gedächtniskonsolidierung, wie wir sie bei Jan Born kennengelernt haben, oder nur als »neuronale Gewitter«, in denen unsere grauen Zellen ihre Spannungen entladen – auch so kann man unser Kopfkino deuten.

Psychologen, Therapeuten und alle, die sich sonst mit unserem Seelenheil beschäftigen, glauben hingegen, dass unsere Träume eine ganz eigene Funktion haben: Ein Sigmund Freud sah sie als »Hüter des Schlafes«, seine Nachfolger verstanden sie als »Stimmungsregulatoren«, die uns helfen, unsere Emotionen zu verarbeiten, oder erkannten wie der Schweizer Psychiater Carl Gustav Jung eine »Kompensationsfunktion«: Träume als Ausgleich von »Einseitigkeiten« in der Persönlichkeitsentwicklung und Beitrag zu unserer »Ganzwerdung«.

Schredl kann ein knappes Dutzend Begründungen fürs Träumen aus dem Ärmel schütteln. Und zu jenen Erklärungsansätzen, sagt er, ließen sich »noch beliebig viele hinzufügen«, weshalb sich die Frage stelle, »ob der Traum nicht vielleicht viele verschiedene Funktionen erfüllt?«. Was das Gehirn braucht, kann ja zugleich der Seele guttun.

Und wie weit ist unsere Erinnerung nun mit dem Geträumten identisch? Das wüsste auch Schredl gern. Um das beurteilen zu können, müsste man jedoch einen objektiven Einblick bekommen in das subjektive Erleben des Träumers.

In anderer Leute Träume einzusteigen, das gelingt bislang nur Hollywood-Regisseuren wie Christopher Nolan. In seinem Blockbuster *Inception*, was man auch mit »Beginn« oder »Gründung« übersetzen könnte, lässt er Leonardo DiCaprio einen Ideen-Dieb spielen, der zum Klau geistigen Eigentums die Träume anderer Menschen manipuliert. Im Netz finde ich dazu später auf einer Webseite für Luzide die schöne Frage: »Träume steuern wie in *Inception* möglich?« Und darunter steht dann in Rot auch gleich die Antwort: »Wir liefern den Beweis!« Tja.

Natürlich hat auch Schredl seine Erfahrung mit dem Klarträumen. Nach drei Monaten »konzentrierter Induktionsgedanken« hat es dann auch das erste Mal geklappt. Von dem Traum, in dem er Weit- und Hochsprung geübt hat, schwärmt er noch heute. Aber der große Klarträumer ist Schredl sicherlich nicht geworden. Eine gewisse Reserviertheit ist nicht zu verkennen.

Das Ergebnis einer Versuchsreihe zur Leistungsverbesserung im Sport durch Klarträume kann man so oder so deuten: Von 15 erfahrenen Luziden, die sich vorgenommen haben, im Schlaf das Dartwerfen zu üben, gaben neun Probanden an, im Schlaf trainiert zu haben; vier von jenen holten dann am nächsten Morgen mit ihren Pfeilen an der Scheibe tatsächlich mehr Punkte als zuvor. »Wer im Traum gut geübt hatte«, sagt Schredl, »war am nächsten Morgen besser.«

Kann mir klarträumen helfen, meinen Schlaf zu verbessern?

Nein. Und »böse Zungen«, meint Schredl, behaupteten sogar, dass die Schlafqualität leide, denn das Luzide gilt als Eingriff in das Unterbewusste; auch sei das Gehirn aktiver als im normalen Schlaf.

Nun nehme ich mal die Position der Neurowissenschaftler ein und sage: »Auf die Bewusstlosigkeit haben wir keinen Zugriff.«

Natürlich kennt Schredl diese Position und auch die viel zitierte Studie von Schweizer Wissenschaftlern, die dem Tiefschlaf eine völlige Bewusstlosigkeit zuschreibt: »Neurophysiologen beschäftigen sich nicht gern mit dem subjektiven Erleben«, sagt der Psychologe Schredl, dessen Arbeit genau um dieses subjektive Erleben kreist. So, wie er dabei die Arme verschränkt und sich zurücklehnt, ist seine Distanz zu dieser These nicht zu übersehen.

Eine völlige Bewusstseins-Losigkeit gibt es für Schredl nicht. Das Träumen ist keine Black Box, nichts Abgeschottetes, das sich jedem Einfluss entziehen würde. »Träumen«, sagt Schredl, »ist das subjektive Erleben während des Schlafs.«

»Und wer erlebt da was?«, frage ich nach. »Das Gehirn?«

»Nein«, sagt Schredl, »es ist unsere Seele, die den Traum erlebt. Träumen ist psychische Aktivität.«

Weil er ahnt, dass ich damit nichts anfangen kann, fährt er fort: »Die Seele, das ist die Einheit, die subjektiv erlebt. Die Seele, das ist unser Bewusstsein.«

Er macht eine Pause und versucht es noch einmal: »Träumen ist das Bewusstsein unseres Gehirns im Schlaf.«

Schredl schaut mich an, sieht, dass die Runzeln auf meiner Stirn nicht weniger werden, und holt Luft: »Anders formuliert: Was wir am Tag unser Bewusstsein nennen, das heißt nachts Traum.« So, damit ist auch das mal klar, jedenfalls für den Professor.

Mir ist das nicht griffig genug, aber ich werde darüber nachdenken. Bis dahin gebe ich Schredl in einem Punkt absolut recht: Die Beschäftigung mit dem Träumen ist intellektuell fordernd und ohne jeden Zweifel bereichernd.

Sehr interessant finde ich ja auch die These, dass Träume bloß Aufwachgeschichten seien, also dass unser vermeintliches Erleben von uns mit dem Augenöffnen blitzschnell rückwärts erdacht wird. Die Idee geht auf den französischen Traumforscher Alfred Maury zurück, der im 19. Jahrhunderts lebte. Sein Aha-Erlebnis hatte der Arzt, als er aus einem Traum gerissen wurde, in dem er als Revolutionär gerade dem Tod durch die Guillotine entgegensah. Just als das Fallbeil auf ihn niedersauste, schreckte er mit Schmerzen auf. Dem Bauchschläfer war eine Vorhangschiene seines Bettes in den Nacken geknallt.

Für Maury, der sich schon länger mit dem Einfluss von äußeren Reizen auf den Traum beschäftigte, war klar, dass seine Guillotinen-Episode nur der blitzschnelle Versuch seiner grauen Zellen war, die auf ihn gefallene Bettstange in seinen Traum zu integrieren.

Ja, sagt Schredl, das sei eine schöne Mär, aber aufgrund der verschiedensten Studien sei es »extrem unwahrscheinlich«, dass Träume erst im Aufwachen entstünden, um neuronale Entladungen zu Geschichten auszuschmücken. Der Professor findet es »erstaunlich, wie lange sich die Maury-Geschichte nun schon hält«, aber noch erstaunlicher findet er, »wie unreflektiert renommierte Kollegen längst widerlegte Theorien übernehmen«.

Ganz an Maurys Seite hingegen ist Schredl bei der These, dass äußere Geschehnisse unsere Träume beeinflussen können. US-Kollegen hätten bewiesen, erklärt er mir, dass unser Gehirn im Schlaf gar nicht so abgeschottet sei wie von manchen behauptet, sondern sehr wohl externe Reize verarbeite. Dazu hatten die amerikanischen Wissenschaftler ihren schlafenden Probanden Wasser auf den Rücken tropfen lassen, sie nach 30 Sekunden geweckt und nach ihren Träumen befragt. Und was tauchte in denen auf? Wassermotive! Das zeige, sagt Schredl, dass »unser Gehirn im Schlaf ein bewusstes subjektives Erleben« habe.

Eine Studie zum Außeneinfluss wird vermutlich auch Schredl selbst als Nächstes angehen. Er möchte herausfinden, wie sich Musik auf unsere Träume auswirkt. Und er ist überzeugt, dass der Einfluss erheblich ist: »Da rappelt das ganze Gehirn.«

Den Einfluss von Gerüchen auf die Qualität unserer Träume hat der Professor bereits mit einer eigenen Untersuchung belegt. Im Schlaflabor gleich nebenan hat er die Probanden in der einen Testreihe mit Rosenduft umhüllt, in der anderen hat er Schwefelwasserstoff versprühen lassen.

So viel Experte bin inzwischen auch ich, dass ich jetzt mal ganz selbstbewusst darauf tippe, dass einen ein schlechter Geruch auch schlechter träumen lässt. Schredl nickt – und ich überlege, ob ich mir später nicht ein paar Euro als Traum-Coach dazuverdienen könnte.

Mal abgesehen davon, dass Schredl ein achtsamer Versuchsleiter ist – unter dem Schwefelgeruch musste niemand leiden. Denn unser Geruchssinn ist im Schlaf weitgehend ausgeschaltet. Während uns Licht und Lärm selbst aus dem Tiefschlaf reißen können, nehmen wir Gerüche schon in der Einschlafphase kaum mehr wahr. Rauchmelder, vor allem im Schlafzimmer, sind also mehr als sinnvoll. Sinnlos hingegen ist es, jemanden mit dem Duft von frisch aufgebrühtem Kaffee wecken zu wollen. Probieren Sie es daheim gar nicht erst aus. Das funktioniert nur in klischeetriefenden Werbespots.

Wer seine eigenen Träume ergründen möchte, um Ängsten und Wünschen auf die Schliche zu kommen, sollte dem Schredl-Beispiel folgen und seine Erlebnisse notieren – und zwar sofort nach dem Aufwachen. Wer zögert, dem ergeht es wie mir in Wien morgens im Hotel: Ich verschwinde im Bad und mein schöner Traum in der Versenkung. Wie schade.

Hinter dem schnellen Vergessen vermuten Neurowissenschaftler, die in Japan und den USA dazu geforscht haben, bestimmte »Löschzellen« im Gehirn. Sie sind in der traumintensiven REM-Phase besonders aktiv. Als wirkten sie ins Aufwachen hinein, vergessen wir selbst die meisten jener Träume, die uns kurz nach dem Augenaufschlagen noch so präsent waren.

Warum lassen uns diese Zellen manche unserer Träume vergessen? Weil sie ihnen nicht wichtig genug erscheinen? Oder fallen sie gerade deshalb einer Zensur zum Opfer, weil sie wichtig sind? Und warum fallen uns andere dann im Laufe des Tages wieder ein? Alles noch ungeklärt. Sagen können die Forscher nur, dass sie unseren Traumerinnerungen eine Halbwertszeit von etwa 15 Minuten geben. Vermutlich, sagt Schredl, hängt das damit zusammen, dass unser Gehirn so lange braucht, um zu seiner vollen Gedächtnisleistung hochzufahren.

Der Professor schreibt seine Erlebnisse sofort auf, wann auch immer er die Augen aufschlägt. Und er geht dabei höchst systematisch vor: Da gibt es erst einmal ein Traumbuch in DIN A4, in das er mit grüner Tinte schreibt. Da er für Vorträge oft auf Reisen ist, gibt es auch ein Büchlein in DIN A5 für unterwegs; in das schreibt er »praktischerweise mit einem Kugelschreiber«, Minenfarbe Blau.

Zudem führt Schredl Tagebuch, früher in einem dafür eigenen Heft; mittlerweile kommen Tag und Nacht in einen Band. Das gemeinsame Buch für beide »Ereigniswelten«, erklärt er, erlaube es ihm, »die Zusammenhänge, die sich zwischen den Erlebnissen ergeben, leichter zu erkennen«. Schredl: »Unsere Träume stehen oft im Kontext mit unseren Erfahrungen tagsüber.«

Wissenschaftler, der er ist, tippt er seine Träume auch noch in den Computer und versieht sie mit Schlagworten. Nach über 15 000 Träumen erfreut er sich an einem »Datenschatz, den sonst niemand hat«. Schredl: »Große Lieben, Schulkameraden, Freunde, Verwandte, die Familie – sie alle tauchen immer wieder auf.«

Ich berichte von nächtlichen Erlebnissen, über die ich nur zu gern das Mäntelchen der Demenz decken würde, die mir aber leider sehr lange sehr präsent sind – nämlich meine Toilettenträume.

Da lacht Schredl auf. Auch er kennt diese Erlebnisse, in denen das stille Örtchen oder die dortigen Verrichtungen eine tragende Rolle spielen.

Aber auch hier gilt Freuds alte Erkenntnis: Die Gegenstände und Handlungen im Traum sind fast immer nur symbolisch zu verstehen. Wenn wir von einer Toilette träumen, dann hat das zum Beispiel nichts mit einer vollen Blase zu tun, auch wenn die uns mitten in der Nacht ins Bad zwingt. »Es geht immer um die psychischen Probleme dahinter«, sagt Schredl. Er selbst hat über 100 Toilettenträume in seiner Datenbank.

Und welche Erkenntnis zieht er aus deren Auswertung?

Nun, zu dieser sehr speziellen Traumvariante kann Schredl »keine repräsentative Studie vorlegen«, aber aufgrund seiner Analysen doch immerhin die »valide Aussage« treffen, dass die »Toilette als Metapher für Bedürfnisbefriedigung« steht. Aha.

Ich sage mal besser nichts, obwohl mir zum Thema Bedürfnisse schon das eine oder das andere einfallen würde, was bei mir und auch meiner Frau zu kurz kommt. Kein Wunder bei drei Kindern, zwei Jobs und einem Tag, der nur 24 Stunden hat.

Meine Gedanken passen aber gut zu dem, was Schredl sagt: Dieses Hineinhorchen ins eigene Innere, dieses Sich-selbst-Hinterfragen sei das Interessante und Gewinnbringende an der Beschäftigung mit unseren Träumen. Welche Bedürfnisse im Einzelnen zu kurz kommen, sei aber eine Frage der individuellen Interpretation durch den jeweiligen Träumer. Schredl: »Wir sollten uns immer die Frage stellen: Was könnte das Traumgeschehen mit meinem Wachleben zu tun haben?« Wer sich mit seinen Träumen beschäftige, sagt Schredl, entwickele mehr Verständnis für sich selbst – und damit dann auch für seine Mitmenschen.

Weil ich den Datenschatz des Professors ein wenig heben möchte, frage ich, ob er denn – bei aller Einzigartigkeit, die in jedem Traum stecke – durch seine Analysen oder aus den Studien seiner Kollegen grundsätzliche Erkenntnisse gewonnen hätte? Hat er natürlich.

Zuerst einmal: Frauen erinnern sich häufiger an Trauminhalte als Männer. Schredl sieht den Grund in einer »geschlechtsspezifischen Traumsozialisation« oder mit anderen Worten: Frauen beschäftigen sich mehr mit ihrem Gefühlsleben und daher auch mit ihren Träumen.

Macht das Alter einen Unterschied? Jein. Die Forschung geht davon aus, dass die Erinnerung relativ stabil bleibt. Aber sie ist stark mit unserem visuellen Gedächtnis verbunden, das mit dem Alter nachlässt – und insofern verschlechtert sich auch unsere Traumerinnerung. Manche Studien zeigen, dass die Traumerinnerungen auch früher nachlassen, nämlich ab dem dreißigsten Lebensjahr, während das allgemeine Gedächtnis erst ab 45 anfängt zu schwächeln.

Offensichtlich hat die Traumerinnerung auch etwas mit dem sozialen Status zu tun. Je höher die Schicht, so Schredl, desto höher die Traumerinnerung. Das kann damit zusammenhängen, dass sich bildungsferne Schichten oft weniger für das eigene Seelenleben, für Selbstreflektion und so etwas wie ihr kreatives Potenzial interessieren. Genau dafür aber stehen unsere Träume und die Beschäftigung damit.

In etwa 90 Prozent unserer Träume, sagt Schredl, sei das Traum-Ich am Geschehen beteiligt; es seien also »ganzheitliche Erlebnisse, wie wir sie aus dem Wachsein kennen«. Das bedeutet das Ende des weitverbreiteten Bildes vom Kopfkino, denn »Träume, die wie ein Film vor uns ablaufen, in denen wir nur passiver Zuschauer sind, kommen sehr selten vor«.

Das Besondere an unserem Treiben: Es gibt keine Zeit, kein Vorher und Nachher, kein Gestern und kein Morgen. Alles passiert unmittelbar und ohne zeitlichen Bezug. Auch ein Gewissen kennt unser Traum-Ich nicht. Wir können morden, wüten und betrügen – ohne Hemmungen.

Andererseits bestätigen Untersuchungen auch Klischees. Männer haben mehr Outdoor-Träume, in denen Männer mehr vorkommen als Frauen, es rauer und aggressiver zugeht, und, na klar, es dreht sich immer wieder um Sex und auch Waffen. Bei Frauen geht es nachts gefühlsbetonter zu, sie träumen mehr von Bekleidung und Mode und auch von Haushaltsartikeln.

Und wie kommt das? Ganz einfach, sagt Schredl, unsere Träume spiegeln zumeist unser Leben und Erleben im Wachsein. Und wen tagsüber das Thema Sex umtreibt, der nimmt das dann auch mit ins Bett oder zumindest mit in den Traum. Diese »Kontinuitätshypothese« ist übrigens auch wichtig für die letzten Stunden vor dem Zubettgehen: Wer abends einen Horrorfilm sieht, der muss sich nicht wundern, wenn er von Zombies träumt.

Es zählt auch zu den weitverbreiteten Irrtümern, dass wir nur in Schwarz-Weiß träumen. In vielen Träumen spielt die Farbe zwar keine Rolle – aber, erklärt der Professor, wir können auch bunt.

Ich sage, dass ich auch ohne *The Walking Dead* oder *Das Kettensägenmassaker* schon Albträume habe, wenn auch nicht jede Woche. Ich sage das mit einem Lachen, aber Schredl mag da nicht mitlachen, denn Albträume sind sein Spezialgebiet. Als Psychologe ist er für die Behandlung von Schlafgestörten, die unter immer wiederkehrenden Albträumen leiden, bundesweit bekannt.

Der Professor mahnt mich, mit dem Begriff Albtraum nicht zu leichtfertig umzugehen, der sich übrigens über die Alben erklärt, jene höchst unterschiedlichen Fabelwesen aus der germanisch-nordischen Mythologie, die den Menschen nachts Schaden zufügen. Inzwischen darf man diese Träume auch mit einem »p« schreiben, obgleich sie nichts mit den Alpen zu tun haben.

Die Wissenschaft versteht unter Albträumen ein Schlaferleben, in dem – erstens – Angst, Ekel, Trauer oder auch Wut so stark werden, dass wir aufwachen, und das – zweitens – noch in den Tag nachhallt; der Horror legt sich auch im Wachen als Stimmung auf unsere Seele, bedrückt oder ängstigt uns. Gerade die Verstimmung tagsüber mache den Unterschied, sagt Schredl, zum gewöhnlichen Angsttraum.

Als Mittel gegen wiederkehrende Alb- oder auch Angstträume empfiehlt Schredl eine »im Prinzip sehr einfache Methode, die *Imagery Rehearsal Therapy*«, eine Art Vorstellungs-Wiederholungs-Therapie. Dabei führt der Betroffene ein Traumtagebuch und konfrontiert sich mit seinen Träumen und damit auch mit den dahinterstehenden Ängsten, indem er sie aufschreibt; bei Kindern empfiehlt Schredl das Aufmalen, wobei es wichtig sei, das Traum-Ich mit in die Aufzeichnungen einzubeziehen.

In einem zweiten Schritt lernt der Ratsuchende, sich innerhalb des Traumgeschehens neue Reaktionen für sein Verhalten auszudenken, etwa stehen zu bleiben, statt davonzulaufen, sich zu wehren, statt Opfer zu sein.

Der dritte Schritt besteht in dem »Einüben der neuen Lösungen«, was in der Praxis nichts anderes heißt, als sich am Tag immer wieder den alten Alb vor Augen zu führen und dem die neu erlernte Reaktion bewusst und gut ausgemalt entgegenzusetzen. »Es geht darum«, sagt Schredl, »durch die neue Bewältigungsstrategie unser Gedankenmuster, unser kognitives Muster so zu verändern, dass es uns im Traum als Alternative zur Verfügung steht.«

Ich gestehe, dass ich wohl nur unter schlechten Träumen leide, die an meine Nöte aus dem Wachsein anknüpfen, die aber keine echten Albträume sind.

Da ich ein wenig unsicher wirke, sagt Schredl, dass sich niemand für Albträume schämen müsse. Einer seiner internationalen Kollegen habe gezeigt, dass Albtraum-Patienten oft über sehr lobenswerte Eigenschaften verfügen: Sie sind kreativ, empathisch, offen, sensibel und üben häufig ungewöhnliche Berufe aus. Oft ist ihr Problem die Abgrenzung gegenüber den Ansprüchen, mit denen sie sich konfrontiert fühlen, etwa seitens der Familie oder am Arbeitsplatz. Die Experten sprechen von den *thin boundaries* dieser Menschen, von deren »dünnen Grenzen«. Ich würde eher von »Dünnhäutigen« sprechen.

Wer wird denn öfter von Albträumen heimgesucht? Es sind die Frauen. Männer, gemeinhin die alten Dickhäuter, leiden etwas weniger unter den Alben als Frauen. Besonders häufige Opfer sind jedoch Kinder. Egal ob Junge oder Mädchen, schrecken fünf Prozent der Sechs- bis Zehnjährigen mindestens einmal die Woche mitten in der Nacht panisch auf.

Ein lauter Aufschrei kann auch auf den *Pavor nocturnus* hinweisen, den »Nachtschreck«. Auch er befällt eher Kinder, kann sich jedoch auch durch das Erwachsenenleben ziehen. Anders als beim Albtraum erinnert der Aufgeschreckte oft keinen

Traum, schläft vielfach sogar weiter und vergisst den Vorfall komplett.

Nun wissen wir, dass ein Traum ein sehr individuelles Ereignis ist, und müssen uns vor Verallgemeinerungen hüten. Dennoch gibt es Klassiker wie den Fall-Traum, in dem wir in die Tiefe stürzen und erst aufwachen, oft schweißgebadet, kurz bevor wir auf dem Boden zerschmettern. Oft, sagt Schredl, stecke dahinter das Gefühl von Kontrollverlust. Auch dass Träumern die Zähne ausfallen, sei ein häufiges Motiv, das für Verlustängste stehe oder auch für soziale Ängste, etwa das Gefühl, nicht akzeptiert zu sein.

Wenn wir fallen oder unsere Zähne verlieren, sind das, wie die Forscher sagen, *universal dream themes*, also »Trauminhalte«, die im Grunde genommen bei allen Menschen auf der Welt vorkommen und universale Ängste widerspiegeln. Ein häufiges Albtraummotiv, gerade bei uns Deutschen, die wir als die Überpünktlichen verschrien sind, ist das Zuspätkommen.

Schredl, der ein vorsichtiger, achtsamer Mensch ist, trägt all dies mit Hinweisen vor, dass man vieles auch anders sehen kann, dass die Traumforschung auch gut 100 Jahre nach Freuds Abhandlung über die Traumdeutung noch immer sehr am Anfang stehe.

Deshalb sollten wir Laien auch nicht zu viel hineininterpretieren in den Traum, nicht zu verbissen suchen nach dem Sinn unserer Träume, nach ihrer Botschaft. Es kann auch ein Fehler sein, ihrer Deutung zu viel Bedeutung zu geben.

Wie hatte Monika Pessler, die Direktorin des Sigmund-Freud-Museums, den Altmeister der Traumdeutung zitiert, als wir in seinem einstigen Schlafzimmer standen?

»Manchmal«, soll der Guru aller Symbolfetischisten gesagt haben, »ist eine Zigarre einfach nur eine Zigarre.«

Zwischenspiel

Bummel durchs Schlaraffia-Land

Schöner schlafen dank Federkernen und Ferdi

Wie schön. Endlich wieder im Ruhrpott, meiner alten Heimat. Nicht in Essen, wo ich aufgewachsen bin, sondern nebenan in Bochum, wo ich geboren wurde. Genauer gesagt wache ich an diesem Donnerstag in Wattenscheid auf, das mal ein eigenständiges Städtchen war, bis es vom großen Bochum eingemeindet wurde. In der *Wattenscheider Zeitung*, heute Zeitungsgruppe WAZ, bin ich einst als Volontär in den Journalismus eingestiegen.

Was den Morgen besonders schön macht: Gestern Abend habe ich in Sachen Nachtruhe alles richtig gemacht.

Gleich nach der Ankunft habe ich zwar meinen lieben Freund Ändy aufgescheucht: »Komm getz, lass uns inne Pommesbude gehn, dat muss sein, getz, wo ich schoma da bin.«

Ändy nickt. »Is kla, wat sons.«

Ruhrpöttler unter sich.

Was mein lieber alter Freund nicht erwartet hatte: Ich habe es bei einem halben Hähnchen und einer kleinen Portion Pommes frites belassen. Nach nur einem Schluck Bier aus der Büchse war »Schicht im Schacht«.

Nichts gegen Ändy: Das Pommes-Essen in seinem Wohnmobil, das gleich neben Raimunds »Profi-Grill« seinen Winterparkplatz hat, war ein schöner Spaß. Aber mein Ruhebedürfnis war mir wichtiger. Ganz bewusst habe ich mich für meinen Schlaf entschieden. Und der Ändy hat das verstanden. Also sind wir brav zurückgekehrt zu seinem alten Mietshaus in der Walzwerkstraße, und ich bin in meine Gästewohnung gegangen, die der Gute für seine Freunde bereithält.

Um neun Uhr lag ich im Bett. Licht aus, Augen zu und durch. Abgesehen von einem kurzen Besuch um Mitternacht im Bad habe ich bis fünf Uhr in der Früh selig geschlafen. Herrlich.

Ja, Leute, so geht Schlaf: maßvolles Abendbrot zu früher Stunde, nur ein klitzekleines Genussbier und dann dem eigenen Bedürfnis nach Ruhe folgen. Handy aus. Kein Laptop mit ins Bett, null Daddeln im Netz – sondern mit sich selbst im Reinen durch die Nacht. In einem großen Bett, ganz für mich allein.

Früher, da hätte ich stundenlang mit Ändy zusammengehockt und wäre, Lerche, die ich bin, dennoch genauso früh aufgewacht – nur völlig zerschlagen. Inzwischen folge ich meiner inneren Uhr. Nicht immer, aber immer öfter. Ja, ich bin noch jung genug, um das Schlafen zu lernen.

Nach einigen dynamischen Morgen-Mails und ein wenig Arbeit an meinem Handbuch für eine gute Nacht gehe ich nach oben und setze mich geradezu euphorisch zu einem müden Ändy an den Frühstückstisch. Die alte Eule hat noch bis weit nach Mitternacht in die Glotze geschaut. Ohne den Besuch seines Frühaufsteher-Freundes aus Hamburg würde er noch schlafen. Aber wie sagt Ändy? »Muss ja, woll?«

»Jau!«, sage ich und muss los.

Es geht zu einer Firma, bei der ich vor einem halben Jahrhundert meine berufliche Zukunft sah – jedenfalls wenn meine verzweifelten Eltern mal wieder um meine Schulkarriere bangten.

»Junge, was soll nur aus dir werden?«, fragten sie mich dann.

Und ich antwortete trotzig: »Testpenner bei Schlaraffia.«

Von gelegentlichen Rückfällen abgesehen, liegt meine pubertäre Phase schon länger hinter mir, das Schlaraffia-Werk in Wattenscheid aber steht noch immer. Bar jeglicher Sentimentalität möchte ich behaupten, dass ich bei einer der bekanntesten deutschen Traditionsproduktionen erwartet werde. Das Firmenlogo mit der alten blauen Dampfwalze, die über eine Matratze rollt, kennen bestimmt auch Sie. Erst kürzlich ist es mir wieder in einer Zeitungsanzeige (»Wir leben Schlaf. Seit über 100 Jahren.«) aufgefallen, als eine große Kaufhauskette mit »Schlummerprämien« für Ware aus Wattenscheid warb.

Die Materialprüfung mit der Walze hat es wirklich gegeben. 1931 ließ ein Werksleiter in aller Öffentlichkeit ein Zehn-Tonnen-Ungetüm über eine Matratze rollen, um zu demonstrieren, dass die damals neu entwickelten Federkerne nicht kaputt zu kriegen sind: Unbeschädigt sprangen die Federn, von zwölf Zentimetern niedergewalzt auf fünf Millimeter, in ihre alte Form zurück. Die eindrucksvolle Belastungsprobe begründete den Ruhm der Firma als Hersteller hochwertiger Ware.

Der Mann, der den guten Ruf ins digitale Zeitalter retten soll, heißt Tino Goerke, ist ein dynamischer Enddreißiger, Diplom-Betriebswirt und »Head of Marketing«. Er begrüßt mich schon auf dem Parkplatz, im Schatten einer Walze in Schlaraffia-Blau. Es ist nicht die legendäre Testmaschine, die wurde irgendwann verschrottet. Die Walze vor dem Firmenportal ist Baujahr 1953 und walzte noch bis zur Jahrtausendwende auf Firmenfesten und bei Verkäuferschulungen publikumswirksam die eigenen Produkte platt. Einen ihrer letzten Fahrer werde ich an diesem Vormittag noch kennenlernen.

Zunächst muss aber gesagt werden, dass die 1909 in Wuppertal gegründete Firma, wie andere altehrwürdige Marken auch, in den Sog der Internationalisierung geraten ist. Seit 1990 gehört Schlaraffia zum belgischen Schaumhersteller Recticel – »dessen Schaumstoff-Know-how unserer Matratzenentwicklung einen kräftigen Schub gegeben hat«, wie Goerke erklärt. Hauptsitz ist aber weiterhin die Schlaraffiastraße 1 in Wattenscheid. So viel Tradition muss sein.

Wie lange es überhaupt schon Matratzen gibt, ist schwer zu sagen, kommt es doch darauf an, was wir darunter verstehen. Das Wort *materazzo* als Bezeichnung für eine Schlafunterlage gab es jedenfalls schon im Früh-Italienischen, also etwa im 9. Jahrhundert. Auf Stoffen, gefüllt mit Heu und Wolle, ruhten die Römer aber auch schon in der Antike; den alten Ägyptern dienten hingegen noch Palmenzweige als Unterlage. Im Arabischen bedeutete *matrah* später »Platz« oder »Kissen«, irgendwo finde ich sogar die Übersetzung »Teppich, auf dem man schläft«. Eine Unterlage für die Nacht aus geflochtenem Gras, entdeckt im heutigen Südafrika, soll unglaubliche 200 000 Jahre alt sein.

Einem Bett vergleichbare Konstruktionen für das, was man Matratzen nennen könnte, sind vergleichsweise jung. Sie gehen vermutlich auf das 12. Jahrhundert zurück. Etymologisch ist »Bett« dem germanischen Wortstamm *bed* entlehnt, was »graben« oder »stechen« bedeutete. Das ergibt Sinn, denn bis zu ersten Unterbauten für ihr Lager schliefen die Menschen in Erdmulden, die sie in der Nähe ihrer Feuerstellen eigens für die Nacht aushoben. Später mauerten sie sich ihre Schlafstelle.

Die jüngere Geschichte der Matratze beginnt mit einem am 25. November 1834 in York eingereichten Patent, wobei es dem britischen Erfinder Robert Joseph Barlow gar nicht um eine Verbesserung der Schlafkultur ging, sondern um eine »Verbesserung an den Federn für Kutschen und andere Zwecke«, wie es im *Polytechnischen Centralblatt* von 1836 heißt. Bis die revolutionäre Metallfeder ihren Weg in die Matratze fand, vergingen 70 Jahre.

Den Prototyp der Federkernmatratze fertigte der Engländer James Marshall 1901 für seine bettlägerige Frau. Der Ingenieur entwickelte ein Stützsystem mit Spiralfedern, die er in Baumwolltaschen verpackte und mit Rosshaar wattierte. Die britische Matratzenmanufaktur Vispring, gegründet Anfang des 20. Jahrhunderts, feiert Marshall als eine Art Ahnherren. Gar nicht so viel später startete 1909 die Herstellung bei Schlaraffia, damals noch in Wuppertal. An der Wupper fand 22 Jahre später auch der legendäre Federtest statt.

Schlaraffias große Zeit brach nach dem Zweiten Weltkrieg an. Mit den Wirtschaftswunderjahren avancierte das Bett von der zweckdienlichen Regenerationsstätte zu einem verdienten Rückzugsort, der auch Bequemlichkeit und Annehmlichkeit bieten sollte. Die Matratze – je höher, desto teurer, desto besser – avancierte zum intimen Statussymbol. Und die nunmehr Wattenscheider erfüllten den aufkommenden Wunsch der Deutschen nach Komfort, nach einem Hauch von Luxus in den eigenen vier Wänden trefflich.

»Die gute alte Wärmflasche hat jetzt ausgedient«, jubelte die Firma wenige Jahre nach Kriegsende und stellte die beheizbare Matratze vor. Eine kleine Sensation. Anfang der Fünfzigerjahre zeigte Schlaraffia »seine neueste Innovation«, wie es in der Firmenpräsentation heißt: Statt auf drei verschiedenen Matratzen für Kopf, Rumpf und Beine zu schlafen, entsprechende Durchhänger inklusive, gab es jetzt den »ganzheitlichen Liegekomfort«. Schlaraffia stellte »Die Einteilige« vor. Mit Federkerntaschen, was sonst.

Warum eine Matratze aus Wattenscheid auch heute noch ihren Preis hat, wenn Großhändler nicht mit Sonderaktionen locken, zeigt ein Gang durch die Werkshallen mit Manuela Renner. Seit 27 Jahren arbeitet sie bei Schlaraffia, und von den 33 000 Quadratmetern, auf denen hier gefertigt wird, sind die »Klebestraße« und die »Beziehstraße« ihr Reich. »Immer noch viel Handarbeit«, sagt die 53-Jährige und streicht fast zärtlich über die Einlagen. »Jede Feder in einem Täschchen.« Sie lächelt versonnen, während sie die Federn antippt, die leicht nachgeben und wieder zurückspringen.

In der Klebestraße werden die Federkerne von Arbeiterinnen »verheiratet« – so nennen sie es hier, wenn dem Federkernteil von unten und oben eine Schaumstoffschicht aufgedrückt wird. »Wir wissen genau, an wen jedes dieser Stücke geht«, sagt Manuela Renner, denn sie und ihre Kolleginnen und Kollegen fertigen nur im Auftrag. 150 Matratzen am Tag. Mit 269 Mitarbeitern ist Schlaraffia im kleinen Wattenscheid durchaus eine

Größe. Insgesamt produziert die Firma jedes Jahr Hunderttausende Matratzen an acht Standorten in ganz Europa.

»Unsere Spezialität hier sind Sondermaße«, sagt Thomas Bäßler, 54. Schon sein Vater schaffte bei Schlaraffia, hat es zum Vorarbeiter gebracht; er selbst ist jetzt 37 Jahre dabei und zählt zu jenen, die noch die Walze gefahren haben, die vor dem Haupteingang steht. »War sehr überzeugend«, grinst Bäßler in Erinnerung an die staunenden Blicke im Publikum. Über den Wechsel vom Endlosfederkern zum Taschenfederkern könnte der gelernte Betriebsschlosser lange erzählen; oder über den »gesteckten Federkern«, auf den Schlaraffia ein Patent besitzt.

Die Feder ist zwar der Kern des Jahrzehnte währenden Schlaraffia-Erfolgs, aber gut die Hälfte der Produktion macht heute die Schaumstoffmatratze aus. Fachleute unterscheiden dabei zwischen Kaltschaum, der bei Schlaraffia »Bultex« heißt, und Funktionswerkstoff, den die Wattenscheider »Geltex« nennen. Die Entwicklung der beiden Marken lobt die Firmenwebseite als »Sternstunden der Schlafgeschichte«.

Für mich ist das arg nach den Sternen gegriffen, nicht aber für Michael Naar. Der gelernte Polsterer hat mit seinen 63 Jahren sein halbes Berufsleben bei Schlaraffia geschafft. In Wattenscheid kümmert er sich um die Themen Entwicklung sowie Qualität und arbeitet damit auf die nächsten Sternstunden hin. Ein Teil seines Reiches ist der Testraum, in den er mich führt. »Das ist unsere moderne Form der Walze«, sagt er und zeigt auf eine Maschine mit einer schwarzen Rolle, ein Meter breit und 140 Kilo schwer. 30 000 Mal in zweieinhalb Tagen muss eine Matratze dieses Gewicht aushalten, auf voller Breite, hin und her; so werden rund acht Jahre Gebrauch simuliert; immer wieder werden die Höhe und Härte gemessen und nach einem komplizierten System Gütepunkte vergeben – sozusagen die Reifeprüfung für jeden Matratzen-Prototyp.

»16 Jahre soll eine Schlaraffia schon halten«, sagt Naar. Aber er sagt auch: »Selbst eine hochwertige Matratze sollten Sie nach acht bis zehn Jahren wechseln – wenn Sie es gut mit sich meinen, allein aus hygienischen Gründen.« Zum Anspruch seiner Firma an Qualität hätte Naar noch viel zu sagen, aber mich zieht es in den »Showroom« – 20 Matratzen auf einen Blick, die gesamte Kollektion. Dieter, der Bettflüchtige, im Schlaraffia-Land.

Unweigerlich muss ich an den großen Loriot denken und dessen Sketch-Klassiker »Wir schlafen im Liegen«. Wie belehrt der redselige blonde Bettenverkäufer mit dem fluffigen Scheitel den von Loriot gespielten trotteligen Interessenten und dessen Frau? »Die Federmuffen sind einzeln aufgehängt und kreuzweise verspannt, also hüftfreundlich in der Seit- und Bauchlage. Sie dürfen gerne einmal Probe liegen, ich bediene inzwischen die anderen Herrschaften.«

Die nächste halbe Stunde mache ich es wie Loriot: Ich liege auf der linken Seite und auch auf der rechten, auf dem Bauch wie auf dem Rücken. Anders als in dem Sketch will mir kein Herr Hallmackenreuther das Modell Allegro aus dem Hause Unisono mit Palmfaserauflage und Stützsperre in imprägnierter Halbzwirnware oder gedrilltem Volant andrehen; auch darf ich die Schuhe anbehalten und »hier hopsen, so lange es mir passt«, um mit Loriots Partnerin Evelyn Hamann zu sprechen. Federkern, Bultex, Geltex. Ich gönne mir das volle Programm.

Und?

Nach einem Vormittag Werksbesichtigung habe ich das Gefühl, jeden Federkern-Bieger und jede Kerntaschen-Näherin persönlich zu kennen, nachdem ich mich begeistert auf die Taschenfederkernmatratzen gestürzt hatte. Hochwertiger und traditionsreicher geht es ja nicht.

Doch so viele Chancen ich den Springteufeln auch gebe – sie sind mir, sorry, zu »hopsig«.

»Ja«, nickt mein persönlicher Matratzenberater Goerke, »Sie brauchen das Gefühl, angekommen zu sein. Sie wollen, dass Ihre Matratze Sie willkommen heißt.« Also wechsele ich von Metall auf Schaum.

»Klimaregulierend, druckentlastend, körperstützend«, erklärt mir Goerke das »Sleep Triangle« bei den jüngsten Geltex-Produkten. Ohne Denglisch kommen die modernen Hallmackenreuthers nun mal nicht über die Runden.

Wenige Minuten später weicht mein Spott dem Respekt. Von meiner »Quantum Touch 240«, Härtegrad 3, möchte ich gar nicht wieder aufstehen. Na, ich habe mich ja auch gleich auf die fetteste Matratze von allen gelegt. 24 Zentimeter hoch.

Doch heutzutage geht es nicht mehr um die Höhe als Wert an sich. Gesundheitsbewusstsein toppt Prestigedenken. Eine zu hohe Matratze kann dazu führen, dass wir in der Seitenlage, in der wir häufig schlafen, mit Schultern und Becken zu tief einsinken. Das jedoch mag unsere Wirbelsäule gar nicht.

»Wir nehmen besser das 220er-Modell«, bittet mich Tino Goerke zu einem anderen Bett. Der kleine Matratzenprofi in mir erkennt an der Modellbezeichnung sofort: Das Ding ist zwei Zentimeter niedriger.

Ja, auch hier liege ich gut, fühle mich von der Matratze willkommen geheißen.

Nein, ich könnte nicht sagen, dass ich auf der höheren besser gelegen hätte.

Mein Berater betrachtet mich von allen Seiten, schaut von oben und geht neben mir in die Hocke – als wäre ich »*Der* Liegende« von Rodin. »Perfekt, auch unter medizinischen Gesichtspunkten«, sagt Goerke sehr zufrieden. »Ihre Schultern und Ihr Becken werden gut aufgenommen, Ihre Wirbelsäule bildet eine gerade Linie.« Er drückt bei mir noch mal hier, noch mal dort und nickt. »Ja, so kann Ihr Rückgrat über Nacht entspannen – und Sie können wieder wachsen.«

Nun komme ich mir morgens beim Blick in den Spiegel zwar klein und mickerig vor, aber daran würde eine Quantum Touch im Ehebett auch nichts ändern. Doch Goerke geht es nicht um meine gefühlte Größe, sondern um jene ein bis zwei Zentimeter, die wir jeden Tag schrumpfen, weil unser Gehen, Stehen und Arbeiten die Bandscheiben zusammendrückt; das dabei herausgepresste Wasser wird in der Nacht nachgetankt, und die Wirbelsäule streckt sich wieder. Eine gerade Lage auf einer passenden Matratze ist dieser Regeneration förderlich. Logisch.

»Liege ich hier auf dem Testsieger?«, frage ich und versuche mich in einem Lächeln aus Unschuld und Ironie. Produktbewertungen, speziell jene der Berliner Stiftung Warentest, sind in der Matratzenbranche ein ganz heikles Thema – vor allem seit die gemeinnützige Verbraucherorganisation erstaunlich preisgünstige Matratzen von Internetanbietern ausgezeichnet hat. Ein Schlag ins Kontor von Schlaraffia & Co.

Was vielleicht den wenigsten bewusst ist: Das eher stille Geschäft mit der gesunden Nachtruhe ist bei schätzungsweise jährlich sechs bis sieben Millionen verkauften Matratzen ein Milliardenmarkt, hart umkämpft und – wie andere Handelszweige auch – durch das Internet kräftig aufgemischt. Dass ausgerechnet Online-Quereinsteiger dann Testsieger werden und mit »Anti-Kartell-Matratzen« den angeblichen »Matratzendschungel« anprangern, bringt manch etablierten Produzenten oder Händler durchaus um den Schlaf.

In den vergangenen Jahren wurden daher jede Menge Rechtsanwälte bemüht, Gerichte mussten ran, Urteile ergingen; das Image der Branche leidet. Und, ja, sogar das Kartellamt griff ein: Wegen Preisabsprachen ergingen an Händler Bußgelder in Millionenhöhe. »Aber das geschah weit vor dem Boom der Online-Matratzen«, stellt der Marketing-Mann Goerke klar. Eigentlich alles nicht der Rede wert. Und doch ein wenig überraschend für die nach außen so verschlafen wirkende Branche.

»Wir begrüßen die Transparenz, die der Verbraucher durch die Stiftung bekommt«, bemüht sich Goerke, die Wogen zu glätten, aber er gibt auch zu: Für wirklich fair hält er die Tests der Berliner Verbraucherschützer nicht. »Die Stiftung berücksichtigt nicht die Vielfalt unserer Produkte. Wir machen keine Matratze für alle, sondern möchten den verschiedenen Käufertypen die für sie möglichst ideale Matratze bieten.«

Tino Goerke sieht mich selbstbewusst an. »Waren Sie vorhin denn nicht sehr zufrieden mit dem Ergebnis meiner Beratung?«

Doch, das war ich. Aber ich verstehe auch, dass viele Menschen nicht viele Hundert Euro für eine »Flagship-Matratze« aus Wattenscheid bezahlen können oder es nicht wollen. Andererseits will mir nicht in den Kopf, dass ein Internetangebot zu weniger als einem Drittel des Preises genauso gut, nein, sogar besser sein soll.

Tino Goerke nickt verständnisvoll. Das Matratzengeschäft ist voller scheinbarer Widersprüche, schwer zu durchschauen, und der Online-Handel verstärkt die Unsicherheit bei Verbrauchern, aber auch Herstellern. Wie gut, dass ich mit Holger Brackemann einen unabhängigen Experten besuchen werde, der den Durchblick hat. Als Vorstandsmitglied der Stiftung Warentest ist er zuständig für den zentralen »Bereich Untersuchungen«, in gewissem Sinne ist er also der Mann, der bei Produkten den Daumen hebt oder senkt. »Grüßen Sie ihn schön«, sagt der Mann von Schlaraffia zum Abschied – und das meint der freundliche Herr Goerke nicht einmal ironisch.

Z z z z z z z z z z z

Endlich mal wieder Berlin. Bei einem inhaltlich wie menschlich sehr bereichernden Mittagessen konnte ich Professor Thomas Penzel – Physiker, Humanbiologe, Physiologe und wissenschaftlicher Leiter des Schlaflabors an der Charité – für mein Buchprojekt gewinnen. Die Unterstützung von einem der engagiertesten Experten in der Deutschen Gesellschaft für Schlafforschung und Schlafmedizin (DGSM) wird mich heute Abend gut schlafen lassen.

Vor der Rückfahrt nach Hamburg aber geht es – leicht euphorisiert, allein schon wegen der Berliner Luft, Luft, Luft – durch den Großen Tiergarten hinüber zum Lützowplatz. In einem quadratisch, praktisch, guten Bürogebäude hat die mit

Sicherheit bekannteste deutsche Stiftung ihren Sitz. Hier erwartet mich der oberste Warentester des Landes, Holger Brackemann, für eine ganz besondere Lektion in Matratzenlehre.

Erste Überraschung: Ich hatte mir den Experten als handfesten Ingenieur vorgestellt, doch Brackemann entspricht eher dem, was man bei uns in der Hansestadt als den klassischen Notar vor Augen hat: hochgewachsen, schlank, graues Haar, Hornbrille, dunkler Anzug, dezente Krawatte, und einen Doktortitel trägt er auch. Allerdings passt das Bild durchaus, sieht sich der promovierte Chemiker doch als »Anwalt der Verbraucher«. Manche würden auch sagen: Staatsanwalt. Wenn nämlich die Ermittlungen der Stiftung ergeben, dass wir Verbraucher mit mangelhafter Ware oder unangemessenen Preisen übervorteilt werden, sitzen die verantwortlichen Hersteller und Händler zumindest moralisch auf der Anklagebank.

Zweite Überraschung: Brackemann beschränkt sich nicht auf das Referieren von Testergebnissen und technischen Werten; er ist ein Mann der klaren Worte. Nachdem er sich geduldig meine Erkenntnisse und Erfahrungen vom Liegenlernen angehört hat, nippt er an seinem Kaffee, schüttet etwas Milch nach, nimmt einen großen Schluck und sagt: »Ja, so kenne ich die Branche, so erleben es auch die Verbraucher – beim Verkauf geht es um dieses ›sich mal hinlegen‹, um das ›sich bequem machen‹.«

Ich stutze und frage, was daran so schlimm sei, sich auf seiner Matratze wohlzufühlen.

»Nichts«, erwidert Brackemann, »aber den Kunden wird ein Gefühl verkauft. Es geht um Befindlichkeiten und nicht um nachvollziehbare, vergleichbare Werte.«

Er sieht mich über seine Tasse hinweg an. Ja, ich kann ihm noch folgen.

»Wir wünschen uns objektive Qualitätskriterien«, fährt Brackemann fort, »an denen Sie sich beim Kauf konkret orientieren können. Genau diese Angaben aber werden Ihnen nicht vermittelt.«

Noch ehe ich mich zum Verteidiger von Schlaraffia und Konsorten durchringen kann, sehe ich Brackemanns leicht mokantes Lächeln und schweige. »Auch wenn ich den Matratzenherstellern gerne glauben will, dass sie sich bemühen«, setzt er nach, »im Gegensatz zu anderen Branchen schaffen sie es nicht, statt Werbelyrik vergleichbare Parameter aufzustellen.«

Whoops, da dürfte manchem Matratzen-Manager der Federkern aus der Tasche springen.

Was Brackemann sich wünscht, das wären »etwa für alle Produzenten einheitliche Härtegrade der Matratzen«; gern sähe er auch eine »festgeschriebene Typisierung der Schläfer, damit die Liege-Eigenschaften einer Matratze diesen verschiedenen Typen zugeordnet werden können«.

Die Stiftung hat diese Kategorien bereits entwickelt, in den Testheften sind sie erklärt und abgebildet, die H- und E- und I- sowie A-Typen. »Zwei Drittel der Deutschen von groß und schwer bis klein und leicht passen in dieses Raster«, sagt Brackemann, lehnt sich zurück und fragt: »Warum kann die Matratzenindustrie sich nicht auf so eine Kategorisierung verständigen und ihre Produkte entsprechend auszeichnen?«

Er beugt sich vor und sieht mich an: »Wäre das nicht eine große Hilfe für Sie als Verbraucher?« Er hält inne und gibt mir die Chance, Zustimmung zu signalisieren.

»Aber was macht die Industrie?« Brackemann tippt auf den Schirm seines Laptops, dreht ihn in meine Blickrichtung und scrollt durch seine Datenbank mit Matratzen in allen Varianten: »Die Branche generiert eine Produktpalette, die eine Vielfalt suggeriert, die jedoch nicht auf den Kunden zugeschnitten ist.«

Ich blicke auf den Screen, es scheint mir kein Hersteller zu fehlen; von einer Firma allein sehe ich über 30 Modelle, die von der Stiftung auf Federkern und Kaltschaum geprüft wurden.

Brackemann nimmt noch einen Schluck Kaffee, schüttelt dann den Kopf. »Nein«, sagt er entschieden, »sehr viel Mitgefühl werden Sie bei mir für die Branche nicht finden.«

Aufmerksamkeit schenkt die Stiftung den Produkten dafür umso mehr. »Über 500 Matratzen haben wir in den vergangenen 25 Jahren getestet«, berichtet Brackemann, »darunter superteure für einige Tausend Euro und günstige für einen halben Hunderter; wir haben harte und weiche geprüft, solche aus Schaum und natürlich auch welche mit Federkernen. Unser Prüfprogramm passen wir alle zwei Jahre den neuesten wissenschaftlichen Erkenntnissen und Vorgehensweisen an.«

Der Aufwand ist wohlbegründet. Bei den Suchanfragen im Netz liegen Matratzentests seit Jahren fast immer auf den drei vorderen Plätzen – hinter den Klicks zu Investmentfonds und Staubsaugern. Mit ihrem kritischen Blick auf die Produkte verdient die Stiftung gutes Geld. Bei rund 60 Millionen Umsatz brachte sie es im Jahr 2020 auf ein Jahresergebnis von etwa zweieinhalb Millionen – von »Gewinn« darf man bei gemeinnützigen Stiftungen ja nicht sprechen.

Und was ist die wichtigste Erkenntnis des Warentesters, der seit 18 Jahren für die Stiftung tätig ist?

»Bei Matratzen ist es wie beim Fußball«, sagt Brackemann, »Geld schießt keine Tore.«

Da ich stutze, ruft mein Gegenüber auf dem Bildschirm die vorläufigen Ergebnisse des neuesten Tests auf, der noch nicht veröffentlicht ist. Et voilà: Die billigste Matratze liegt vor der teuersten – wieder mal, wenn diesmal auch nur knapp.

»Hochpreisig und dennoch schlecht – sind andere Branchen besser?«

Brackemann muss nicht lange überlegen. »Wissen Sie, bei einem Mobiltelefon können Sie eindeutig sagen: Das Handy für 1200 Euro leistet ganz klar mehr als das für 200.«

Ja, sage ich, das sei selbst mir schon klar.

»Okay, aber bei Matratzen gibt es diese Preis-Qualitäts-Schwelle nicht. Zwischen dem, was Sie zahlen müssen, und dem, was Ihnen dafür geboten wird, gibt es keine Korrelation.«

»Aber was rechtfertigt denn einen höheren Preis, wenn nicht Leistung?«, möchte ich wissen.

Da muss selbst ein Brackemann überlegen. »Goldene Federkerne«, sagt er schließlich schulterzuckend, »haben wir keine gefunden.« Ernst fügt er an: »Echte Neuentwicklungen bleiben aus. Wenn es um Innovationen geht, leisten andere Branchen mehr.« Er schaut in seine Tasse, lächelt und sagt: »Es ist einfach so: Die Hersteller haben zu lange und zu gut auf ihren Produkten geschlafen.«

Ich versuche mich auch mal an einer Metapher und frage, ob damit gleich die gesamte Brache durch den Lattenrost falle.

Trotz seiner »berechtigten Kritik« will Brackemann das in seinem notariell-neutralen Selbstverständnis nicht so stehen lassen. Die Stiftung testet jedes Jahr rund 2000 Produkte aus völlig verschiedenen Branchen, und auf keinen Fall soll der Eindruck entstehen, als hätte man die Matratzen-Industrie, wie der Berliner sagt, »auf dem Kieker«. Das Internet und damit der online angefachte Preiskampf, erklärt Brackemann, habe Produzenten und Händler »sehr wohl wachgerüttelt«, und auch das gestiegene Gesundheitsbewusstsein der Verbraucher sporne die »Branche im Umbruch« an.

Ja, in Wattenscheid und weltweit werden es die Branchenvertreter gerne lesen: Es gibt an diesem Nachmittag durchaus Momente, in denen »Mr. Warentest« regelrecht ins Schwärmen kommt, etwa wenn er die »enormen Fortschritte bei der Entwicklung von Qualitätsschaum« lobt: »Das richtige Maß zu finden zwischen Nachgeben und Stützen, wie es einigen Produkten gelingt, ist eine echte Leistung.« Es fällt sogar das Wort »Respekt«.

Weil rund um unseren Schlaf nicht nur mit Matratzen gutes Geld verdient wird, testet die Stiftung auch Kopfkissen, Decken, Daunen, Schlafmittel und Lattenroste. »Ganz aktuell«, verrät mir Brackemann, prüfen seine Experten gerade, »ob sich ein Test für Anti-Schnarch-Artikel lohnt.«

Ich verrate meinerseits, dass ich demnächst das weltweit einzige Schnarch-Museum besuchen werde, dessen Direktor mir schon am Telefon von all dem Nonsens berichtet hat, mit dem

»seit den Achtzigerjahren des vergangenen Jahrhunderts versucht wird, dem lästigen Schnarchen beizukommen«: Mundwasser und Nasentropfen, Salben oder Nasenklammern von innen und von außen, Anti-Schnarch-Sand, auch Halbedelsteine oder Ohrenkerzen.

»Allein mit dem Hokuspokus rund ums Schnarchen«, sage ich, »könnte die Stiftung ein ganzes Sonderheft füllen.«

Höre ich da ein leichtes Seufzen?

Ja, sagt Brackemann, seine Kollegen täten sich durchaus »schwer, dieses weite Feld an Produkten in den Griff zu bekommen«. Vorerst gehe es um die Sichtung der Produkte, würden von den Herstellern Studien angefragt und unabhängige Untersuchungen recherchiert sowie Prüfmechanismen erarbeitet. »Alle unsere Tests müssen wissenschaftlichen Ansprüchen gerecht werden und nachvollziehbar sein«, erklärt Brackemann, »und der Aufwand muss in einem zu rechtfertigenden Rahmen bleiben.«

Ob das der Stiftung im Hinblick auf Anti-Schnarch-Ringe für die Finger oder Anti-Schnarch-Nasenstöpsel gelingt?

Da ist es wieder, das leichte Seufzen.

Die Überlegungen zu einem Test der vielfältigen Schlaf-Apps, zu denen mir Google 30 300 000 Hinweise auswirft, hat die Stiftung aufgegeben. Zu groß ist das Angebot, zu schwierig der Nachweis, ob eine App tatsächlich hilfreich ist oder nicht doch eher Firlefanz. Unbestritten ist, was die *New York Times* so trefflich feststellte: »*A bad night's sleep is reason for a very big business.*« Frei übersetzt: »Mit dem schlechten Schlaf anderer Leute lässt sich eine Menge Kohle machen.«

Unsere Thermoskanne mit Kaffee ist leer, aber das passt schon, möchte ich doch nur noch etwas ganz Persönliches wissen: Wie hat er selbst denn seine Matratze gekauft? Schläft er auf einem Testsieger, geordert im Netz?

Da lacht Brackemann auf, als hätte er auf die Frage nur gewartet. »Meine Matratze habe ich nach unseren Testergebnissen ausgewählt, natürlich«, erklärt er.

Ich sehe ihn etwas schräg an und recke mein Kinn. Er lächelt und fügt hinzu: »Ein Markenprodukt, bestellt bei einem Geschäft in unserer Nähe.«

Ich ahne, dass er noch etwas zurückhält, sehe ihn erwartungsvoll an. Brackemann nickt. »Ja«, sagt er, »ist auch schon wieder acht Jahre alt, das gute Stück.« Er lächelt leicht verlegen: »Ich weiß, allmählich wird eine neue Matratze fällig.« Nach dem nächsten Test der Stiftung, gelobt Brackemann, werde er zuschlagen.

Ich weiß auch, welche Matratze er dann bei seinem Händler bestellen wird: die auf Platz eins. Welche denn sonst.

Z z z z z z z z z z z

Die Treppe in den ersten Stock seines Geschäfts ist Dirk Wintzer für seine 81 Jahre noch ziemlich dynamisch hochgestiegen. Jetzt lässt er sich in einen breiten Sessel fallen, um mir aus 60 Jahren Bettenverkauf zu berichten. Sein Sohn Kay fragt freundlich, was ich denn trinken möchte. Ich wähle Wasser, denn auf der langen Fahrt habe ich schon genug Kaffee in mich hineingeschüttet.

Ich bin in Bielefeld, der Stadt der Leinenweber, in der sich früher alles ums Spinnen und Nähen, ums Bleichen und vor allem das Weben drehte. Der Anbau von Flachs und dessen Weiterverarbeitung zu Linnen, auch Leinen genannt, hat der Stadt in Ostwestfalen einst einen gewissen Wohlstand beschert. Das Leineweber-Denkmal im Kirchpark erinnert daran. Es zeigt einen alten Mann mit einer Kiepe auf dem Rücken, in der er das Leinen zum Markt austrägt.

Eine lebensgroße Replik des berühmten Kiepenkerls aus Pappmaschee steht direkt vor der kleinen Sitzgruppe, in der ich mich mit den beiden Wintzers niedergelassen habe. Die graue Statue trägt eine rote Schärpe: »120 Jahre Betten Kirchhoff« steht da in goldenen Lettern. Das Geschäft über zwei Etagen in richtig guter Innenstadtlage ist vielen Bielefeldern ein Begriff, zumindest den älteren. Die Statue, ein Geschenk zum Jubiläum, wirkt wie eine Reminiszenz an bessere Zeiten.

Es war Dirk Wintzers Großvater mütterlicherseits, der das »Fachgeschäft für Bettwaren Kirchhoff« 1899 gegründet hat, 1962 übernahm der Enkel das Geschäft; seit drei Jahrzehnten steht Junior Kay, auch schon über 50, seinem Vater zur Seite. In der örtlichen Kaufmannschaft sind die Wintzers eine Institution. Den Senior könnte man zudem als so etwas wie den Doyen unter Deutschlands Bettenhändlern bezeichnen. In meinen Augen ist er damit der ideale Gesprächspartner, um meine kleine Matratzenkunde zu komplementieren.

Zudem ist Dirk Wintzer sicherlich einer der Medizinkundigsten in der Branche. Seit 28 Jahren ist er reges Mitglied der Deutschen Gesellschaft für Schlafforschung und Schlafmedizin und auf vielen Kongressen dabei. Seine eigenen »Fachveranstaltungen« sind gut besucht. Wenn er in der Volkshochschule über die »obstruktive Schlafapnoe« spricht, gemeinhin »Schnarchen« genannt, hat er »bis zu 100 Besucher gezählt«. Es verwundert also nicht, dass sich Wintzer weniger als Verkäufer versteht, die Bezeichnung beschämt ihn geradezu, sondern eher als »Schlafberater und verlängerter Arm der Ärzteschaft«.

Bezeichnenderweise nennt Wintzer seine Kundengespräche »Anamnesen«, wie das professionelle Erfragen von potenziell medizinisch relevanten Informationen bei Ärzten heißt. Mit einem milden Lächeln sagt sein Sohn: »An meinem Vater ist ein Schlafmediziner verloren gegangen.«

Aber wissen die Kunden eine umfassende, ja geradezu leidenschaftliche Beratung noch zu schätzen?

Der Junior hält sich zurück, der Senior sagt mit seiner noch immer sehr kräftigen Stimme: »Ja, keine Frage.« Und dann erzählt Dirk Wintzer von »dankbaren Kunden, die mit ihren Problemen zu uns gekommen sind«, mit Rückenschmerzen und Hüftschäden, mit Schulterproblemen und Nackenversteifungen.

»Hunderte von Schnarchern schlafen besser«, berichtet Dirk Wintzer, nachdem er sie von seinem eigens entwickelten Lattenrost überzeugen konnte, auf dem man in einer leichten Schräglage ruht. Es seien »nur ganze vier Prozent«, die der Kopf höher liege, die aber würden es bringen. Die Atemwege seien dadurch freier, das Schnarchen werde leiser, das Atmen falle leichter: »Das richtige Bett«, sagt Dirk Wintzer, »wirkt Wunder.«

»Wunder gibt es immer wieder«, das weiß ich seit Katja Ebsteins großartiger Schnulze, aber dass es sie bei den Wintzers zu kaufen gibt, das wusste ich nicht. »Royal Dream« heißt die Matratzenserie. »Selbst entwickelt«, sagt der Senior. Viele Jahre Arbeit stecken da drin«, sagt der Junior. Und dann folgt ein langer Vortrag der beiden Wintzers über die »Spezialzonen« für Schulter, Brust, Taille und Gesäß, über die Varianten in Naturlatex, Kaltschaum oder mit »Tonnen-Taschenfederkernen«, und bei alledem sei die »besondere orthopädische Ausrichtung von Betten Kirchhoff« nicht zu vergessen.

Mit der perfekten Matratze ist es jedoch nicht getan. Da der hellsichtige Senior sofort erkannt hat, dass ich nachts zu viel schwitze – »So etwas sehe ich bei Kunden auf den ersten Blick« –, lerne ich, dass ich trockener liegen würde, wenn ich mich in ihre Kamelhaardecke hüllen würde; natürlich auch selbst entwickelt. Aber bitte keine Satin-Bezüge verwenden, das sei nur etwas »für Bettszenen aus Hollywood«. Nein, als Feuchtschläfer käme ich mit »atmungsaktiven Jersey-Bezügen« trockener durch die Nacht.

Ich muss an den guten Loriot im Bettengeschäft denken und sage: »Ach was!« Da Kay Wintzer den Sketch in- und auswendig kann, fragt er mich, ob ich nach dem Probeliegen gern etwas Gebäck zum Tee hätte.

Lachend, aber nicht mal ironisch gemeint, frage ich, ob ein Kirchhoff-Produkt schon mal von der Stiftung Warentest zum Sieger erkoren worden sei.

»Nein«, sagt der Senior ernst, »wir sind ein regionaler Anbieter und damit für die Stiftung nicht relevant.« Mit leichtem Trotz in der Stimme fügt er hinzu: »Aber wir würden einen Test nicht scheuen.«

Der Senior könnte noch lange erzählen, von der »eigenen Entwicklungsarbeit« und den »vielen guten Erfahrungen« mit »Stammkunden über Jahrzehnte hinweg«, aber er muss nach Hause. Sosehr er auch am Geschäft hängt, an seiner Frau, die seine Pflege braucht, hängt er noch viel mehr.

Meine kritischen Fragen zur Zukunft des Geschäfts bleiben daher am Junior hängen. »Wird diese Art von eigener Entwicklungsarbeit, von Hingabe zum Produkt heute wirklich noch geschätzt? Gibt es in diesen digitalen Zeiten tatsächlich genug von diesen dankbaren Kunden?«

Kay Wintzer sieht mich an, und ich frage mich, ob der in seinen Jeans und Turnschuhen so jung und unbekümmert wirkende Mann gleich feuchte Augen bekommt. Hat mein Nachhaken so sehr ins Schwarze getroffen?

»Es ist schwer geworden«, sagt Kay Wintzer nickend. So bewegt, wie der Vater von »den goldenen Zeiten« spricht, so schwer lastet die Bürde der »fälligen Veränderungen« auf seinem Sohn. »Es muss etwas geschehen«, sagt er sehr entschlossen. Gut 400 Quadratmeter Verkaufsfläche muss er bespielen, eine Handvoll Angestellter will bezahlt werden. Wäre das Haus nicht Familienbesitz, stünden sein Vater und er mit Sicherheit unter »viel größerem Handlungsdruck«.

Doch Kay Wintzer will nicht aufgeben, was drei Generationen vor ihm geschaffen und erhalten haben. »Wir haben gute Produkte, einen guten Namen und einen guten Kundenstamm. Wir haben nur keine gute Lage mehr.«

Da muss ich staunen. Die Adresse Goldstraße 6 sei beste Innenstadtlage, halte ich dagegen. Dafür würden andere wirklich Gold geben.

Die Innenstadt sterbe aus, sagt Wintzer, die Parkplatznot schrecke Kunden ab. »Wer flaniert heutzutage noch durch diese City? Und wer, bitte schön, kauft dabei auch noch eine Matratze?« Nein, er schüttelt energisch den Kopf, »wir müssen die Location ändern.«

Der Junior, der offiziell schon längst die Geschäfte führt, will raus aus dem angestammten Haus. Als »Tribut an die mobile Gesellschaft« möchte er das Geschäft »an die Stadtautobahn verlagern, ins Gewerbegebiet, da, wo auch IKEA ist«.

Ein mutiger Schritt. Das unmögliche Möbelhaus aus Schweden verkauft Matratzen im Dutzend billiger.

In ganz Bielefeld weiß das wahrscheinlich niemand besser als Kay Wintzer, der als letzter Matratzen-Mohikaner den Kampf gegen das Internet und die Handelsketten noch nicht verloren geben will; der tapfer auf persönliche Beratung setzt, während sich die Kunden ihre Weisheit mehr und mehr aus dem Internet holen. Dass er seine Zukunft ausgerechnet im Schatten von IKEA sieht, bietet mir eine Steilvorlage für meine Abschiedsworte. Denn ich muss dringend weiter. Zu einem unmöglichen Möbelhaus.

Z z z z z z z z z z z

IKEA. Dortmund. *Last but not least.* Aber keine Matratzen mehr. Ich habe kapiert, dass es klug ist, vor dem nächsten Kauf die Hitlisten der Warentester in Berlin zu checken, aber ich habe auch gelernt, dass ich nicht blind den Testsieger bestellen sollte. Denn – wie meine geliebte, dem Rheinischen so verbundene Schwiegermutter Hannelore sagen würde – jeder Jeck schläft anders. Aber ich bin ohnehin eher der Typ Probelieger, der gerne individuell beraten werden möchte, am liebsten fachkundig. Und gern nehme ich nach dem Test-Nickerchen etwas Gebäck zum Tee.

»Hej, Dieter!« Eine helle, frohe Stimme reißt mich aus meinen Loriot-Gedanken, während ich dem Eingang entgegenstrebe. Noch ein weiteres Mal höre ich meinen Namen. Ach, welch Freude, als alter weißer Mann noch mal geduzt zu werden. Ich fühle mich sofort einige Jahrzehnte jünger, zumal es eine Frau ist, die da meinen Vornamen ruft. Sie hat rötlich blonde lange Haare, trägt Stiefeletten, ausgestellte Hose, Rollkragenpullover und einen Mantel, der auch ein Poncho sein kann. Alles in Schwarz. Cooler Look. *»Hej, och god dag«,* sagt sie und streckt mir die Faust entgegen. Händeschütteln in Corona-Zeiten.

Ich stammele »Hallo« und versuche, schlau zu gucken, während mir dämmert, dass ich gerade von Sandra Schwertfeger begrüßt worden bin – auf Schwedisch, ja, wie denn sonst? Meine Gesprächspartnerin für die nächsten Stunden ist eine Ruhrpottpflanze aus Dortmund, aber in ihren bald 35 Jahren bei IKEA hat sie oft genug die Konzernzentrale in Älmhult besucht, um eine Köttbullar-Bestellung auf Schwedisch hinzukriegen.

Nun »lebt« das Möbelhaus zwar »flache Hierarchien«, wie Sandra sagt, und gibt sich mit dem »Du« unter Mitarbeitern und gegenüber Kunden »typisch schwedisch unkompliziert«; dennoch steht die gelernte Schauwerbegestalterin mit Mitte 40 ziemlich weit oben. Die »Country Interior Design Managerin« entwirft mit ihrem Team die »Präsentationsstrategien«. In der Praxis heißt das: Sandra entwirft mit ihrem Team »Einrichtungslösungen« und verantwortet die Platzierung des Sortiments in den 54 deutschen IKEA-Häusern; sie sorgt also dafür, dass der Kleiderschrank »Pax Flisberget« oder das Sofa »Friheten« bestmöglich ausgestellt werden.

Für uns ist Sandra vor allem interessant, weil sie in ihrer Position entscheidend mit dazu beigetragen hat, dass der Möbelkonzern den »Schlaf als das über unsere Lebensqualität entscheidende Thema erkannt« hat, und sie sich seither dafür einsetzt, »dass die IKEA *familj* besser schläft«. Bei fast 50 Millionen Kunden jährlich will Sandra somit dazu beitragen, die Nachtruhe von mehr als jedem zweiten Deutschen zu verbessern. Ich denke, das ist wie das Möbelhaus selbst: unmöglich. Aber ich sage: »Na, dann mal los«, und dackele hinter einer Frau her, die sich bei IKEA besser auskennt als ich in meiner Westentasche.

Bevor mir Sandra zeigt, wie IKEA uns besser schlafen lassen will, erfahre ich von ihr, wie der Konzern das Thema überhaupt entdeckt hat. Alles begann mit »schlauen Leuten in Schweden«, die vor einigen Jahren mitbekommen hatten, dass immer mehr

Kunden beim Kauf auf Aspekte wie Wohlfühlen und Gesundheit achteten, vor allem bei Anschaffungen rund ums Bett. So kamen die Strategen im Land der Elche auf die Idee, »Schlafzimmer als Gesamtkonzept« zu präsentieren. Fortan wurde das Ambiente ebenso wichtig wie das gut geschraubte Bett.

Nun stünde Sandra heute bestimmt nicht so weit oben, wenn sie alles so beließe, wie es ist. »Im Sommer vor vier oder fünf Jahren« dachte sie daher darüber nach, ob die deutsche Zentrale in Hofheim-Wallau nicht mehr zur Präsentation beitragen könnte, als das Schlafzimmer-Konzept aus Älmhult dem heimischen Markt anzupassen. »Wie wäre es«, warf Sandra in die Runde ein, »wenn wir den Schlaf selbst zu unserem Thema machen?« Eine simple Frage, auf die man aber erst einmal kommen muss.

Als »Teamplayerin« verweist Sandra ausdrücklich auf den »Input aller Kolleginnen und Kollegen zu diesem gemeinsamen Projekt«. Klar, IKEA ist Familie. Doch letztlich war es ihr Team, das ganz erheblich dazu beigetragen hat, dass der Konzern heute gesundes Schlafen propagiert. Weltweit.

Damit sich aus der Idee das heutige »Movement« entwickeln konnte, wurden Arbeitsgruppen gebildet, Studien in Auftrag gegeben, Kunden professionell befragt und der englische Schlafphysiologe Guy Meadows als Berater angeheuert. Warum die Hofheimer keinen unserer deutschen Schlaf-Päpste engagiert haben? Reiner Zufall. Eine kanadische Kollegin hatte irgendwann einmal einen Vortrag des Briten gehört und dessen Namen ins Spiel gebracht. Seither ist der Doktor bei IKEA im Geschäft, und jeder Lagerarbeiter weiß, was »Work-Life-Sleep-Balance« bedeutet.

Und eine wie Sandra doziert so umfassend über das Gleichgewicht von Arbeiten, Leben und Schlafen, dass sie morgen ihr Geld als Coach verdienen könnte: Zu den Kernbotschaften, die sie ihren Kunden vermitteln möchte, gehören zum einen die *four sleep essentials*. Das sind die für einen guten Schlaf »wesentlichen Faktoren« Zeit, Gewohnheiten, Lebensführung und –

unter schlafphysiologischen Aspekten – auch gewisse Mythen. Dazu bestehe »dringender Aufklärungsbedarf«.

Zudem möchte Sandra der IKEA-Familie sechs weitere »Wesentlichkeiten« vermitteln, nämlich die *six bedroom essentials* Komfort, Temperatur, Geräusche, Licht, Luft und Aufgeräumtheit, auf die wir im Schlafzimmer achten sollten. Auch dafür möchte sie »sensibilisieren«, könnten doch »schon kleine Änderungen direkte Auswirkungen auf unsere Schlafqualität« zeigen.

Wie viel da noch zu tun ist, wird Sandra immer wieder bewusst, wenn sie in deutsche Schlafzimmer blickt. Um zu verstehen, wie IKEAs Kunden beim Thema Schlafen ticken, reist sie, die Chef-Designerin, nämlich immer wieder zu Familien zwischen Aachen und Zittau – und wundert sich über den »häufigen Widerspruch zwischen den Angaben der Leute und deren Wohnwirklichkeit«.

In den Gesprächen werde das Schlafzimmer »geschätzt als Privatreich, Rückzugsort oder gar Wohlfühloase«, berichtet Sandra. »Aber wenn ich die Menschen bitte: ›Zeigt's mir mal‹, bin ich überrascht, wie lieblos das Schlafzimmer eingerichtet ist.« Das Bett stehe oft im kleinsten Raum, am Fußende das Bügelbrett, an der Wand irgendwelche Schränke, die woanders keinen Platz fänden, und von der Decke baumele irgendeine Lampe. »Wo, bitte schön«, fragt sie schulterzuckend, »bleibt das Stimmungslicht? Wo das rücksichtsvolle Leselicht, das den müden Partner nicht blendet?«

Zur deutschen Geringschätzung der Schlafkultur fällt mir kein Geringerer ein als Immanuel Kant. Der Erkenntnistheoretiker hielt die Nachtruhe für reine Zeitvergeudung, sei es doch widersinnig, »sich ein langes Leben zu wünschen, um es größtenteils zu verschlafen«. Und das Bett strafte er als »Nest einer Menge von Krankheiten« mit blanker Verachtung.

Welche »Kritik« der große Denker wohl über die *room settings* geschrieben hätte, mit denen der Konzern sein *home furnishing knowledge* demonstriert? Der kleine Kant in mir erkennt jedenfalls den guten Willen an, den IKEA mit jenen Modellzimmern demonstrieren möchte, die den Kunden »in Funktion« zeigen sollen, was es für eine gute Nacht zu beachten gilt.

Ich gebe zu, dass ich auf der Suche nach dem tausendsten »Billy«-Regal meines Lebens an diesem tieferen Sinn der Musterräume schlicht vorbeigestürmt bin. Jetzt aber öffnet Sandra mir beim Rundgang die Augen:

»Findest du irgendwo einen Fernseher vor dem Bett?«

Ich schüttele den Kopf.

»Siehst du, wie wir auf die Beleuchtung achten? Die kleine Lampe an deiner Seite zum punktuellen Lesen, die größere an der Decke schafft Atmosphäre, dient dem Entspannen.«

Ich nicke.

»Merkst du, wie wir auf die Trennung zwischen Arbeit und Schlafen achten?«

Ja, ich nicke erneut.

»Und schau mal, wie wir Ordnung betonen. Niemand schläft gut in einem Raum, der aussieht …«

»… wie bei Hempels unterm Sofa«, sage ich, um auch mal was zu sagen. Damit möchte ich den Hempels nicht zu nahe treten, aber im Ruhrpott sagt man das so, wenn alles überall rumfliegt.

Ja, jetzt, da Sandra mich darauf stupst, erkenne ich die vielen kleinen Botschaften, die in die Schlafzimmerausstellungen mit eingebaut sind. Damit macht IKEA nicht mehr – aber eben auch nicht weniger –, als die »Regeln der Schlafhygiene« umzusetzen, wie sie die Deutsche Gesellschaft für Schlafforschung und Schlafmedizin seit vielen Jahren propagiert: etwa dass unser Schlafzimmer nicht zu warm, aber auch nicht zu kalt sein sollte – ideal sind angeblich 15 bis 18 Grad; dass frische Luft den erfrischenden Schlaf befördert. Und seit meinem netten Abend mit Max am Neckar habe auch ich kapiert: Zu viel Alkohol und zu spätes deftiges Essen schaden dem Schlaf.

Ja, solche Tipps, von denen IKEA etliche gibt, finden wir nicht nur im »Patientenratgeber« auf der Webseite der DGSM, sondern immer wieder auch in Tageszeitungen und bunten

Blättern. Sie sind so banal; für sensible Schläfer wie mich ist es leider fatal, sie zu belächeln, statt sie einfach zu befolgen.

Da Sandra eine Frau ist, die zu präsentieren weiß, hat sie das Beste für den Schluss unseres Bummels durch die IKEA-Welt aufbewahrt: die beiden »Vogelzimmer«. Tatsächlich widmen die Schweden der für unseren gesunden Schlaf so wichtigen Chronobiologie zwei eigene Settings: ein Zimmer für die »Eule« mit dunklen Vorhängen, um die den Spätaufstehern verhassten Sonnenstrahlen außen vor zu halten. Motto: »Bis tief in die Nacht«; und eins für die »Lerche«, hell und fensterbetont, denn diesen Schläfertypus, erklärt Sandra, ziehe es »schon frühmorgens Richtung Sonne und Licht«.

Da mit Sicherheit nicht jeder Kunde weiß, was es mit den Eulen und Lerchen auf sich hat, bieten Handzettel kurze Erklärungen zu unserer inneren Uhr an. Ich denke an den so gastfreundlichen Professor Roenneberg, der seine Freude an den Bemühungen der Schweden um unseren zirkadianen Rhythmus haben dürfte, auch wenn sie weiterhin über ein Dutzend Wecker im Angebot haben. Immerhin ist mit »Fnurra« ein Modell dabei, das uns »sanft und geruhsam« auch mit Licht aus dem Bett holt: »Kein ruckartiges Aufschrecken – nur ein gemütliches ›Guten Morgen‹«, verspricht die Werbung. Na, dann.

Die »Entmystifizierung des Schlafs« – Sie erinnern sich an das vierte *sleep essential*? – treibt der Konzern nicht nur mit schlichten Handzetteln voran, sondern auch ziemlich plakativ mit »Ferdi«. Das Schlaf-Schaf ist das Symbol der Bewegung und gibt auf Postkarten und Postern »Schlaftipps« wie: »Drück beim Einschlafen die Reset-Taste! Atme einfach zehnmal tief und langsam ein und aus«. Oder: »Licht vom Smartphone hat die gleiche Wellenlänge wie Sonnenlicht.« Also, »aktiviere den Bluelight-Filter oder versuche, 30 Minuten vor dem Einschlafen dein Handy in eine Schublade zu legen.« Oder: »Ein simpler Trick, um tiefer zu schlafen: Bleib tagsüber wach. Vermeide es, dich länger als 30 Minuten hinzulegen oder vor dem Fernseher einzuschlafen.«

Nun kann man diese Aktion als clevere Marketingaktion abtun – was Sandra ungerecht findet. »Wir nehmen das Thema wirklich ernst und wollen eine Plattform bieten, etwa mit unseren Expertenforen, in denen wir das Thema tiefer beleuchten.« Und wenn sie einem dabei in die Augen blickt, dann kauft man ihr und IKEA diese gute Absicht auch ab. Und definitiv gibt es weniger sinnvolle Kampagnen. Von daher ist es für mich okay, wenn der Konzern mit der vorläufigen Bilanz seines PR-Coups höchst zufrieden ist, wie ich der *IKEA ZEIT* entnehme: »Mit dem Schwerpunkt ›Sleep‹«, heißt es in der Mitarbeiterzeitung, »haben wir uns als vertrauensvoller Experte für gesunden Schlaf positioniert.« Tja, das muss man den Schweden wohl lassen.

Natürlich würde ich noch gerne hören, wie Sandra es denn selbst mit der Schlafzimmerkultur hält. Aber wir müssen beide nach Hause. Sandra Schwertfeger zu Mann und Sohn, mit denen sie in Dortmund lebt. Und auch auf mich warten sie daheim. Besonders meine Tochter Rosa. Und »Alex«, das Schubladenelement zu ihrem Schreibtisch. Von IKEA. Kein Scherz, bittere Wirklichkeit. Denn ich weiß, was ich mich heute kurz vor Mitternacht fragen werde: Schraubst du noch, oder schläfst du schon?

Was Sie tun können

Atemlos durch die Nacht

Warum Männer schnarchen, Frauen aber nur laut atmen

»Ein Freund, ein guter Freund, das ist das Beste, was es gibt auf der Welt.« Leise stimme ich den Titelsong aus der Dreißigerjahre-Film-Operette *Die Drei von der Tankstelle* an, hebe meinen Pappbecher und proste Carl mit einem grünen Tee zu. Mein Freund stößt mit seinem Kaffee an.

Carl ist ein kräftiger Kerl im besten Alter – mit anderen Worten: Er hat ein paar Kilo mehr auf den Hüften als ich und ist einige Jahre jünger. Volles Haar hat er auch, aber da es schon durch und durch ergraut ist, hält sich mein Glatzkopf-Neid in Grenzen. Und einen Bart wollte ich nie.

Und was uns noch unterscheidet: Ich bin zwar ein schlechter Schläfer, aber kein großer Schnarcher; Carl hingegen schläft nicht nur gut, sondern schnarcht auch super. Superlaut.

Um herauszufinden, warum mein Freund jede Nacht sein Sägewerk anwirft und was ihn von dieser Lärmbelästigung abhalten könnte, sind Carl und ich an diesem Montag mit dem Zug unterwegs nach Marburg, genauer gesagt geht es in die Klinik für Hals-, Nasen- und Ohrenheilkunde am Universitätsklinikum Gießen und Marburg. Dort erwartet uns Direktor Boris Stuck, der in Deutschland zu den führenden Ärzten zählt, wenn es um das laute Schlafen in all seinen Ausartungen geht.

Sein Buch *Schnarchen des Erwachsenen* ist die für mich bündigbeste Abhandlung des Themas.

Den Termin bei dem viel gefragten Professor habe ich ihm vermittelt, im Gegenzug nimmt Carl mich mit zu seiner ersten Untersuchung, und ich darf seinen Fall beschreiben. Ja, ein guter Freund ist nun mal das Beste, was es gibt auf der Welt.

Z z z z z z z z z z z

Bevor wir uns dem Patienten Carl näher widmen, will ich gestehen, dass ich an diesem Montag schon das zweite Mal in Boris Stucks Klinik bin. Bei meinem ersten Besuch einige Tage zuvor hat der Professor sein Wissen mit mir geteilt – jedenfalls soweit es für dieses Kapitel wichtig ist und ohne mich zu »schlafbezogenen Atemstörungen« habilitieren zu wollen, wie der Professor es getan hat.

Und da wir schon bei Geständnissen sind: Carl ist nicht der wahre Name meines langjährigen Weggefährten. Die Welt muss doch nicht wissen, wie der Kerl wirklich heißt, der in gemeinsamen Urlauben selbst Kumpels im übernächsten Zimmer noch um den Schlaf bringt – oder? Vom Namen abgesehen ist alles andere aber wahr.

Wahr ist daher auch: Schlaf-Akustiker wie Carl stören sich nicht im Geringsten an ihren Tönen und Lauten, denn niemand hört sein eigenes Schnarchen. Carl schläft tief und fest, und zumeist wacht er erholt auf. Seine Frau hingegen leidet, Ohrstöpsel hin oder her. Es soll in diversen Familienrechtskanzleien sogar Scheidungsakten geben, in denen der Geräuschpegel des einen oder des anderen Ehepartners als »beziehungsgefährdend« angeführt wird.

Allerdings hält sich bei den meisten Schnarchern die Lautstärke im Rahmen des eigentlich Erträglichen. 35 bis 50 Dezibel gelten als Richtwerte für leichtes bis mittleres Schnarchen – ein Tischgespräch würde bei etwa 60 Dezibel liegen. Das hört sich gar nicht so schrecklich an, allerdings ist der psychologische Effekt nicht zu unterschätzen: Ein sensibler Mensch, der kein guter Schläfer ist, dürfte sich in einer ansonsten stillen Wohnung schon an einem Flüstern stören.

Heftige Schnarcher kommen locker auf zehn Dezibel mehr und sind damit so laut wie unser Staubsauger. Als Spitzenwert vermeldet das *Guinness-Buch der Rekorde* Motorsägen-mäßige 111 Dezibel. Und Carl? Der bringt es, wie seine Befunde zeigen, auf einen Mittelwert von 54 Dezibel. Die Skala in der Aufzeichnung geht bis 70 – und in der Spitze erreicht Carl auch die. Damit gehört er in die Staubsauger-Klasse.

Daran, dass mein Freund schnarcht, gibt es also keinen Zweifel. Eine verbindliche Definition des Schnarchens gibt es jedoch nicht. Was bei dem einen als echtes Ärgernis verdammt wird, wird bei der anderen als verschärftes Atmen toleriert. Alles eine Frage der Wahrnehmung. Der Professor spricht von »Psychoakustik, der subjektiven Bewertung des Schnarchens«. Und er sagt: »Es fehlen eindeutige Kriterien oder akustische Parameter.«

Verlässliche Angaben zur Häufigkeit sind für Stuck »denn auch praktisch nicht möglich«. Das liege am »bunten Krankheitsbild rund ums Schnarchen« sowie an zu wenigen Studien mit zu vielen unterschiedlichen Ausgangswerten und Ansätzen. »Es ist überraschend«, meint der Professor, »dass bei genauer und wissenschaftlicher Betrachtung noch so vieles unklar ist und etliche vermeintliche Gewissheiten der wissenschaftlichen Überprüfung nicht standhalten.«

Um eine halbwegs realistische Einordnung zu geben, kann man sagen, dass etwa 50 bis 60 Prozent der Männer mittleren Alters ihre Mitmenschen nachts akustisch belästigen. Für das andere Geschlecht legen verschiedene Studien nahe, dass wahrscheinlich 40 Prozent der Frauen, gleichfalls aus der Altersgruppe 45 bis 54 Jahre, Geräusche von sich geben, die Frauen bei Männern wohl »Schnarchen« nennen würden.

Aufgrund seiner Erfahrung glaubt Stuck, dass »der tatsächliche Unterschied zwischen den Geschlechtern geringer ist als gemeinhin angenommen«. In jedem Fall richtig sei nach seiner Erfahrung allerdings, dass »unverhältnismäßig viel mehr Männer als Frauen« bei Ärzten und in Kliniken vorstellig werden.

Und warum? Weil Frauen ihre Männer drängen, etwas gegen ihr Schnarchen zu tun? Oder weil es Männern leichterfällt, ihr Schnarchen einzugestehen, da es als männliches Attribut gilt?

Der Professor verweist zur nicht ganz ernst gemeinten Erklärung der Akzeptanz bei Männern auf eine schön gestrickte Evolutionslegende, die gerne erzählt werde: Demnach ist das Schnarchen entstanden, weil wir Männer in Urzeiten nachts die wilden Tiere von unseren Höhlenbehausungen fernhalten mussten. Was die Frauen anbelangt, deutet Stuck auf die gesellschaftlichen Konventionen hin. Er vermutet, dass Frauen noch immer ein hoher Scham-Faktor zögern lässt, einen Arzt aufzusuchen. Schnarchen schicke sich nun mal nicht. Insgesamt, sagt Stuck, scheine ihm der Unterschied bei den Geschlechtern »unterberichtet«.

Persönlich möchte ich mich zu dem Thema nicht äußern. Aus eigener Erfahrung würde ich anderen Männern allerdings davon abraten, ihre Partnerinnen auf deren lautes Atmen anzusprechen. Es bringt nichts, außer Ärger. Meine Frau jedenfalls sagt, das möchte ich hier um meines lieben Friedens willen festhalten, dass von uns beiden nur einer schnarche – und das sei ich. Wer sonst?

Soso.

Übertragen wir Umfragen zur »Belästigung« aus anderen Ländern auf Deutschland, dann kommen wir auf weit über drei Millionen Frauen, die sich um den Schlaf gebracht fühlen, sowie auf wenigstens gut eine Million Männer, die das angebliche Schnurren ihrer Frauen stört. Die Zahl der bettflüchtigen Deutschen, die Nacht für Nacht auf die Couch im Wohnzimmer ausweichen müssen, dürfte in die Zehntausende gehen.

Nicht nur das Geschlecht macht einen Unterschied, auch das Alter spielt eine Rolle. Mit den Jahren wird unser Schlaf lauter, schnarchen wir öfter. Ganz grob kann man sagen, dass sich bei Männern der Anteil der Schnarcher zwischen dem 30. und 50. Lebensjahr vervierfacht, bei Frauen verdoppelt er sich.

Ich erinnere mich, dass wir in meiner Heimat, dem Ruhrpott, früher bei Alten, die nicht mehr alles so richtig mitbekamen, von »verschnarchten Typen« gesprochen haben. Diese Zuordnung aber ist durch die Statistik nicht gedeckt. Im Gegenteil: Gemäß allen bekannten Erhebungen schnarchen wir jenseits der 60 angeblich weniger – und zwar Männer wie Frauen. Ist das möglich?

Auch ein Experte wie Stuck kann sich über die Statistik »nur wundern«. Der Professor erklärt das Phänomen damit, »dass die soziale Problematik des Schnarchens im höheren Lebensalter wohl nicht mehr so dominiert«. Ich nenne das jetzt mal den Gewöhnungseffekt bei lang gedienten Ehepaaren.

»Zudem«, sagt Stuck, »haben viele Ältere schicksalsbedingt keinen Bettpartner mehr.« Er macht eine Pause und fügt hinzu: »Wir könnten uns daher fragen, ob es ohne belästigte Mitmenschen überhaupt ein Schnarchen gibt.« Klar, wo kein Kläger ist, gibt es auch kein Schnarchen, jedenfalls nicht in Umfragen und Erhebungen.

Aber wie erklärt sich der Unterschied bei Geschlecht und Alter? Warum schnarcht der eine mehr, der andere weniger und noch ein anderer gar nicht? Als guter Pädagoge findet Boris Stuck, dass wir zur Beantwortung dieser Fragen erst einmal über »das Atmen im Allgemeinen« sprechen sollten.

Ganz simpel ist es ja so, dass wir, um zu überleben, über Nase und Mund Luft holen müssen, da unsere Zellen Sauerstoff brauchen, den wir ihnen dann mit dem Blut zuführen. Unsere Unterdruckatmung sorgt dafür, dass wir die Luft wie bei einer Saugpumpe in die Lunge ziehen.

Den genauen Weg unseres Atems über Hals und Rachen zeigt mir der Professor auf seinem Computer anhand einiger Videos, die er bei seinen Untersuchungen mit einer winzigen Sonde aufgenommen hat. Sobald seine Patienten den Mund aufmachen und laut »Ah« sagen, fährt die Kamera über die herausgestreckte Zunge hinein in den Gaumen. Dessen vorderer Teil ist hart, ihn können wir mit der Zunge berühren, der hintere Teil ist weich und besteht aus zwei Falten, den Gaumensegeln. In deren Mitte ist unser Zäpfchen zu sehen, das die Mediziner lateinisch *uvula* – »Träubchen« – nennen. Auf dem Weg hinab in den Rachen darf Stucks Sonde dem Zipfelchen nicht zu nahe kommen, sonst überkommt den Patienten ein Würgreflex, wie wir alle ihn von früher aus unseren Untersuchungen beim Kinderarzt kennen.

In der Nähe von Zäpfchen und Segel sowie im Rachen sind deutlich Gewebeinseln zu erkennen, die fast einen Ring bilden und manchmal einen weißen Belag haben. Das sind die Mandeln, die zum Immunsystem gehören und uns vor allem dann schmerzhaft bewusst werden, wenn sie in ihrer Abwehrfunktion gegen Keime überfordert sind, das heißt: entzündet. Mitunter helle Flecken sind entgegen meiner laienhaften Annahme kein eitriges Zeichen einer Mandelentzündung, sondern tote Bakterien oder abgestorbene Zellen; sie zeigen, dass unser Abwehrsystem funktioniert.

Hinter dem Rachen, bevor es hinabgeht zur Luft- und Speiseröhre, liegt unser Kehlkopf mit den Stimmbändern, der beim Schlucken nicht nur die Luftröhre verschließt, damit keine Speisen hineingelangen, sondern der auch als Tonerzeuger wichtig ist; nimmt er Schaden, wird es mit der Stimmbildung schwierig. Der berühmte »Adamsapfel«, den wir bei vielen Menschen am Hals sehr ausgeprägt auf und ab tanzen sehen, ist nichts anderes als ein Knorpelstück des Kehlkopfes.

Man müsste sich die fünfjährige Ausbildung zum Facharzt für Hals, Nasen oder Ohren nicht so hart erarbeiten, wenn es zwischen Lippe und Lunge derart simpel zuginge, wie ich die Kamera-Reise zusammenfasse. Deutlich machen die Videos aber, dass unser Hals ein gelungener Kompromiss der Natur ist zwischen hart und weich, zwischen Atmen und Artikulieren: Von außen eine stabile Röhre, besteht er innen vor allem aus weichem, beweglichem Gewebe. Diesem labberigen und wabbeligen Teil unseres Halses, sagt Stuck, »verdanken wir etwas Einzigartiges: Unsere Fähigkeit zur komplexen Artikulation«. Mit einem starren Rohr im Hals gäbe es kein Sprechen, kein Singen.

Aber Gewebe hat auch einen großen Nachteil: Es ist, im Wortsinn, nicht gut in Form. »Eigentlich atmen wir durch einen schlaffen Schlauch«, erklärt Stuck, »der jederzeit in sich zusammenfallen kann.« Ja, dieser Schlauch müsste sich aufgrund des Unterdrucks beim Atmen sogar zusammenziehen – wie ein aufgeweichter Pappstrohhalm, durch den wir Saft saugen wollen.

Warum behält das Gewebe dennoch seine Form? »Weil unsere innere Halsmuskulatur verhindert, dass alles kollabiert«, sagt Stuck. Kraft unserer Muskeln halten wir das Gewebe stramm und straff, können problemlos Luft holen, essen, trinken und auch sprechen.«

Genau diese Muskelspannung, mit der wir am Tag das Gewebe festigen, lässt nachts nach. Sie erinnern sich? Während wir schlafen, entspannt der Körper, lockern sich die Muskeln, vor allem in den REM-Phasen, wenn wir besonders intensiv träumen, und im Tiefschlaf. Genau das sind die Zeiten, in denen wir am heftigsten schnarchen.

Ohne die muskuläre Unterstützung verliert das Gewebe seine Stabilität, seine Form, es erschlafft, weitet sich aus und verengt so die Atemräume; faltig und flatterig wird es zu einer Art Resonanzboden, wenn unser Atem vorbeistreift. Es beginnt zu vibrieren und zu flattern – und erzeugt die verpönten Geräusche. Ob wir laut oder leise schnarchen, hängt davon ab, mit welcher Atemstärke, mit welchem Luftdruck wir wie viel Gewebe in Schwingungen versetzen.

Und nun naht auch die Antwort auf unsere Fragen nach den Gründen für die Zwei-Klassen-Gesellschaft von Schnarchern und Nicht-Schnarchern: Es ist eine Frage des Gewebes. Bei Frauen ist es genetisch bedingt grundsätzlich eher straffer und damit weniger resonanzgebend als bei Männern. Und: Ganz unabhängig vom Geschlecht verliert selbst das beste Gewebe mit den Jahren an Form.

Das erklärt das Schnarchen bei Älteren, aber warum schnarchen dann Jugendliche? Das, sagt der Professor, sei bei jungen Menschen keine Frage des Gewebes oder des Gewichts; oft seien einfach die Mandeln im Rachen oder Gaumen zu groß.

Den zusammenzuckenden Vater von drei Mädchen beruhigt Stuck aber sofort: Diese Vergrößerung der Mandeln sei in jenem Alter normal und bilde sich in aller Regel zurück.

Ja, und dann spielt natürlich auch die persönliche Muskelbildung eine Rolle. Manche haben von Haus aus starke Muskeln, andere schlappe, und manche, wie Boxer oder Formel-1-Piloten, trainieren ihre Halsmuskulatur sogar gezielt. Ob Mike Tyson oder Sebastian Vettel daher tatsächlich schnarchfrei schlafen, kann jedoch selbst ein Boris Stuck nicht sagen.

Wichtiger ist dem Professor, auf zwei grundsätzlich verschiedene Arten des Schnarchens hinzuweisen: das moleste (vom lateinischen *molestus* – »unangenehm«) und das indikative (deutsch: »anzeigen«). Hält sich die Erschlaffung des Gewebes in Grenzen, nervt der moleste Schnarcher lediglich die anderen: mit seiner Siesta am Strand, beim Einnicken im Ruheabteil der Bahn oder dem Wegdämmern in der Sauna; und daheim beim Ausruhen auf der Wohnzimmercouch oder im Ehebett sowieso.

Das indikative Schnarchen hingegen ist nicht nur unangenehm für die lieben Mitmenschen, sondern deutet darüber hinaus auf eine für den Schnarcher selbst gefährliche Erkrankung hin: die »obstruktive Schlafapnoe«. Das lateinische *apnoe* steht für »Atemstillstand«; mit obstruktiv (deutsch: »hemmend«, »verschleppend«) ist gemeint, dass die Luftnot auf den teilweisen Verschluss der Luftröhre zurückgeht. Während der Moleste trotz der Verengungen noch hinreichend Luft bekommt und gleichförmig vor sich hin sägt, ringt der Apnoiker unter enormer Kraftaufbietung um die Öffnung des verschlossenen Luftwegs. Deshalb wird sein Schnarchen immer wieder von Atemaussetzern unterbrochen.

Eindrücklich mahnt der Professor, bei der obstruktiven Schlafapnoe nicht von einem »Luftanhalten« zu sprechen. Das klinge zu sehr nach einer »willentlichen Atemunterbrechung«. Vielmehr ist es so, dass der Schlafende gegen den verschlossenen Luftweg ankämpft, als wollte er mit der bloßen Schulter eine verschlossene Tür aufsprengen.

Für Partnerinnen oder Partner ist eine starke Apnoe fast immer irritierend. Wie Carls leisere Hälfte sorgen sich viele gar ernsthaft um die Gesundheit ihrer Liebsten, wenn sie nachts, aufgeschreckt durch seine oder auch ihre Geräusche, zu ihm hinüberschauen. Carls Frau sieht dann nicht nur, wie ihr Mann da so auf der Seite liegt, mit offenem Mund, sondern sie muss auch erleben, wie er immer wieder, geradezu rhythmisch, Atemaussetzer hat und danach umso heftiger nach Luft schnappt. »Sehr beängstigend« sei das, hat sie mir im Vorfeld des Marburg-Trips gestanden.

Der Professor mahnt, Geräusche von der anderen Seite der Matratze nicht als nur lästig abzutun: Der Unterschied zwischen dem harmlosen und dem behandlungsbedürftigen Schnarchen sei nicht immer zu erkennen, der Übergang »fließend«, in Diagnostik und Therapie gebe es »zahlreiche Überlappungen«. Daher seine Bitte: Gehen Sie im Zweifelsfall zum Arzt Ihres Vertrauens.

Wie in vielen anderen Fällen war es auch bei Carl dessen besorgte Liebste, die ihn seit Langem gedrängt hatte, etwas zu tun – um seiner selbst willen, aber auch ihr zuliebe, die sich seit ewig und drei Tagen um ihre Nachtruhe gebracht sieht.

»Wer zu mir kommt«, sagt Boris Stuck, »der hat einen hohen Leidensdruck« – und sei es nur, weil ihm die Ehefrau im Nacken sitzt. Oder der Ehemann. Auch das kommt vor.

Wie viele Menschen sich mit Apnoe durch die Nacht quälen, ist ebenso schwer zu erfassen wie die Gesamtzahl aller Schnarcher. Vielleicht vier Prozent der erwachsenen Gesamtbevölkerung dürften Apnoiker sein, schätzt der Berufsverband der Hals-Nasen-Ohren-Ärzte. Das entspräche etwa zweieinhalb Millionen Männern und Frauen, doch sei die »Dunkelziffer sehr hoch«. Stuck geht eher von acht bis zehn Prozent aus, eine Schweizer

Studie sogar von 20 Prozent; aus Kreisen der Medizin- und Heilmittelindustrie, die an der Apnoe verdienen wollen, werden schier unglaubliche Zahlen ausgerufen: »Mehr als 936 Millionen Menschen weltweit leiden an einer obstruktiven Schlafapnoe – 26 Millionen davon in Deutschland«, warnt ein nach eigenen Angaben »führender Hersteller von Schlaf- und Beatmungsgeräten«.

Stuck kennt diese Hochrechnungen, aber Alarmismus liegt dem Professor nicht. Statt um Zahlen zu streiten, möchte er lieber das Bewusstsein für die »Volkskrankheit« wecken, an der Millionen leiden, ohne es zu wissen. Vielen ergeht es so wie seinem Patienten Wilfried, der seit Kurzem eine Krankenakte bei ihm hat. Der Handwerkermeister aus dem Niedersächsischen hatte sich daran gewöhnt, tagsüber enorm schläfrig zu sein. Aber war das nicht der Preis für seinen Fleiß? »Er hat schon immer für zwei geschuftet«, berichtet Stuck.

Wilfrieds Versuche, mal eine Pause zu machen, endeten im Desaster: Augenblicklich sank er in Hypnos' Arme. Ein Nickerchen im eigenen Betrieb? Undenkbar! Unbewusst wurde so das Durcharbeiten zum persönlichen »Hallo-Wach«-Mittel.

»Diese Tagesschläfrigkeit«, erklärt Stuck, sei »ein klassischer Hinweis auf eine Schlafapnoe«. Wer die ganze Nacht um Luft ringt und von seinen Atemaussetzern zudem immer wieder in unbewusste Weckmomente getrieben wird, den bekannten Arousals, der kann morgens nicht frisch und erholt sein.

Hierzu eine kleine Spitzfindigkeit der Experten: Nein, Wilfried ist nicht »immer müde«; er ist »tagesschläfrig«. Für den Laien klingt das nicht nach einem großen Unterschied, aber als müde gilt, wer zu wenige Stunden geschlafen hat, also der Insomniker, der nicht einschlafen kann oder mitten in der Nacht stundenlang wach liegt. Dieser kann meist auch am Tag nicht schlafen – ist also müde. Tagesschläfrigkeit hingegen ist typisch für den Apnoiker, der eigentlich genügend Stunden geschlafen hat, aber nicht erholsam.

Da hinter der Insomnie, mit der wir uns in der Schlafschule

von Dr. Weeß noch näher beschäftigen, oft seelische Probleme vermutet werden, gilt die Dauermüdigkeit als Symptom psychischer Probleme wie Gemütsverstimmungen und Depressionen; die Schläfrigkeit hingegen wird wie bei der Apnoe eher auf physische Probleme zurückgeführt.

Der Stuck-Patient Wilfried sah sich selbst denn auch überhaupt nicht als schlechten Schäfer. Kaum im Bett, klappten ihm die Augen zu, die er erst wieder aufschlug, wenn der Wecker klingelte. Sein Japsen nach Luft hörte seine Frau schon lange nicht mehr. Sie hatte das getrennte Schlafen schon vor Jahren durchgesetzt. In der Firma hätten seine Mitarbeiter wohl nur zu gerne auch das getrennte Arbeiten eingeführt – in seiner Unausgeschlafenheit war Wilfried als Chef nicht immer der Gelassenste.

Da niemand über so etwas Peinliches wie Schläfrigkeit oder Schnarchen spricht, bleiben auch Hinweise und Ermutigungen aus, sich einem Arzt anzuvertrauen. Über Umwege erfuhr auch der Professor erst unlängst von Wilfrieds Leid. Nichts, sagt Stuck, sei so wichtig wie Aufklärungsarbeit und ein Ende des Schämens.

»Ein Klassiker«, erklärt der Professor, sei Wilfried aber auch noch aus einem zweiten Grund. Denn der »Bär von einem Mann« sei viel zu dick gewesen, und damit stehe er für die große Zahl der Apnoiker, bei denen schlicht zu viel Fett die Hauptursache ihrer Erkrankung sei.

Mit dem Bierbauch, so ist das nun mal, kommt auch der Stiernacken, der auf die Atemwege drückt. Lassen bei einem dicken Hals die Muskeln im Schlaf locker, engt das Gewebe die Atemwege weiter ein und schnürt sie zu – bis der Schnarcher sie wieder freisaugt. Für den Kurz-Check: Über Kragenweite 43 steht Mann unter Apnoe-Verdacht.

Da wir beim Thema Übergewicht gerade den beliebten Gerstensaft erwähnt haben: Warum schnarchen Betrunkene so viel und so laut? Weil Alkohol uns noch mal zusätzlich locker macht, auch die Muskulatur in Hals und Nacken und das dortige Gewebe. Stuck spricht von einer »Dosis-Wirkung-Beziehung«: Je mehr einer intus hat, desto heftiger schnarcht er auch. In Dezibel ist das nicht festzumachen, in der Literatur schon.

Die berühmtesten Schilderungen der besonders heftigen Apnoe nach Alkoholexzessen werden Charles Dickens zugeschrieben. Der Schriftsteller verewigte den versoffenen Schnarcher in seiner Figur des fetten Samuel Pickwick. Bis etwa 1960, gut ein Jahrhundert lang, wurden Atemaussetzer im Schlaf tatsächlich als Pickwick-Syndrom bezeichnet; seit 1980 sprechen Stuck und Kollegen von »schlafbezogenen Atemstörungen«, unter die auch verschiedene Varianten der Apnoe fallen, von denen wir uns aber nur der obstruktiven widmen. Sie ist die verbreitetste.

Z z z z z z z z z z z

Der Hinweis auf Pickwick kommt von dem Stuck-Kollegen Josef Alexander Wirth. Der Internist und Schlafmediziner hat in Langenholzen-Alfeld, das irgendwo im Niedersächsischen liegt, das weltweit einzige »Schnarch-Museum« gegründet. In vier Räumen stellt der Doktor alles aus, was ihm in über 30 Jahren als Hausarzt von Patienten und Förderern aus aller Welt zugetragen wurde oder er selbst auftreiben konnte; sogar in der Übersetzung der ersten Doktorarbeit zu unserem Thema *De Rhoncho Dormientium*, »Vom Schnarchen der Schlafenden«, kann der Besucher blättern. Geschrieben hat das 28 Seiten umfassende Werk ein gewisser Fridericus Wilhelm Lust, veröffentlicht wurde es 1745 an der Friedrichs-Universität Halle. Für internationale Besucher gibt's die Arbeit auch auf Englisch.

In seiner Promotion beschreibt Lust, wie die Apnoe schon die alten Griechen beschäftigt hat. Hippokrates, der berühmteste Arzt des Altertums, gilt als erster Beschreiber schlafbezogener Atemstörungen, die sogar den Göttern zu schaffen machten. Dionysus, Gott des Weines und der Freude, weiß Museumsdirektor Wirth aus Überlieferungen, sei ein großer Schnarcher gewesen: Ratzte der Sohn des Zeus zu laut oder überkam ihn die Atemnot allzu heftig, wurde er mit dem Thyrsos geweckt, einem Riesenfenchelstängel, auf dessen oberem Ende ein Pinienzapfen steckte. Wirth sieht in Dionysus »den ersten geschichtlich festgehaltenen Schlafapnoiker«.

Im Olymp war der Lust-Gott mit seinem Laster durchaus nicht allein. Auch dem Götterboten Hermes wurde vorgeworfen zu schnarchen.

Beispiellos dokumentiert der Mediziner Wirth auch, was Menschen seit Hippokrates auf sich genommen haben, um sich von der Apnoe zu befreien oder anderen mit ihrem Schnarchen nicht lästig zu werden. Schon der Urvater aller Mediziner benannte fünf operative Methoden für die Entfernung von Nasenpolypen, die er für die Apnoe verantwortlich machte. »Wenn der Polyp aus der Nase entspringt«, empfahl der Altmeister der HNO-Ärzte, solle er zum Beispiel mit einer Schlinge herausgezogen werden.

Auch ein zu großes Zäpfchen im Rachen wurde bereits in der Antike als Schnarchauslöser erkannt – und mit einer Zange aus Bronze zurechtgestutzt. Eine zu dominante Uvula wird auch heute noch beschnitten. Da sie dafür sorgt, dass der Rachenraum nach oben geschlossen bleibt, dürfe nicht mal ein Millimeter zu viel abgeschnitten werden, sagt Wirth, »sonst läuft einem nämlich der Kaffee aus der Nase«. Grob, wie die Zangen auf den ausgestellten Bildern wirken, muss es damals vielen so ergangen sein, wenn auch nicht mit Kaffee. Eine Apnoe-Behandlung, sagt Wirth, sei »der Folter schon sehr nahegekommen«.

Schaurig auch der Nachbau einer Liege-Korrektur aus dem 19. Jahrhundert. Das Gerät besteht aus drei gusseisernen, über Kreuz geschweißten »Hundeknochen«, etwas größer als ein Tennisball, die armen Schnarchern zur Bettzeit mit einem Ledergurt auf den Rücken geschnallt wurden, besser: in den Rücken gedrückt wurden. So sollten die Patienten gezwungen werden, in der Seitenlage oder auf dem Bauch zu schlafen. Autsch.

Hinter der Quälerei steckte die auch heute noch immer gültige Erkenntnis, dass Schlafen auf dem Rücken die Apnoe fördert und unbedingt vermieden werden sollte. Etwa die Hälfte der Fälle geht auf die Rückenlage zurück. Das hat mit der Schwerkraft zu tun, die dann den hinteren Teil unserer Zunge, den Zungengrund, und die weichen Teile des Gaumens tiefer in den Rachen rutschen und die Atemwege verengen lässt.

Der künstliche Buckel ist offensichtlich auch heute noch ein gutes Geschäft. Für knappe 100 Euro preist ein Internet-Kaufhaus »Anti-Schnarch-Rückenkissen« an, die sich der Apnoiker übers Nachthemd schnallen soll, um nicht in die Rückenlage zu rutschen.

Oder diese Ledermasken, die in allen Variationen die Vitrinen des Sammlers Wirth füllen. Wie viel Verzweiflung treibt einen Menschen dazu, sich mit einer Gesichtsverkleidung aus grobem Leder und angeblich nicht verrutschenden Kopfriemen ins Bett zu legen? Selbst maskenfreudige Besucher von Sadomaso-Studios würden das Ding nicht tragen. Im Gegensatz zum SM-Accessoire, mit dem Sprechen, Küssen oder Sonstiges geradezu herausgefordert wird, verschloss die Anti-Schnarch-Maske den Mund komplett. Lustfeindlicher geht's nicht.

Hilflosigkeit gegenüber dem Schnarchen und der Apnoe spiegeln auch die ausgestellten Kinnbinden zur Fixierung von Ober- und Unterkiefer; und dann diese Art Pferdegeschirr, mit dem der Kieferstand korrigiert werden sollte. Allein die Vorstellung bringt mich um den Schlaf.

Damals wie heute ist richtig: Bei einem nachts zurücksinkenden Unterkiefer geben auch die Zunge und die Mundbodenmuskulatur nach und engen die Atemwege ein oder blockieren sie sogar. Nach dem gleichen Prinzip funktionieren die Unterkiefer-Protrusionsschienen, die Stuck in manchen Fällen empfiehlt. Nur werden sie, so ein Hersteller, »jetzt digital in Frästechnik« produziert, und der Träger kommt sich nicht vor wie ein alter Ackergaul.

Ihre leider zeitlose Gültigkeit behält die Botschaft eines amerikanischen Plakats aus der Zeit des Wilden Westens. Wir sehen eine Lady, die abschätzig auf einen Mann schaut, der einen

Maulkorb trägt, als wäre er Hannibal the Cannibal. *»Does your husband keep you up with SNORING?«*, lautet die rhetorische Frage. Die Antwort in fetten Lettern ist brutal: *»Silence him«* – »Bring ihn zum Schweigen« – egal wie.

Sollen wir da nun lachen oder weinen?

Vielleicht, sagt der Schlafmediziner Wirth, sollten wir mehr Mitgefühl zeigen, wenn wir wieder jemanden schnarchen hören.

Da kann ich wieder mal nur nicken.

Z z z z z z z z z z z

Auch mein Freund Carl kommt nicht unvorbereitet nach Marburg. Vor etlichen Wochen schon hatte ihm sein Hals-Nasen-Ohren-Arzt als ersten Schritt einen Polygraphen (wörtlich: »Vielschreiber«) mitgegeben, um seinen Schlaf zu vermessen. Das unspektakuläre Kästchen hat das Format eines etwas größeren und klobigeren Handys, und jeder Laie kann es sich vor dem Schlafengehen eigenständig mit einem Gurt vor die Brust schnallen. Wie die Tentakel bei einem Oktopus ragen aus der Apparatur ein halbes Dutzend verschiedene Leitungen und Schläuche hervor, die nun an die Finger geklemmt, auf die Brust geklebt oder in die Nase eingeführt werden, um Körperlage, Puls, Sauerstoffsättigung des Blutes und Atmung zu messen – Dokumentation des Schnarchens inklusive.

Über den Schlaf selbst werden bei einer Polygraphie jedoch keine Erkenntnisse gewonnen. »Sie ist also streng genommen keine schlafmedizinische Diagnostik, sondern nur eine Diagnostik im Schlaf«, weist Stuck auf den feinen Unterschied hin.

Das wichtige EEG zur Messung der Hirnströme wird erst bei der Poly*somno*graphie gemacht, die in der Regel in Schlaflaboren unter ärztlicher Betreuung stattfindet. Für das Verkabeln mit zwei Dutzend Sensoren und deren Monitorüberwachung in der Nacht braucht es schon einen Profi. Zwei Nächte kosten daher an die 1000 Euro. Mehr dazu, wenn ich mich später selbst ins Schlaflabor lege. Eine Nacht dort ist ein Muss für jeden, der seriös über Schlafen schreiben will.

Zum betreuten Schnarchen geht es erst nach der Polygraphie; sie ist, wie Stuck es formuliert, »die Eintrittskarte ins Schlaflabor« – jedenfalls wenn die gesetzliche Krankenkasse die Kosten übernehmen soll. Andererseits ist die ambulante Methode so umfassend, dass sie dem Arzt genügend Werte für einen Befund an die Hand gibt und auf das Schlaflabor oft verzichtet werden kann.

Nun ist Boris Stuck nicht irgendein HNO-Arzt, was man auch daran sieht, dass er meinem Freund einige Tage vor unserem Marburg-Trip noch ein Paket mit einem »Watch-PAT« zukommen lässt. Das Gerät sieht dem Polygraphen ziemlich ähnlich, hat aber noch eine zusätzliche Funktion: die »periphere arterielle Tonometrie« (PAT). Hinter den Fremdworten verbirgt sich die Messung der Gefäßspannung am Finger in Kombination mit der Sauerstoffermittlung. Über die Polygraphie hinaus erfasst das Gerät zudem die Schlaf-Wach-Übergänge und kann auch Weckreaktionen erkennen. Es wird also nicht nur die Atmung registriert, sondern auch der Schlaf. Der Nachteil des mobilen kleinen Schlaflabors: Es erfüllt nicht die formalen Vorgaben, um seinen Einsatz von der gesetzlichen Krankenkasse erstattet zu bekommen, und zählt auch nicht als Ticket fürs Sleep Lab. Die privaten Kassen erstatten ohne Probleme.

Und was haben die beiden ambulanten Untersuchungen ergeben? Wie steht es um meinen Freund?

»Ihr Besuch heute«, sagt der Professor und sieht Carl dabei ernst an, »ist absolut angebracht.«

Ich schaue hinüber zu Carl und treffe dessen besorgten Blick – der immer besorgter wird, je mehr Werte Stuck vorliest. Ich komme mit dem Notieren gar nicht nach.

Um Ihnen die Details zu ersparen: Der Polygraph zeigt eine zu hohe Herzfrequenz und einen zu niedrigen Sauerstoffgehalt des Blutes; die Kurve mit den Schnarchgeräuschen übersteigt die Atmungskurve, die immer wieder Aussetzer zeigt. Der Professor tippt mit seinem Bleistift auf das Papier: »Sie haben eindeutig zu viele Aufwachreaktionen, da es periodisch zum Atemweg-Verschluss kommt.« Der Polygraph zählt 14 solcher »Ereignisse« pro Stunde; bis zu fünf gelten als normal, ab 15 spricht man von einer obstruktiven Schlafapnoe. Zack, das saß.

»Und jetzt?«, fragt Carl.

»Jetzt schauen wir uns die Ergebnisse des Watch-PAT an«, sagt Stuck und studiert die Ausdrucke. Carl ahnt es: Die meisten Werte sind ähnlich schlecht. Was er nicht ahnt: Bei den Atempausen hat das Gerät in der ersten Nacht sogar 30 Aussetzer pro Stunde registriert, doppelt so viele wie der Polygraph. In der zweiten Nacht kommt Carl sogar 50-mal in Atemnot. Demnach japst er fast im Minutentakt.

Puh. Das muss Carl erst einmal verkraften. Dann stellt er die alte Lenin-Frage: »Was tun?«

»Was wollen Sie?«, fragt Stuck zurück.

»Ich sollte wohl besser mehr Luft bekommen«, sagt Carl.

»Das müssen Sie auch«, mahnt der Professor. Die Nacht, erklärt er, soll für den Körper eine Erholungsphase sein; Herzschlag, Puls und Blutdruck sollten runterfahren. Bei Carl aber macht die Apnoe die Nacht zum Tage, läuft sein Körper im Schlaf fast so hochtourig wie im Wachsein. »Das kann noch 30 Jahre gut gehen«, erklärt Stuck, »aber das Risiko für Herz-Kreislauf-Erkrankungen ist deutlich erhöht.«

Was der Professor unerwähnt lässt, um Carl nicht zu ängstigen: Statistisch ist die Sterblichkeit von Apnoe-Erkrankten viermal höher als bei Gesunden. Gleichzeitig verringert eine unbehandelte nächtliche Luftnot die Lebenserwartung um zehn Jahre. Es ist also nicht allzu weit hergeholt, die Apnoe zu einer lebensbedrohlichen Krankheit zu erklären.

»Also?«, fragt Carl.

»Rauchen Sie?«

»Nein.«

»Sehr gut, damit machen Sie schon mal Punkte.« Stuck sieht von seinem Schreibpad auf: »Trinken Sie?«

Mein Freund druckst.

»Eine Flasche am Abend?«

»Nein«, sagt Carl. Er sagt es ein wenig zu schnell. »Sicherlich keine ganze Flasche«, schiebt er nach.

Stuck nickt wissend. Er hat viele erfolgreiche Manager wie Carl unter seinen Patienten, die den großen Schluck guten Rotweins abends brauchen, um nach einem 14-Stunden-Tag ein wenig abzuspannen.

Und, ja, Carl weiß sehr wohl, dass Alkoholgenuss das Schnarchen und die Apnoe befördert. Er gelobt Mäßigung, aber völliger Verzicht sei keine Option – nicht bei der derzeitigen Auftragslage in der Firma.

Ich zucke mal mit den Schultern, die Geste ist am unverfänglichsten. Mich interessiert mehr, wann die Frage nach der Tagesschläfrigkeit kommt. Und da ist sie auch schon.

Carl schüttelt energisch den Kopf. Nein, er habe nicht das Gefühl, unausgeschlafen zu sein. Frischer gehe ja immer, aber dass er sich zerschlagen fühle – nein.

Viele Patienten, sagt der Professor, würden durch ihren Terminkalender so auf Trab gehalten, dass die Schläfrigkeit gar keine Chance habe, durchzubrechen.

Ich springe Carl zur Seite: Das mit den vielen Konferenzen und Verhandlungen stimme schon. Aber wenn mein Freund alles sei – schläfrig ganz bestimmt nicht.

Gut. Stuck fragt nach dem Gewicht.

»Da müssten zehn Kilo runter«, sagt Carl vorauseilend, »mindestens.«

Stuck nickt heftig, als wollte er sagen: Es darf ruhig etwas mehr sein. Deutlich mehr.

Aber ist das realistisch? Der Professor ist Psychologe genug, um zu ahnen, dass mein Freund schon viel zu lange vorhat, abzunehmen; und Stuck ist Menschenkenner genug, um zu wissen, dass Carl nie und nimmer abnehmen wird. Der Stress, die vielen Geschäftsessen, aber keine Zeit für Sport. Diese Begründungen hört Stuck immer wieder. Außerdem purzeln die

Pfunde ab 50 bei niemandem mehr so locker wie in jüngeren Jahren. Dabei wäre eine Ernährungsumstellung gerade für Ältere besonders wichtig, um nicht nur dem Fett im Rachenraum Paroli zu bieten.

Untersuchungen belegen, dass eine Gewichtsreduktion um zehn Prozent die Apnoe-Werte um ein Drittel senkt. Bei Carl würde das bedeuten, dass er dann zumindest aus dem roten Bereich rutschen würde. Stuck selbst ist ein schlanker Typ, der von seiner Frau nur selten mit einem in die Rippen gerammten Ellenbogen aus dem Sägewerk geholt wird, aber er hat Verständnis für alle Menschen mit einem Body-Mass-Index jenseits von 35. Das einfachste Mittel, der Apnoe beizukommen, räumt er ein, sei ja nicht immer das leichteste.

Ja, ja, unsere Waage im Badezimmer kennt mein Seufzen.

Alle Dünnen, die jetzt mit dem Finger auf Dicke zeigen, sollten sich jedoch in Acht nehmen, sie könnten selbst lästige Schnarcher sein, etwa weil sie schlaffe Muskeln haben oder aber Fehlbildungen im Mund und Rachenraum zur Apnoe führen.

Typisch der Fall eines sehr schlanken Patienten, den Stuck unlängst in seiner Klinik aufgenommen hatte. Er hätte ihn gar nicht erst untersuchen müssen, erzählte er mir, weil er schon bei der Begrüßung wusste, woher die Apnoe rührt: Das fliehende Kinn war nicht zu übersehen. Durch den bei diesem Patienten ungewöhnlich nach hinten verschobenen Unterkiefer sitzt die Zunge zu weit im Rachenraum und verschließt im Schlaf die Atemwege.

Die umfassende Untersuchung war trotzdem wichtig, ergab sie doch, dass der Mann auch noch mit einer sehr stark verkrümmten Nasenscheidewand geschlagen war. Sie erschwerte ihm selbst am Tag das Atmen. An der Nase wird Stuck operieren müssen. Gegen die akustischen Folgen des fliehenden Kinns »hat die Unterkiefer-Protrusionsschiene bereits hervorragende Dienste geleistet«. Bei anderen Patienten zwingen den Professor jedoch zu große Mandeln, ein zu kräftiges Zäpfchen oder eine zu dicke Zunge dazu, zum Skalpell zu greifen.

Und Carl, droht ihm auch eine OP?

Nein, unters Messer muss mein Freund nicht, obwohl Stuck feststellt, dass seine Nase »innen leicht gekrümmt« ist. »Ich habe tagsüber keine Atemprobleme«, beteuert Carl.

»Alles gut«, sagt Stuck, der nicht zu jenen gehört, die schnell eine Operation ansetzen. »Eine Korrektur Ihrer Scheidewand würde Ihr Apnoe-Problem auch nicht lösen.«

»Aber was dann?«, fragt Carl.

Die Lösung, sagt Stuck, könnte eine CPAP-Therapie sein, die mit »kontinuierlich positivem Atemdruck« arbeitet, auf Englisch *Continuous Positive Airway Pressure*. Bei dieser Behandlung wird die Luft, die wir durch unseren nachts so schlaffen Schlauch namens Hals nicht einsaugen können, von außen in uns hineingepumpt. Aufgrund dieses Überdrucks bleiben unsere Atemwege offen, und wir müssen nicht gegen eine im Schlaf ganz oder teilweise verschlossene Luftröhre ankämpfen – daher schlafen wir endlich ruhig und entspannt. So die Theorie.

In der Praxis brauchen wir dafür einen kleinen Kompressor, den wir uns auf den Nachttisch stellen müssen, und, jetzt kommt's, eine Atemmaske, die Mund und Nase bedeckt oder auch nur die Nase – kommt ganz darauf an, welcher Atmungstyp man ist. Wer sich mit einer »Full-Face-Mask« aufrecht in sein Bett setzt, darf sich damit wie ein Jet-Pilot fühlen – oder wie ein Zombie. Die Verbindung der beiden Geräte ist ein Schlauch, damit die Luft auch vom Kompressor zur Maske gelangt.

Ich sehe Carl an, dass er sich schwertut mit dem Anschauungsmodell, das der Professor ihm reicht.

»Damit soll ich schlafen?«, fragt er unsicher.

Unwillkürlich schüttele ich den Kopf. Ich kann es mir kaum vorstellen. Ich jedenfalls könnte damit überhaupt nicht schlafen. Muss ich ja auch nicht. Wer nicht schnarcht, kann auch keine Apnoe haben. Dafür aber fange ich mir vor meinem geistigen Auge sogleich Stucks mahnenden Zeigefinger ein: Auch wer nicht schnarcht, kann an Apnoe leiden, allerdings nicht an einer obstruktiven, um die es uns hier geht. Zu einer sogenannten »zentralen Apnoe« kann es nach einem Schlaganfall oder aufgrund einer Herzinsuffizienz kommen.

Der Professor kennt meinen Kampf mit dem Schlaf. Er kennt die Geschichte meiner Bettflucht. »Jemandem mit Ein- oder Durchschlafstörungen«, sagt er in meine Richtung, »können wir nur selten zu einer CPAP-Therapie bewegen, der fürchtet, mit einer Maske gar nicht mehr in den Schlaf zu finden.«

»Bei manchen«, sage ich, »muss es doch gar keine Maske sein«, denen sei bereits mit einem »Schlafpositionstrainer« geholfen. Wenn sich dahinter nicht die moderne Variante des künstlichen Höckers verbirgt, dann versteht man darunter einen Vibrationsgürtel. So ein Somni-Belt, wie ich ihn mal nenne, erkennt die Rückenlage und »motiviert« den Schläfer durch »Impulse«, sich in die Seitenlage oder auf den Bauch zu drehen. In Prospekten und Werbevideos sieht das ganz überzeugend aus.

Natürlich hat der umsichtige Stuck diese Therapie-Möglichkeit längst bedacht. Einige Produkte seien auch »durchaus gut«. Aber selbst die würden nur jenen helfen, die an einer »positionsabhängigen Schlafapnoe« leiden, also den Rückenschläfern. Und das ist Carl nun mal nicht. Er hatte in seinem Fragebogen als Position Seitenlage und Bauch angegeben.

»Und eine Protrusionsschiene?«, frage ich, als wäre ich bereits Arzt im Praktikum.

Stuck sieht mich an, und ich glaube aus seinem Blick einen liebevollen Spott hervorschimmern zu sehen. Ja, die Zunge meines Freundes sei »entsprechend dick und groß«, aber durch eine »Unterkiefervorschubschiene« würden wir bei Carl nicht genug Platz gewinnen. Hatte er vorhin schon bei der Hals- und Nasenuntersuchung mit vermessen.

Meine drei Töchter würden jetzt sagen: »Fail, Dädu.«

Auch ein Zungenschrittmacher würde Carl nicht helfen. Das streichholzschachtelgroße Gerät wird analog zum Herzschrittmacher unterhalb des rechten Schlüsselbeins implantiert. Von dort wird der Nerv der Zunge über eine hauchdünne Leitung mit einer Elektrode stimuliert, damit sich die Muskulatur zusammenzieht – und so die Zunge daran hindert, nach hinten zu rutschen.

Stuck hat das Gerät noch gar nicht vollständig vorgestellt, da schüttelt Carl den Kopf, heftiger als in den bisherigen zwei Stunden. »Auf keinen Fall«, sagt er, »eher baue ich die Wohnung um.« Eine OP will auch Stuck nicht – obgleich er an der Entwicklung eines solchen Zungenschrittmachers mitgearbeitet hat. Das »wissenschaftlich umfassend evaluierte Gerät« sei nur etwas »für eine sehr selektive Gruppe«.

Ohnehin plädiert Stuck für eine »Individualisierung der Behandlung«. Das sollte eigentlich eine Selbstverständlichkeit sein, doch der Trend sei noch immer, »jedem Patienten gleich eine CPAP-Maske überzuziehen«. Im Gegensatz zu vielen Kollegen hält der Professor es für wichtig, »nicht nur auf die Zahl der Atemaussetzer zu achten, sondern den Patienten als Ganzes zu betrachten, die Tagesverfassung zu berücksichtigen«.

Dann aber, sage ich, sei mir unverständlich, warum er meinem Freund eine Maske empfehle, obwohl der sich doch eigentlich ganz wohlfühle, tagsüber bei der Arbeit und nachts mit seinem Schlaf. »Carl«, sage ich entschieden, »ist ein ausgeschlafener Junge.«

Der Professor findet den Einwand berechtigt. Mein Freund sei aufgrund der fehlenden Tagesschläfrigkeit »ein asymptomatischer Patient«. Andererseits verweist er auf die »Gesamtverfassung« seines Patienten. Bei Carl dürften wir neben den fast minütlichen Aussetzern dessen Übergewicht und die schlechten Herz-Kreislauf-Werte nicht außer Acht lassen.

Nun ist Carl sicherlich manchmal etwas mürrisch, auch eine gewisse Beharrlichkeit ist ihm eigen. Aber an gutem Willen, darin sind wir uns ähnlich, mangelt es ihm nicht. Er hebt die Schulter, lässt sie mit einem Seufzer wieder fallen. »Ich bin das auch meiner Frau schuldig«, sagt er. »Es ist längst überfällig.«

»Sie tun es auch für sich«, sagt Stuck. »Auch wenn Sie es sich jetzt nicht vorstellen können: Es wird Ihnen guttun.« Außerdem gebe es »zahlreiche Produktvariationen«, denn die Industrie tue alles, um den Tragekomfort stetig zu verbessern.

Der Innovationseifer ist natürlich auch eigennützig. Bei allein 45 000 ärztlichen Verschreibungen im Jahr, private Käufe nicht mitgerechnet, lässt sich das Geschäft erahnen. Die Preise für die Masken liegen im unteren Segment zwischen 150 und 300 Euro, aber ein Set mit Kompressor kostet schnell um die 1000 Euro; in der oberen Preisklasse werden 3000 oder gar 5000 Euro aufgerufen.

Die Umsätze und Gewinne dürften weiter steigen. »Schnarchen und Apnoe haben zugenommen«, erklärt Stuck. Zum einen, weil die Menschen zunehmen und mit dem Body-Mass-Index auch die Apnoe-Gefahr größer wird; zum anderen sei bei Schnarchern das Gesundheitsbewusstsein gestiegen, ebenso wie bei deren Partnerinnen und Partnern die Rufe nach Rücksichtnahme lauter werden. Schnarchen sei »weniger sexy denn je«, sagt Stuck.

Es ist das erste Mal seit Betreten der Klinik, dass ich meinen Freund lächeln sehe. Auch ich kann mir ein breites Grinsen nicht verkneifen. Bei unserem Sexappeal, erkläre ich dem Professor, komme es auf eine Maske mehr oder weniger auch nicht an.

Carl wäre nicht Carl, wenn er nicht im nächsten Moment fragen würde, ob er »so ein Ding gleich mitnehmen« könne. Kann er aber nicht. Nach den ambulanten Voruntersuchungen mit dem Polygraphen und dem Watch-PAT darf er jetzt in Sanitätshäusern oder im Internet eine Maske shoppen gehen. Ein Rezept kann er sich dafür auch geben lassen. Und dann geht es ins Schlaflabor.

»Eine Nacht verkabeln lassen?«, fragt er entsetzt. »Ich bin schon vermessen worden wie noch nie in meinem Leben.«

»Sie wollen doch, dass Ihre Maske gut sitzt und der Kompressor Ihnen genau so viel Luft zuführt, wie Sie ganz individuell brauchen – oder?«, fragt der Professor. »Und dafür braucht es häufig sogar zwei Nächte.«

»Heute Nacht, gleich hier?«, hakt Carl mit einer Mischung aus Verzweiflung und Ungeduld nach. Er hat seiner Apnoe den Kampf angesagt, jetzt will er sie auch besiegen.

Boris Stuck winkt ab. Die Betten im Marburger Schlaflabor sind auf Monate ausgelastet; Carl kann jedoch frei wählen, wo er sich einquartieren möchte. Allerdings hat eine Umfrage der Deutschen Gesellschaft für Schlafforschung und Schlafmedizin ergeben, dass es anderswo nicht unbedingt schneller geht. Die reguläre Wartezeit beträgt häufig mehrere Monate.

Da ich Carl seit vielen Jahren kenne, weiß ich, dass er gleich entnervt die Augen rollen wird, und sage schnell, dass ich ein schönes Bettchen für ihn wüsste, ganz in unserer Nähe: das Schlaflabor von Dr. Holger Hein, Lungenfacharzt und Schlafmediziner in Reinbek bei Hamburg.

Stuck nickt, gute Empfehlung. Man kennt sich in der Szene.

»Den Termin mache ich dir gerne«, biete ich Carl an. »Für meine eigene Recherche-Nacht stehe ich bei dem Doc ohnehin schon auf der Warteliste.«

»Ich bin wieder der Patient und du der teilnehmende Beobachter?« Carl lächelt gequält.

Ich nicke und nehme ihn in dem Arm. Leise singe ich in sein Ohr: »Ein Freund, ein guter Freund …«

Ich ahnte nicht, dass es ganz anders kommen sollte.

Die Vermessung des Schlafs

Neugierig in die Reha-Klinik, ängstlich ins Schlaflabor

Das Virus hat Manfred Küpper, 77, schwer getroffen. Der Mann im Patientenzimmer 2.118 ist das erste Corona-Opfer, an dessen Krankenbett ich stehe, selbstverständlich in gebührendem Abstand. Dass er die Attacke des Virus überlebt hat, verdankt er wahrscheinlich seiner guten Konstitution. In jungen Jahren ist er professionell Radrennen gefahren, später wurde das Marathonlaufen sein Hobby. Wenn einer fit war, dann Manfred Küpper.

Was hat Covid-19 aus dem einst kräftigen Mann nur gemacht? Schlapp und zerschlagen liegt er auf seinem Bett, sein blauer Trainingsanzug schlabbert nach all den Krankenhauswochen. Waren es acht oder zehn? Manfred Küpper weiß es nicht mehr. Seine Haut ist bleich und eingefallen, seine Stimme klingt brüchig. Schwer vorstellbar, dass Manfred Küpper noch Anfang März 2020 im heimischen Kiefersfelden in seiner Presse- und Werbeagentur vor dem Computer saß und am Telefon hing. Sportberichte und Marketing, etwa für Skigebiete im nahen Österreich, hielten ihn »gut auf Trab«. Damals. Er versucht ein Lächeln, aber es fällt ihm schwer.

Der Mann auf dem Bett blickt zu dem Mann im weißen Kittel neben mir. »Komme ich überhaupt wieder auf die Beine?« Er fragt es fast flehend.

Peter Young, ein sportlicher Typ von Mitte 50 mit einem Drei-Tage-Bart, der sein Lächeln weniger jungenhaft wirken lässt, sagt: »Na klar.« Er sagt es entschieden und bekräftigt seine Zuversicht mit einem Daumen-Hoch.

»Ich würde so gerne wieder schlafen, Herr Professor, einfach nur wieder lange schlafen«, sagt Küpper. Das Seufzen des Patienten geht über in die Aufmunterung des Arztes: »Auch das werden Sie schaffen.«

Küpper nickt, wenn auch nur schwach. Er ist müde, unendlich müde, aber Schlaf findet er nicht. Um schlafmedizinisch korrekt zu sein, müsste ich besser von »Erschöpfung« sprechen. »Müdigkeit« kommt im Sprachschatz der Experten nicht vor.

Ich schaue Peter Young an und sage: »Insomnie.« Es sollte wie eine Feststellung klingen. Doch dann habe ich meine Stimme bei der letzten Silbe angehoben, als wäre es eine Frage. Eine Unsicherheit – die ich mir erlauben kann, denn ich bin ja kein Professor. Mit meiner Vermutung liege ich jedoch richtig. »Ja«, sagt Young, »durch Covid-19 lernen wir Schlaferkrankungen in einem ganz neuen, unerwarteten Kontext kennen.«

Z Z z z z z z z z z z

Meinen eigenen Schlafstörungen auf der Spur, bin ich im »Medical Park Bad Feilnbach Reithofpark« angekommen, einem großen Klinikkomplex 60 Kilometer südlich von München, der viel einladender wirkt, als es der sperrige Name vermuten lässt: Rund um das Gelände eines ehemaligen Pferdehofes fügen sich zwei Gebäude im Landhausstil gefällig in die Voralpenlandschaft. Professor Peter Young, der seinen Namen britischen Familienwurzeln verdankt, ist seit zwei Jahren der ärztliche Direktor und Chefarzt der Neurologie.

Mit etwa 14 Kolleginnen und Kollegen und einem Heer von Schwestern und Pflegern kümmert sich Young um rund 260 Rehabilitationspatienten, von denen die allermeisten versuchen, nach einem Schlaganfall wieder in ihr altes Leben zurückzufinden; andere leiden an Muskelerkrankungen wie Parkinson, Multipler Sklerose oder ALS. Gemeinsam sind vielen auch massive Schlafstörungen. Nahezu jeder Dritte klagt darüber. Von den 20 Post-Covid-19-Kranken quälen sich 16 ähnlich wie Manfred Küpper durch die Nacht und schleppen sich durch den Tag.

In Young finden die Patienten nicht nur einen sehr erfahrenen Neurologen, der sich ausgezeichnet mit muskulären Lähmungserscheinungen auskennt; die meisten wissen ihn auch als erfahrenen Schlafmediziner zu schätzen. Die besondere Sprechstunde, zu der Young einmal in der Woche einlädt, beschränkt sich selten auf 60 Minuten. Eigentlich, sagt er, sei »fast jede Visite eine Schlafsprechstunde«.

Außer an Ein- und Durchschlafstörungen wie Manfred Küpper leiden Youngs Patienten auch an der obstruktiven Schlafapnoe, die besonders unter Schlaganfall-Patienten sehr häufig vorkommt. Ob der nächtliche Atemstillstand den Schlaganfall bewirkt hat oder die Apnoe dessen Folge ist, vermag auch der Professor nicht zu sagen. »Was ist Henne, was ist Ei?«, stellt er die Gegenfrage. Als ob ich das wüsste.

Unter Schlafmedizinern genießt Young landesweit einen ausgezeichneten Ruf, was unter anderem damit zu tun hat, dass er sich seit vielen Jahren in der Deutschen Gesellschaft für Schlafforschung und Schlafmedizin (DGSM) engagiert und deren Präsident ist. Außerdem hat er mit dem Kölner Somnologen und Allgemeinmediziner Michael Feld, auch kein Unbekannter in der Szene, ein sehr besonderes Werk verfasst: den *Beurer Schlafatlas 2017. So schläft Deutschland.*

Für das Buch erfasste ein Umfrage-Institut gemeinsam mit den beiden Autoren die Schlafgewohnheiten von 3491 repräsentativ ausgewählten Deutschen; zugleich wurden 222 Probanden für eine Begleitstudie mit einem Schlafsensor ausgerüstet. Erstmals konnte so abgeglichen werden, ob sich subjektives Empfinden und objektiv erhobene Daten decken. Das tun sie nur sehr bedingt, wie wir noch sehen werden.

Auch wenn der Atlas »keine im wissenschaftlichen Sinne repräsentative Studie« sei, wie Young erklärt, »spiegelt die Untersuchung doch das Bevölkerungsbild wider und erweitert unser Wissen«. Für mich ist Young seither der Professor, der den Schlaf der Deutschen vermessen hat wie keiner seiner Kollegen.

Bei allen Verdiensten muss man noch anmerken, dass der Atlas auch ein Beleg für clevere Public Relations ist: Als Gegenleistung für seine Unterstützung wie das Ausleihen der Geräte hat der Hersteller der Sensoren seinen Firmennamen mit in den Titel gequetscht. Keine schlechte Idee, fand zumindest der Deutsche Marketing Verband und zeichnete die Firma für die Aktion aus. Das ändert aber für uns nichts an der Richtigkeit der Ergebnisse, die viel zitiert werden.

Da ich den Atlas sehr genau studiert habe, weiß ich als Hamburger jetzt, dass meine Hansestadt in puncto Schlafzufriedenheit auf Platz drei liegt. Platz eins und zwei belegen Bremen und das Saarland, Schlusslicht sind die Berliner – wäre ja auch ein Wunder gewesen, wenn die mal gesagt hätten: »Da jibt et nüscht zu meckern.«

Aus dem Schlafatlas ließe sich noch manches zitieren, wichtig für uns Bettflüchtige aber finde ich die aus der Studie gewonnene Erkenntnis, dass viele ihren Schlaf für besser halten, als er – nach den Messungen – tatsächlich ist. So schätzen die Teilnehmer, dass sie – statistisch gesehen – sechs Stunden und 54 Minuten schlafen, tatsächlich währt ihre Nachtruhe aber fast eine Stunde weniger.

Interessant auch, dass in unseren Köpfen die Schlafqualität mit der Dauer des Schlafs gleichgesetzt wird. Motto: Je länger, desto besser. Youngs Vermessungen aber zeigen, dass bei den meisten der für die Güte unserer Nachtruhe so wichtige Tiefschlaf mit nur 17 Prozent Anteil am Gesamtschlaf viel zu kurz kommt. 25 Prozent wären gesünder.

Was können wir Bettflüchtige daraus lernen? Erstens, dass wir uns nicht verunsichern lassen sollten, wenn andere wieder einmal erzählen, wie lange sie geschlafen haben. Das muss nämlich gar nicht stimmen. Zweitens: Länger schlafen heißt nicht unbedingt besser schlafen. Und drittens: Wir sollten uns nicht an anderen messen. Auch mit nur 15 Prozent Tiefschlaf können Sie erfrischt aufwachen, sagt auch der Professor.

Nachdem mir Young seine Studie im Detail erklärt hat, notiere ich mir ein altes afrikanisches Sprichwort: »Der Vergleich ist der Anfang allen Unglücks.« Ich hoffe, ich erinnere mich daran, wenn ich zwischen Mitternacht und Morgengrauen mal wieder selbstmitleidig verzweifele, da meine Gattin neben mir selig schlummert oder Kabinennachbarinnen angeblich supergut schlafen.

Manche schreiben die weisen Worte dem klugen Dänen Soren Kierkegaard zu, der auch gesagt haben soll: »Schlafen ist die höchste Genialität.« Das wiederum würde Professor Jan Born in Tübingen wohl sofort unterschreiben.

Für mich ist die bitterste Konsequenz aus dem Schlafatlas, dass ich mir künftig die Benutzung eines lieb gewonnenen Klischees verkneifen muss: Ich darf nicht mehr von »seniler Bettflucht« sprechen. Mit sieben Stunden und 24 Minuten schlafen die Alten bedeutend länger als die Jungen. Das muss nicht ausschließen, dass die Älteren nachts bettflüchtig durch die Wohnung tapern; denn was ihnen dadurch an Schlaf entgeht, hängen sie morgens hintendran – anders als die arbeitende Bevölkerung reißt die Senioren kein Wecker aus dem Schlaf.

Vielleicht haben die Alten für ihren langen Schlaf auch Gottes Segen: 35 Prozent der über 60-Jährigen beten vor dem Zubettgehen.

Z z z z z z z z z z z

Nun weiß ich nicht, wie Sie es mit dem Beten halten, aber ich gehöre zu den Not-Gläubigen, seit ich als i-Männchen donnerstags in der ersten Stunde immer zum Schulgottesdienst musste. »Bitte, lieber Gott, mache, dass ich nachher wenigstens eine

Vier bekomme«; so in der Art habe ich damals Stoßgebete zum Himmel geschickt – wenn Zensuren zu erwarten waren oder Klassenarbeiten anstanden. Und, ja, ich flehe auch heute noch in manchen Nächten: »Lieber Gott, lass mich endlich die Augen zubekommen.«

Am Krankenbett von Manfred Küpper schäme ich mich für meine Notrufe gen Himmel. Der Mann, der da völlig übermüdet vor mir liegt und dennoch keinen Schlaf findet, sieht aus wie das Leiden Christi. Manfred Küpper hat wirklich alles Recht, den lieben Gott um Schlaf zu bitten. Das tut er auch. Und bekennt sich dazu. Als er spürte, wie brutal das Virus von ihm Besitz ergriff, erzählt Küpper, habe er »wieder zum Glauben zurückgefunden«. Sein Elternhaus war »streng katholisch«, mit dem Älterwerden aber hatte er seine »durchaus vorhandene Bindung zum Glauben verloren«.

Wenn Küpper jetzt, über ein halbes Jahrhundert später, wieder um Gesundheit betet, schließt er die innige Bitte um Schlaf ausdrücklich mit ein. Er bittet, verschont zu bleiben von den »extremen, heftigen Albträumen«, die ihn befallen; und wenn er aufschreckt, ergeht es ihm nicht besser. Dann liegt er ein, zwei Stunden wach, schläft ein und wacht eine oder zwei Stunden später wieder auf, bis er einschläft und wieder aufwacht – so geht das, bis irgendwann irgendwie der Tag beginnt. »Gefühlt komme ich auf drei bis vier Stunden Schlaf in der Nacht«, sagt Küpper. Er will selbst nicht mehr glauben, dass er mal »ein richtig guter Schläfer« war.

»Durch Covid-19 hat Herr Küpper eine Gehirnentzündung bekommen«, erklärt mir Young.

»Sie meinen eine Gehirn*haut*entzündung?«, unterbreche ich ihn.

Er schüttelt den Kopf. Gehirnentzündung, das war schon richtig. Die durch das Coronavirus mobilisierten Antikörper sind, typisch für Corona-Erkrankungen, auf Abwege geraten, haben die körpereigenen Strukturen angegriffen und im Falle Küppers auch die Nervenzellen im Gehirn und dort jene Bereiche, die unseren Schlaf regeln. »Gehirnentzündung«, sagt Young, »ist auch im Falle von Corona eine Besonderheit und zeigt, was das Virus alles kann.«

Was nun?

»Wir versuchen, ihm mit sehr gezielt eingesetzten Schlafmitteln vier Stunden Kernschlaf zu verschaffen«, sagt Young. »Aber Herr Küpper ist erst vor knapp einer Woche direkt aus dem Krankenhaus zu uns gebracht worden, da müssen wir besonders behutsam vorgehen.« Young breitet die Arme aus und lässt sie wieder fallen. »Noch wissen wir einfach zu wenig darüber, wie Covid-19 den Schlaf angreift.«

Löst das Virus auch die Albträume aus, die Manfred Küpper den wenigen Schlaf zerschlagen, den er noch findet?

Den Zusammenhang sieht Young nicht. Die Albträume sind für ihn Folgen des seelischen Schocks. »Die plötzliche Konfrontation mit dem Tod ist schwer zu verarbeiten. Die Albträume sind ein Versuch der Seele, mit dieser Überforderung fertigzuwerden.«

Was die Behandlung des Patienten Küpper zusätzlich erschwert, sind dessen Wochen auf der Intensivstation. »Ein längerer Aufenthalt dort«, sagt Young, »zerstört den stabilsten Schlafrhythmus.« Auf diesen Stationen sei der Tag-Nacht-Rhythmus oft aufgehoben, da sei »immer Alarm«. Dadurch aber gerate unsere innere Uhr aus dem Takt. »Wenn es um Leben oder Tod geht«, sagt der Schlafmediziner mit einer Mischung aus Verständnis und Kritik, »dann spielt der Schlafrhythmus nur eine untergeordnete Rolle.«

Umso mehr fordert Young, dass die aus der Intensivbehandlung folgenden Schlafstörungen zu einem festen Bestandteil der Rehabilitationsbehandlung werden. »Die Insomnie gehört in die Reha.« Da nickt auch Manfred Küpper.

An Young merkt man sehr schön, was den Unterschied ausmacht zwischen einem Schlafforscher und einem – wie sich der Klinikdirektor versteht – Schlafmediziner. Young reicht es nicht, ausschließlich die Physiologie des Schlafs zu ergründen, er will die Menschen heilen. Wie wichtig ihm das ist, wurde schon bei unserer ersten Begegnung deutlich: Auf einer Vorstandssitzung der DGSM im Januar, auf der ich mich um seine Unterstützung als Präsident der Gesellschaft bemüht hatte, berichtete er mit Feuereifer von seinem »Pilotprojekt einer Schlaf-Reha«.

Damals sah ich mich schon als Teilnehmer des ersten Kurses, der für den Spätsommer angedacht war. Dann kam Corona, und jetzt bin ich froh, dass ich als Außenstehender die Klinik überhaupt betreten darf und mir Young in seinem Dienstzimmer die Pläne für sein Vier-Wochen-Programm zeigt. »Das Reha-Paket sollte sich nicht nur an unsere jetzt schon betreuten Fälle von Schlafstörungen richten«, erklärt er. »Es sollten darüber hinaus auch Patienten behandelt werden, die an einer primären oder nicht organischen Insomnie leiden.«

Bevor wir näher auf die Insomnie eingehen, um zu verstehen, was Young meint, möchte ich Sie bitten, nicht an Begriffen und Bezeichnungen zu verzweifeln. Theoretisch gibt es dank der »International Classification of Sleep Disorders – 3. Version«, unter Profis kurz »ICSD-3«, keine Missverständnisse: 38 Schlafstörungen sind da in sechs Hauptkategorien geordnet. Die Insomnie ist eine davon, die schlafbezogenen Atemstörungen, die wir in Marburg kennengelernt haben, gehören in eine zweite. In der Praxis aber, selbst in Fachbüchern, wird der Begriff Insomnie oft für das Schlecht-Schlafen generell verwendet. Auch ich nenne mich Insomniker, wenn ich mal ein anderes Wort für Bettflüchtiger verwenden will.

Experten aber differenzieren sehr fein, auch bei der Insomnie selbst. Für sie gibt es eine primäre und eine sekundäre Variante. Bei Letzterer geht es um Schlafstörungen, die physiologisch erklärbar sind: etwa aufgrund organischer Schmerzen oder eines bösen Virus, das unser Gehirn angreift, oder infolge von Drogenmissbrauch. Typisch ist für Youngs Patienten, dass sie seit schweren Operationen und massiver Medikamentengabe kein Auge mehr zubekommen. Diese sekundäre Insomnie behandelt Young schon jetzt.

Die primäre Insomnie, die auch als »eigenständige« oder »chronische« Insomnie bezeichnet wird, lässt sich nicht auf körperliche Ursachen zurückführen; ihre Auslöser verortet man eher im psychischen Bereich. »Letztlich«, sagt Young, »sind deren Ursachen noch nicht geklärt.« Um die Behandlung dieser primären Insomnie aber würde er sein Reha-Angebot gerne erweitern. Er könnte seine bisherige Klientel dann umfassender behandeln, denn physische und psychische Auslöser gehen mitunter ineinander über. Und natürlich könnte Young neue Patienten hinzugewinnen, etwa Menschen wie mich.

In Gesprächen mit der Deutschen Rentenversicherung hatte Young bereits einen umfassenden Behandlungsplan ausgearbeitet, man stand kurz vor der Verabschiedung: Das Programm reicht von einer gründlichen schlafmedizinischen Untersuchung gleich nach der Überstellung aus dem Krankenhaus über eine oft notwendige Schlafmittelentwöhnung bis hin zu einer gezielten Schlafedukation mit abschließender kognitiver Verhaltenstherapie; das ist eine Therapieform, deren Ziel es ist, falsche und belastende Überzeugungen oder ungesundes Verhalten zu erkennen (*cognoscere*, lateinisch für »erkennen«) und über diese Einsicht unser Leben zu ändern, etwa unseren Schlaf zu verbessern. »Bad Feilnbach wäre bereits jetzt ein einzigartiges Pilotprojekt geworden«, sagt Young, »wenn nicht Corona über uns alle hereingebrochen wäre.« Nun soll es im nächsten Jahr so weit sein.

Sosehr ich mich darauf gefreut hatte: An meinen zwei Tagen in der Klinik merke ich mit einem gewissen Unbehagen, dass ich in so einem Vier-Wochen-Kurs fehl am Platze gewesen wäre. Verglichen mit Youngs Patienten, bin ich ein harmloser Fall. Ein schlechter Schläfer. Ja. Oder in Erinnerung an Professor Fietze: ein sensibler Schläfer. Aber ich bin nicht im Entferntesten so arm dran wie die Menschen, die Peter Youngs Hilfe wirklich brauchen.

Sollten mich andere Bettflüchtige um Rat fragen, wie sie ihre Schlafstörungen überwinden können, werde ich als Erstes versuchen, mit ihnen zu ergründen, wie schwer ihre Be-schwer-den denn wirklich sind. Ich will die Begegnung mit Manfred Küpper nicht zu meinem Damaskus-Erlebnis von Bad Feilnbach hochstilisieren – ich bin kein Saulus; ich muss nicht zum Paulus werden. Aber der kluge Professor Osten hatte wohl recht: Der Schlaf, auch der schlechte, war schon immer eine ungeheure Projektionsfläche. Heute, in unserer Vergleichs- und Optimierungsgesellschaft, vielleicht mehr denn je. Wir beklagen Schlafstörungen, ohne uns zu fragen, ob unser Schlaf wirklich so schwer gestört ist, wie wir meinen, oder ob wir womöglich nur nicht so optimal schlafen, wie unser Effizienzdenken es uns abnötigt.

Sollte ich später einmal anderen einen Rat geben dürfen, wie sie ihre Nachtruhe verbessern könnten, so würde ich am Anfang einer jeden Therapie oder eines jeden Coachings mit ihnen über Demut sprechen.

»Woran machen Sie denn Ihre Störungen fest?«

Youngs Frage reißt mich aus meinen Läuterungsgedanken.

»Nach vier Stunden werde ich wach«, berichte ich. »Oft mit einem klitschnassen T-Shirt.« Ich deute auf das T-Shirt, das ich unter meinem Hemd trage: »Immer hier am Hals, manchmal auch bis zur Brust. Alles nass. Mitunter sogar das Betttuch.«

Der Professor macht »Mhm« und wiegt den Kopf. Eine Reaktion, die sonst eher für mich typisch ist.

»Waren Sie im Schlaflabor?«, fragt Young nach.

»Nein«, erwidere ich, »aber ich werde einen Freund dorthin begleiten.« Erklärend füge ich hinzu: »Er hat Apnoe, wir waren bei Stuck in Marburg. Er ist mein Beispielfall fürs Schnarchen.«

Young interessiert sich nicht für meine Buchkapitel. Er fixiert mich und fragt: »Haben Sie schon mal eine Polygraphie machen lassen?«

Nun fixiere ich ihn und frage mich, worauf der Professor hinauswill.

»Schwitzen ist eine autonome Reaktion Ihres Nervensystems. Blutdruck. Herz. Atmung. Ihr Sympathikus, Ihr vegetatives Nervensystem, das wir nicht willkürlich ansteuern können, scheint Ihren Körper in erhöhte Alarmbereitschaft zu versetzen, als müssten Sie Schwerstarbeit leisten.«

Uff. Ich denke an einen Tumor. Typisch Hypochonder. Wenn der Narzisst krank wird, dann muss er mindestens Krebs haben. Ich schlucke den Gedanken runter und beuge mich vor. »Was wollen Sie mir damit sagen?« Ich frage es vielleicht etwas zu harsch. Aber irgendwie beunruhigt mich die Ernsthaftigkeit des Professors. Auch ein Hypochonder kann ja einen Tumor kriegen.

»Ich könnte mir vorstellen, dass Sie unter einer obstruktiven Schlafapnoe leiden.«

Ich muss lachen. Das ist ein Witz. Ich glaube es nicht.

Der Professor sieht mich etwas irritiert an, schüttelt ungläubig den Kopf.

»Sie sind ein Risikofall: männlich, über 55, haben moderates Übergewicht.« Der Professor reckt herausfordernd das Kinn. »Kragenweite 43?«

»42«, entgegne ich empört. Da ich den Professor auf keinen Fall verärgern will, sage ich schnell: »Entschuldigen Sie bitte, aber ich habe meinen Freund Carl mitgenommen zu Ihrem Kollegen Stuck, weil ich ein Beispiel für den Apnoe-Verdacht suchte. Und jetzt werde ich selbst zum Fall?«

Ich lasse mich zurückfallen in den Besucherstuhl. »Das ist doch echt bitter – oder?«

»Na, das ist ja bislang nur mein Verdacht«, sagt Young beruhigend. »Aber dieses Schwitzen sollten Sie ernst nehmen.«

Young sieht mich an, schaut auf die Uhr, greift zum Telefon, fragt, ob Frau Adler noch da sei, hört zu, sagt »Ja, ja« und blickt wieder zu mir: »Also, die Leiterin unserer Diagnostik könnte Ihnen einen unserer Polygraphen mitgeben, um nächtliche Atemaussetzer als organische Gründe für Ihr Schwitzen auszuschließen. Drei Nächte, dann wüssten wir mehr.«

Ich komme aus dem Kopfschütteln gar nicht mehr raus. Bei Stuck hatte ich so ein Gerät mit seinen Schläuchen und Drähten neugierig befingert, und jetzt soll ich es selbst tragen. Aber ich bin ein braver Junge.

Wenig später setzt mich mein Taxi zehn Kilometer weiter am Bahnhof von Bad Aibling ab, an den ich schönste Erinnerungen habe. An Gleis 2 habe ich vor gut zwei Jahren gestanden und mich jung gefühlt, jedenfalls »Zu jung für alt«, was dann auch zum Titel des Buches wurde, an dem ich damals schrieb. Zuvor hatte ich dafür lange mit Philipp Lahm gesprochen über die Abschiede von unserer Berufung – bei ihm der Fußball, bei mir der Journalismus – und über unsere Neuanfänge: über sein zweites Leben als Unternehmer, das er sich in der Moorheilbäderstadt auf seinem »Campus« aufbaut, und über mein neues Leben als Buchautor, der sich seinerzeit dem Thema Älterwerden, Altern und Un-Ruhestand widmete.

Jetzt aber fühle ich mich ziemlich alt und ausgelaugt. »Zu müde für jung« müsste mein nächstes Buch heißen, so unausgeschlafen, wie ich mich aus dem Wagen quäle, so verunsichert, wie ich durch den Verdacht des Professors bin.

Im Gepäck habe ich ein kleines Köfferchen mit dem Polygraphen. Natürlich das Kassenmodell. Nicht das Watch-PAT, das Carl von Stuck bekommen hatte. Ich und Apnoe! Wie scheiße ist das denn?

Ja, natürlich wollte ich ohnehin ins Schlaflabor. Für mein Handbuch eines Bettflüchtigen. Um meinen Freund Carl zu begleiten. Um dessen Apnoe sollte es gehen. Nicht um meine. Ich hatte mich als den Beschreiber seines Falls gesehen. Dass ich selbst an Apnoe leide, war in meiner Dramaturgie nicht vorgesehen. Verdammt.

Z z z z z z z z z z z

Ei, wer hätte das gedacht? Vor nicht ganz einem Jahr, im Indischen Ozean irgendwo zwischen Madagaskar und Mauritius, habe ich mich entschlossen, den Auslösern meiner Schlafstörungen auf die Schliche zu kommen. Ich verspürte die Entschlossenheit des Verzweifelten. Nun bin ich mit dem Apnoe-Verdacht der Lösung offensichtlich nahe, aber bin ich darüber froh? Nein, verkabelt bis in die Fingerspitzen und Nasenlöcher, sitze ich auf der Kante meines Bettes, den Polygraphen fest vor die Brust geschnallt, und lasse den Kopf hängen.

Ich sollte dankbar sein, dass ich mit der obstruktiven Schlafapnoe endlich eine einleuchtende Erklärung für meinen zerschlagenen Schlaf und die durchgeschwitzten T-Shirts habe. Und ich sollte mich auf erfrischende Nächte freuen, wenn ich erst einmal eine Maske verpasst bekommen habe. Ja, sollte ich.

Stattdessen fühle ich mich als alter Mann, verletzt in meiner Eitelkeit und beschämt über meine Unzulänglichkeit. Ich – ein Schnarcher und Schnappatmer? Wie elend ist das denn?

Aber was hatte ich denn von meiner Erkundung des Schlafs und meiner Bettflucht erwartet? Dass ich irgendeinem Wunderheiler begegne, der mir seine goldene Hand aufs kahle Haupt legt, und fortan schlafe ich selig?

Nun, zumindest hatte ich nicht erwartet, selbst zum Maskenträger zu werden. Erst jetzt, da ich selbst betroffen bin, kann ich wirklich nach*fühlen*, warum mir Carl bei der Rückfahrt aus Marburg so still und in sich gekehrt gegenübergesessen hatte: Mit einem Kompressor auf dem Nachttisch und einer Maske auf dem Gesicht wird das Bett zum permanenten Krankenlager; aus dem miserablen Schläfer wird ein Dauerpatient. Allein die Vorstellung verunsichert, kränkt und löst bei mir Ablehnung aus. Ich gebe der Maske keine Chance. Schlimmer noch: Ich gebe mir keine Chance, die Vorteile einer CPAP-Therapie zu erkennen.

Ich sollte mir ein Beispiel nehmen an meinem etwas älteren Kreuzfahrt-Kollegen Friedhelm. Ohne mein Schicksal zu erahnen, hatte er mir erst kürzlich berichtet, welch große Erleichterung ihm seine CPAP-Therapie verschafft, die er vor vier oder fünf Jahren begonnen hat. Er schwärmte geradezu von der »frischen Brise«, die ihm die Maske zuführe; endlich schlafe er »wieder selig wie seit Kindheitstagen nicht mehr« und wache am nächsten Morgen »richtig gut erholt« auf. »Ein Jungbrunnen« sei so eine »Tauchermaske für Schnarcher«. Und seine Frau Vlada ist mindestens ebenso glücklich über die »himmlische Ruhe«, die nun einkehre in ihr Schlafzimmer, wenn ihr Liebster die Maske aufsetze – was er aber, wie sie mir zwinkernd zuflüstert, nicht bei allen Gelegenheiten tue.

Ja, so positiv wie Friedhelm und Vlada sollte man es sehen.

Tue ich aber nicht.

Es ist nicht schön, sich bei selbstmitleidigen Gedanken zu ertappen. Nun ist dies jedoch ein aufrichtiger Erfahrungsbericht, und daher will ich solche Momente nicht unterschlagen. Vor allem glaube ich, dass derartige Gedanken und Gefühle ganz viele Menschen umtreiben, Männer wie auch Frauen, wenn sie unter Apnoe-Verdacht geraten und sich mit Polygraphen, Schlaflaboren, CPAP-Masken oder Unterkiefer-Protrusionsschienen vertraut machen sollen. Das ist keine Freude. Viele mögen es gar als Demütigung empfinden.

Sicher, ein Kompressor und eine Maske passen nicht zu unserer romantisierten Vorstellung vom Zu-Bette-Gehen und in unser geschöntes Selbstbild vom attraktiven Mann oder der attraktiven Frau. Verführerischer macht eine Maske nicht. Doch im Vergleich zu unserem Schnarchen dürfte sie für den Menschen auf der anderen Hälfte der Matratze das deutlich kleinere Übel sein.

Daher möchte ich allen Betroffenen zurufen: Schämen Sie sich nicht! Setzen Sie das Ding auf in dem Bewusstsein, etwas wirklich Gutes für sich selbst zu tun. Und auch für Ihre Partnerin oder Ihren Partner. Akzeptieren Sie den kleinen Kompressor auf dem Nachttisch wie Ihren bestimmt nicht sonderlich geliebten Wecker – als selbstverständlichen Teil unserer modernen Schlafkultur.

Wie schwer sich viele Patienten tun mit der CPAP-Therapie, zeigen die hohen Abbruchraten, vor allem bei Apnoe-Patienten wie meinem Freund Carl, die sich selbst als gute Schläfer wahrnehmen: Da ihnen die Nächte mit der Maske nicht sofort einen deutlich besseren Schlaf bescheren, weil das Friedhelm-Erlebnis ausbleibt, verschwinden die teuren Apparaturen nach wenigen Wochen irgendwo unterm Bett, im Kleiderschrank oder auf dem Dachboden.

Abbruch-Kandidaten sind aber auch besonders schlechte Schläfer. Ihre Angst, die Maske verstärke ihre Einschlaf- oder Durschlafstörungen, wird zur *self fulfilling prophecy*, zur sich selbst erfüllenden Vorhersage: Weil sie sich nicht vorstellen können, mit einer Maske in den Schlaf zu finden, gelingt es ihnen auch nicht. Die Konsequenz: Weg mit dem Ding!

Wie werde ich wohl reagieren? Werde ich wie Friedhelm die Vorteile der Maske erkennen und sie Nacht für Nacht tragen? Oder wird sie auch bei mir in der Ecke landen wie ein ungeliebtes Spielzeug? Werde ich zu den Einsichtigen und Vernünftigen gehören, oder werde ich Opfer meiner Eitelkeit und Ignoranz?

Zumindest bei der Polygraphie siegt die Einsicht. Ich lasse mir die Chance, meine Schwierigkeiten zu ergründen, nicht entgehen und trage das Gerät brav drei Nächte lang. Und siehe da, in meinen Schlafprotokollen für den Professor notiere ich: »Polygraph hat weniger gestört als befürchtet.« Und: »Bin trotz der Kabelage wieder eingeschlafen, obgleich der Apparat in der Bauchlage etwas lästig war.«

Ei, wer hätte das gedacht? Ich nicht.

Mit einem mulmigen Gefühl schicke ich den Polygraphen zurück an den Professor und warte auf dessen Anruf. Wie wird die Auswertung der Aufzeichnungen ausfallen? Was wird mir Young erklären?

Als das Telefon klingelt, hat er noch nicht »Guten Tag, lieber Herr Bednarz« gesagt, da bin ich mir sicher, dass meine Werte schlecht sind. Ich spüre so etwas, ich höre das raus aus seinem Tonfall. Oder bin ich nur zu pessimistisch?

Nein, meine Daten sind wirklich miserabel. 20 Atemaussetzer in der Stunde. Durchgängig. Das sei »eindeutig zu viel«, erklärt mir Young. Ab zehn Atempausen sei eine weitere Untersuchung im Schlaflabor »sehr zu empfehlen«, bei einer Verdopplung dieses Grenzwertes »geradezu geboten«.

»Das kann nicht sein«, rufe ich ins Telefon. Das müsse am Polygraphen liegen.

Bei drei Nächten? Und ähnlichen Werten?

Ich brauche kein Skype oder Zoom oder Teams, um das Kopfschütteln des Doktors vor Augen zu haben.

»Ich musste wegen des blöden Polygraphen auf dem Rücken liegen«, wehre ich mich gegen den Befund. »Ich bin sonst Bauchschläfer – und hätte mit der Apnoe weniger Probleme gehabt.«

»Ja, das mag Ihre Einschlafposition sein«, sagt Young mit dem begütigenden Tonfall eines Therapeuten, »aber Ihre durchgängige Position ist das nicht. Sie sind ein munterer Dreher, wenden sich mindestens achtmal in der Nacht.« Damit liege ich allerdings noch voll im Rahmen der üblichen fünf bis zehn Positionswechsel. Wenigstens etwas Gutes.

»Dann muss es an der Rückenlage liegen, in die mich der Polygraph gezwungen hat.« Ich bemühe mich, sachlich zu klingen. »In meiner geliebten Bauchlage hätte ich bestimmt weniger Atemaussetzer gehabt.«

»Ich verstehe Sie«, sagt Young. »Apnoe zu haben, hört niemand gerne. Aber Sie können es nicht auf die Rückenlage schieben. Alle Werte deuten darauf hin, dass die Seitenlage Ihre bevorzugte Position ist.«

Die Seitenlage. Ich lerne ja gern dazu, aber das hatte ich nicht hören wollen. Ich hätte lieber der Rückenlage die Schuld gegeben. »Und Sie meinen«, frage ich nach, »mit der Apnoe hätten wir jetzt die Erklärung für mein Schwitzen?«

»Zumindest wäre es *eine* Erklärung. Ihr EKG zeigt bei jedem Atemstopp die typische erhöhte Herzfrequenz. Das triggert Ihren Sympathikus, Ihr vegetatives Nervensystem gerät in Alarmbereitschaft – und Sie kommen ganz schön ins Schwitzen.«

Da mir dazu nichts mehr einfällt, frage ich wie zuvor mein Freund Carl in Marburg: »Und was tun wir jetzt?«

»Wie von Ihnen ohnehin vorgesehen, gehen Sie ins Schlaflabor. Ich bin gespannt, was die Polysomnographie ergibt.«

Was soll die schon ergeben?

Young hat sein »Grüßen Sie mir den Kollegen Hein« noch nicht ganz ausgesprochen, da habe ich an meinem Handy bereits den roten Button gedrückt. Frustration und Höflichkeit gehen selten einher.

Z z z z z z z z z z z

Fünf Kilo weniger. Die Aufgabe hatte mir Professor Young zum Abschied mit auf den Weg gegeben. Es schien mir nicht zu viel verlangt. Von 90 Kilo runter auf 85, in den Wochen bis zum Schlaflabor-Termin hätte ich das schaffen können, dicke.

Aber um mit dem einstigen Fußballkünstler und immer wieder überraschenden Wortartisten Lothar Matthäus zu sprechen: Wäre, wäre, Fahrradkette. Statt abzunehmen, habe ich noch ein Kilo draufgepackt. Verfluchte Schokolade. Verdammter Rotwein. Dieters *little helpers*. Zucker und Alkohol helfen nicht wirklich. Sie machen nur schlapp und dick.

Verärgert über meine Willensschwäche, fahre ich am frühen Abend mit unserer klapprigen Familienkutsche am Johanniter-Krankenhaus von Geesthacht vor. Hier hat Dr. Holger Hein, der sonst in Reinbek praktiziert, sein Schlaflabor mit sieben Betten.

Die Nachfrage von Apnoikern ist groß, aber die Vorgaben der gesetzlichen Krankenkassen erlauben nur eine beschränkte Anzahl von Untersuchungen. Die meisten der bundesweit etwa 600 Schlaflabore führen Wartelisten, bei vielen dauert es mehrere Monate, bis man drankommt. Marktwirtschaftskonform reicht das Angebot von schrammeligen Hinterzimmerveranstaltungen, von denen ich gehört habe, bis hin zu Luxusunterkünften, von denen ich nur die Prospekte kenne. Wer sichergehen möchte, an einen seriösen Schlafmediziner mit einem modernen Labor zu geraten, sollte eine der knapp 300 Einrichtungen wählen, die von der Deutschen Gesellschaft für Schlafforschung und Schlafmedizin auf ihre Ausstattung und Leistung geprüft wurden und bei der DGSM gelistet sind.

Nun gibt es in Hamburg eine Handvoll zertifizierter Labore, doch Holger Hein und ich kennen uns, seit ich vor dessen Rotary-Runde mal einen meiner Vorträge gehalten habe; damals ging es um den *Spiegel* und die Digitalisierung des Qualitätsjournalismus. Für mich war es somit keine Frage, in wessen Labor ich mich betten würde. Hinzu kommt, dass der Lungenfacharzt Hein zu den Qualitätsprüfern der DGSM für Schlaflabore zählt – mehr Ahnung geht ja wohl nicht. Und ganz nebenbei ist der Doc auch noch der Schlafcoach der Sport-Ikone Boris Herrmann. Der Hamburger hatte bei der Vendée Globe, der wohl härtesten Regatta aller Zeiten, allein die Welt umsegelt, ohne ein einziges Mal länger als eine Stunde am Stück zu schlafen – und war trotz seines portionierten Schlafs nach 80 Tagen fit ins Ziel gekommen.

Im Schlaflabor von Doktor Hein ist Carl schon vor mir eingetroffen. Er hat das Zimmer gegenüber und begrüßt mich in Adiletten, Boxershorts und Rolling-Stones-T-Shirt, verpflastert von der Schläfe bis zu den Füßen mit 19 Elektroden und 6 Sensoren. Ja, eine Polysomnographie in einem Schlaflabor ist schon eine ganz andere Liga als die Polygraphie daheim.

Für meinen Freund wird die Nacht nicht nur zur Schlaflabor-Premiere, sondern auch zu seinem ersten Mal mit Maske. Das gute Stück liegt schon auf seinem Nachttisch. Morgen früh wird Dr. Hein zur Visite kommen, und dann ist *judgement day*: Haben sich Carls Apnoe-Werte durch die CPAP-Therapie verbessert? Ist der Beatmungsdruck zu hoch oder zu niedrig? Passt sich die Maske gut dem Gesicht an? Reicht eine kleine Nasenmaske? Oder ist eine Full-Face-Maske nötig, weil Carl doch zu viel durch den Mund atmet? Braucht er einen weiteren Termin für das Feintuning der Maske? Sicherheitshalber hat Dr. Hein für Carl die folgende Nacht gleich mitreserviert.

Bei mir muss der Doktor entscheiden, ob ich noch mal davonkomme. Ich rechne nicht damit, denn ich steuere auf Kragenweite 43 zu. Um mir eine Atemhilfe anzupassen, die bei Herrn Doktor schon parat liegt, hat er auch für mich eine zweite Nacht gebucht. Wie umsichtig.

Andererseits: Ich habe wieder mit dem Joggen begonnen, laufe zwei, drei Mal die Woche meine sieben bis acht Kilometer. »Ich könnte doch mit einem blauen Auge davonkommen«, jammere ich, während nun auch ich verkabelt werde.

»Die Hoffnung stirbt zuletzt«, sagt die Medizinisch-technische Assistentin Annette, die in den vielen Jahren ihrer Arbeit für Dr. Hein schon Tausende in die Labor-Nacht geschickt hat.

»Wie soll ich mit diesen Dingern gute Werte erzielen?«, frage ich und zupfe missmutig an meinen Drähten und Schläuchen.

»Viele schlafen trotz ihrer Verdrahtung viel besser als sonst«, sagt meine Betreuerin. Und korrigiert sich: »Nein, gerade *wegen* dieser Verdrahtung schlafen viele gut.«

Schwester Annette sieht meinen ungläubigen Blick und nickt bekräftigend: »Ja, die Nacht bei uns gibt etlichen Patienten das gute Gefühl, endlich etwas gegen ihren schlechten Schlaf unternommen zu haben«, erklärt sie mir. »Das beruhigt. Und wer beruhigt ist, der schläft auch gut.« Ich muss lächeln und denke, dass an Schwester Annette eine Schlafmedizinerin verloren gegangen sein könnte. Zumindest hat sie ein Händchen für verunsicherte Patienten.

Von 22 Uhr bis morgen früh um fünf stehen wir unter Beobachtung. Fünf oder sechs Stunden Aufzeichnung reichen. Es geht ja nicht um eine Schlafkur, sondern um Messwerte. Meine Geräusche und Bewegungen, wann ich schlafe und wie ich atme, schnarche und mich wälze, meine Gehirnströme, mein Blutdruck, mein Herzschlag – nichts wird Schwester Annette verborgen bleiben. In ihrem Dienstzimmer erkennt sie über die mir angehefteten Sensoren und Elektroden sogar meine Fußbewegungen unter der Decke. Als würde ich durch die Verkabelung nicht genug vermessen, filmt mich auch noch eine Kamera an der Wand gegenüber meinem Bett.

Nach gar nicht einmal so langem Wachliegen schlafe ich ein. Und ich muss sagen: Gemessen an den Umständen, habe ich schon schlechter geschlafen. Dass ich wach bin, noch bevor die nette Schwester um fünf Uhr zum Wecken anklopft – geschenkt. Ich bin nun mal, wie ich seit meinem Besuch bei Professor Roenneberg weiß, eine moderate Lerche.

Geduscht und rasiert begebe ich mich für mein Arztgespräch ins Dienstzimmer. Das Herzstück des Labors besteht aus acht großen Bildschirmen, über die Schwester Annette ihre Patienten beobachten kann, aus Laptops, Druckern und vielen Bögen mit Daten, Kurven, Grafiken. Ach, wenn der gute Hippokrates nur sehen könnte, wie sich seine Schlafforschung entwickelt hat.

»Wie war die Nacht?«, fragt ein sichtlich ausgeruhter Dr. Hein. Ich setze meinen Dackelblick auf und versuche, gleichfalls einen ausgeschlafenen Eindruck zu machen. Vielleicht stimmt das den Doktor gnädig.

Doch Hein hat nur Augen für seine Ausdrucke mit Kurven und Daten. »Ihre Schlafeffizienz liegt bei 76 Prozent«, stellt er fest.

»Ja, nun …«, sage ich. Als Bettflüchtiger finde ich es normal, dass ich ein Viertel meiner Nachtzeit wach und dumm herumliege.

»Das ist kein dramatischer Wert«, sagt der Doktor, »aber schon eine deutliche Verminderung gegenüber normal guten Schläfern. Deren Schlafeffizienz liegt auch im Labor bei 85 bis 90 Prozent.«

Ich sage »Aha!« und warte darauf, dass er mir etwas zur Maske-oder-nicht-Maske-Frage sagt.

Der Doktor breitet seine Aufzeichnungen aus: »Ein wichtiger Faktor für Ihre geringe Erholung in der Nacht ist auch die Zerstückelung Ihres Schlafs. Sie sind nicht ein- oder zweimal länger wach, sondern haben insgesamt sieben Wachphasen, von denen die längste 20 Minuten gedauert hat. Das drückt Ihre Schlafqualität erheblich.«

Zum Verständnis: Als Wachphase wird nicht jede Schlafunterbrechung erfasst, sondern nur jene, die länger als drei Minuten dauern. Doch auch kürzere Unterbrechungen zerschlagen den Schlaf, mindern dessen Erholsamkeit.

Gar nicht erst erfasst wird ein Wachsein unter 30 Sekunden – sich mal die Bettdecke zurechtzuruckeln oder von der Bettkante zurück in die Mitte der Matratze zu robben, fällt unter »Wachmomente«, die nicht als Störfaktor gelten. Diese Arousals bekommen wir in der Nacht gar nicht mit, sie gehören zum Schlaf dazu – auch bei den besten Schläfern.

Der Doktor ist weiter in seine Ausdrucke vertieft, aber er scheint zu ahnen, dass ich jetzt mal dringend etwas Positives hören müsste. »Ha, sehr schön«, ruft er geradezu erfreut aus, »den regulären Verlauf der Schlafstadien halten Sie gut ein.« Der Zeigefinger des Doktors gleitet über die ausgebreiteten Papiere. »Ihr Wechsel von Leichtschlaf zu Tiefschlaf zu REM-Schlaf ist trotz Ihrer Wachphasen gut erhalten.« Er deutet auf eine Reihe verschiedener Wellen, die an dieser Stelle kurz erklärt werden sollten, damit Sie Ihr EEG demnächst selbst auswerten können:

In Alphawellen, die an schnell aufeinanderfolgenden Ausschlägen zu erkennen sind, schlagen sich unsere Gehirnströme nieder, wenn wir mit geschlossenen Augen ruhig im Bett liegen.

Thetawellen zeichnen sich durch breitere Abstände aus und signalisieren Einschlafen und Leichtschlafen.

Deltawellen rollen wirklich sehr langsam an und wieder ab und stehen für die Tiefschlafphase.

In der REM-Phase, wenn wir besonders heftig träumen, können alle drei Wellenformen in den EEG-Aufzeichnungen erscheinen.

Und sollten Sie ganz viele Ausschläge sehr dicht hintereinander sehen, dass es fast wie ein zackiger Klecks ausschaut, dann sind das sogenannte Spindeln, die in allen Phasen vorkommen können – außer im REM-Schlaf. Sie deuten auf Phasen einer besonderen Schlafstabilisierung hin; kommen sie sehr häufig vor, könnten sie ein Hinweis darauf sein, dass der EEG-Patient ein Schlaf- oder Beruhigungsmittel eingenommen hat.

Generell kann man sagen, dass die stetig langsamer werdenden Wellen zeigen, dass unser Gehirn immer ruhiger wird, bis es im REM-Schlaf wieder voll aufdreht und alle Wellenformen aufkommen.

Höflich, wie ich sein kann, sage ich dem Doktor, dass ich das alles sehr interessant finde, mich aber frage, was das mit der Entscheidung in Sachen Maske zu tun habe.

»Nichts, auf den ersten Blick«, sagt der Doktor. Aber beim Schlaf dürfe man sich nie auf nur ein Symptom konzentrieren; unsere Nachtruhe müsse immer in ihrer Gesamtheit betrachtet werden, was ich zum Ende unseres Gesprächs auch verstehen würde.

Ich denke, dass der gute Herr Doktor es jetzt aber spannend macht, und bemühe mich um Gelassenheit.

Hein sieht mich, es scheint mir, dass er mich sogar anlächelt. Dann sagt er »7,4« und nickt so vor sich hin. »7,4. Das ist ganz okay.«

»Also keine Maske?«, frage ich.

»Sagen wir es mal so«, erklärt der Doktor, »wenn Sie einen Wert zwischen null und fünf hätten, würde ich beruhigt antworten: Auf keinen Fall. Läge er zwischen zehn und 15, würde ich Ihnen sehr nachdrücklich zur Maske raten.« Mein Wert aber falle in die Grauzone, deute somit auf »kein relevantes Schlafapnoe-Syndrom« hin. Da ich zudem nicht unter Tagesmüdigkeit leide, seien wir »nicht zum Handeln gezwungen«.

Erleichtert lehne ich mich zurück. Keine Maske. Gott sei Dank!

Doch warum ist das Ergebnis im Labor so deutlich besser ausgefallen als die Polygraphie?

Weil bei den ambulanten Messungen daheim nicht unterschieden wird zwischen Atmen im Wachen und im Schlafen. Im Labor hingegen geht es nur um das Verhalten im Schlaf. Luftanhalten im Wachsein, weil mein Gute-Nacht-Krimi so spannend ist, wird nicht erfasst. Daher sind die Laborwerte für die Entscheidung über eine CPAP-Therapie maßgeblicher.

Anders ausgedrückt: Die Polygraphie gibt nur Hinweise, liefert lediglich Indizien, ob eine Apnoe vorliegen könnte. Die Nacht im Labor mit den exakteren Daten verifiziert oder falsifiziert dann die Vermutung – und bei nicht eindeutigen Fällen ist auch ein weiterer Laborbesuch fällig.

Allerdings, dämpft Hein meine inneren Freudensprünge, bliebe da eine kleine Restunsicherheit: »Was machen wir mit Ihrem Schwitzen? Das ist ja nicht weg.«

Wahrscheinlich sind es mehrere Faktoren, vermutet Hein, die zu meinen nicht gerade seltenen Schweißausbrüchen führen. Zum einen meine mangelnde Schlafhygiene – etwa zu fettes Essen am Abend, dazu meine Vorliebe für scharf Gewürztes und, ja, schon ein Glas Wein wirkt bei mir schlafschädigender als bei anderen eine ganze Flasche; diese drei schlechten Verhaltensweisen allein genügten, sagt der Doktor, um aus meiner leichten Apnoe eine schwere zu machen, um den Sympathikus zu triggern und mein Nacht-Shirt feucht werden zu lassen.

Zum anderen ist da aber noch etwas, das der Doktor entdeckt hat. Er sagt »Bitte schauen Sie selbst« und spielt auf einem der Monitore die Videoaufzeichnungen meiner Nacht ein. Ich sehe mich in Schwarz-Weiß im Bett, etwas unruhig, aber worauf der Doktor hinauswill, sehe ich nicht.

»Ihre Füße«, sagt Hein und tippt mit dem stumpfen Kugelschreiber auf den Bildschirm. Ich sehe nur auf meine Decke und dann auf den Doktor. »Ihre Füße zucken heftig«, erklärt mir Hein, »sehr heftig.«

Und dann erkenne auch ich die Bewegungen unter der Decke.

»Ist das nicht normal?«, frage ich. »Niemand schläft wie eine Mumie.«

»Wir haben 85 Beinbewegungen in der Stunde gezählt, 705 während Ihres Gesamtschlafs. Das ist, lieber Herr Bednarz, deutlich im pathologischen Bereich.«

Nun kenne ich mich inzwischen gut genug aus, um ihn entsetzt anzuschauen: »Sie wollen doch nicht sagen, dass wir es hier mit dem Restless-Legs-Syndrom zu tun haben?« Ich und Zappelbeine – ich komme aus dem Kopfschütteln gar nicht mehr raus.

Der Doktor bleibt ganz ruhig: »Zumindest zeigen die Aufnahmen sehr eindringlich, wie zappelig Ihre Füße sind.«

Ich weiß, dass nach manchen Schätzungen jeder zehnte Schläfer unter RLS leidet. »Bei mir kribbelt aber nichts in den Beinen«, erwidere ich, »und bei mir zieht da auch nichts, wenn ich mich hinlege. Ich verspüre keine Unruhe, die mich am Einschlafen hindert, habe keinerlei Missempfindungen und auch keinen Bewegungsdrang, der mich aus dem Bett treiben würde. Diese Art von Bettflüchtiger bin ich nicht.« Ich muss aufpassen, nicht aufgebracht zu klingen.

»Das kann gut sein«, sagt der Doktor in beschwichtigendem Ton. »Es ist doch nur so, dass Ihr Schlaf deutlich gestört ist und wir nun schauen, woran es liegen könnte.«

Ich versuche, Hein anzublicken, aber meine Augen wandern immer wieder hinüber zum Monitor mit den Aufnahmen von meinen zuckenden Füßen unter der Decke. Die geben wirklich kaum Ruhe.

»Also«, hebt Hein noch einmal an, und ich ahne, dass jetzt seine Schlussbilanz kommt, »Ihr Schlafprofil sieht so aus: Trotz Ihrer vielen Unterbrechungen haben Sie eine gute Schlafstruktur, ist der Ablauf Ihrer Schlafphasen stabil; die Atemstörungen treten leicht gehäuft auf und lassen eine CPAP-Therapie nicht notwendig erscheinen; Ihre unruhigen Füße hingegen würde ich behandeln. Wollen Sie es mal mit einem Medikament versuchen?«

Ich nicke, der Doktor schiebt mir ein vorbereitetes Rezept über den Tisch zu, ich stecke es seufzend ein.

»Zappelt mein Freund auch so wie ich?«

Hein greift zu Carls Akte, blättert und sagt: »Im Schnitt gute 60 Bewegungen in der Stunde.« Er verzieht den Mund, als wollte er sagen: Auch heftig.

»Verschreiben Sie ihm jetzt auch …«, ich schaue auf das Rezept, »… L-Dopa, oder wie das heißt?«

Hein wiegt den Kopf. »Wie ich gesagt habe: Wir schauen uns den gesamten Schlaf an und behandeln dann die stärksten störenden Symptome. Bei Ihnen wären das jetzt die unruhigen Füße, bei Ihrem Freund ist es die Apnoe.«

»Hat die Maske Carl denn geholfen?«, will ich wissen.

Das Strahlen, das über Heins Gesicht geht, ist schon die halbe Antwort. »Ja, seine Atemstörungen haben sich drastisch reduziert. Von 53 Aussetzern in der Stunde runter auf 0,7.«

Da kann ich nur dicke Backen machen und sehr anerkennend nicken. Hätte ich jetzt nicht gedacht.

»Auch die Puls- und Blutdruckwerte Ihres Freundes haben sich durch die Maske deutlich verbessert.«

Ich setze ein Gesicht auf, das Respekt signalisieren soll – für Carl, die CPAP-Therapie und natürlich auch für Dr. Hein. Wie ich das Rezept in meine Jeans knülle, lässt meine wahre Stimmung erahnen. Da bin ich gerade der Maske entkommen, nun habe ich dafür RLS an den Hacken.

Wenig später gehen Carl und ich auf dem Parkplatz auseinander. Er muss am Abend noch mal her, seine Maske wird dann feinjustiert. Ich sehe ihm seine innere Zerrissenheit an. Mit der Maske hat er heute Nacht schlechter geschlafen als zuvor mit seiner Apnoe. Nach seinem subjektiven Empfinden verbessert die CPAP-Therapie seinen Schlaf nicht.

Aber Carl weiß auch, wie sehr die Apnoe seine Gesundheit belastet; und Herz wie Kreislauf haben es mit seinem Körper ohnehin schon, im Wortsinne, schwer. Vor allem aber liegt Carl die Nachtruhe seiner Frau am Herzen, er will ihr seinen guten Willen zeigen. Deshalb wird er heute Abend hier in Geesthacht wieder vorfahren und seine Maske endgültig anpassen lassen.

Und ich? Ich setze mich in unsere alte Familienkutsche und bin froh, dass meine Apnoe-Werte nur im Graubereich liegen. Aber was mache ich mit meinen unruhigen Füßen?

Ich beschließe, zu Hause nur kurz mein Köfferchen umzupacken und dann gleich nach München durchzufahren. Dort lebt eine Frau, die sich mit dem Restless-Legs-Syndrom (RLS) besser auskennt als jeder Professor – oder zumindest genauso gut. Und die schon vielen Betroffenen eine große Hilfe war.

Wo, bitte, geht's hier zu den Zappelbeinen?

Die Aufgaben und Grenzen der Selbsthilfe

Kennt das nicht ein jeder? Bilder aus Kindheitstagen, Szenen aus längst vergangenen Zeiten, die immer mal auftauchen aus den Tiefen der Vergesslichkeit, die uns nicht aus dem Sinn gehen, die uns begleiten, ein Leben lang.

Lilo Habersack nippt an einer Tasse Tee, räuspert sich, schluckt noch einmal, als müsste sie sich von einem imaginären Kloß im Hals befreien, dann versenkt sie sich in das Damals: Sie berichtet von jenem Tag vor etwa 70 Jahren, an dem sie ihre Mutter in höchster Verzweiflung erlebte; sie erinnert sich noch genau an ihr herrschaftliches Elternhaus, sieht den Perserteppich mit dem feinen Muster und steht wieder in der Tür zum Wohnzimmer; sie starrt auf ihre Mutter, die am Boden kniet, das Gesicht verzerrt in einer seltsamen Mischung aus Schmerz und Erlösung.

Eine leidende Mutter. Ein hilfloses Kind. Ein ewig währender Moment.

»Sie wusste nicht, wie ihr geschah«, berichtet Lilo Habersack über ihre Mutter, »sie wusste nur, dass es ihr guttat, wenn sie sich niederkniete, um das Blut in ihren Beinen abzupressen. Es muss ihr wehgetan haben, aber es verschaffte ihr zugleich Linderung, es erlöste sie zumindest vorübergehend von diesem unerträglichen Kribbeln.«

Meine Gastgeberin hält inne, schenkt mir Tee nach. Es ist eine Geste der Aufmerksamkeit, zugleich jedoch der Versuch, sich wieder zu lösen aus der Vergangenheit.

Lilo Habersack war damals, Anfang der 1950er-Jahre, ein unbedarftes Kind von sieben oder acht. Sie wusste nicht, was ihre Mutter plagte. Die Mutter wusste ja selbst nicht, was für eine Erkrankung ihr die Nächte zunichtemachte. Lilo wusste nur, dass ihre Mutter schon seit Jahren litt und dass alle leise sein mussten bis weit in den Vormittag hinein. Denn ein »teuflisches Jucken und Stechen«, so hieß es, bringe die Mutter nachts um den Schlaf. Erst im Morgengrauen fand sie endlich Ruhe, die dann dem ganzen Haus heilig war.

Heute ist die kleine Lilo von damals eine sehr agile ältere Dame von 77 Jahren; sie blickt zurück auf ein erfolgreiches Leben, hat gemeinsam mit ihrem Mann dessen Anwaltskanzlei aufgebaut; sie wohnt in einem großen Haus, gelegen in einem der schönsten Viertel Münchens; längst ist sie selbst Mutter, ja sogar Großmutter. Inzwischen hat das unerträgliche Kribbeln auch einen Namen, den jeder Arzt kennt: Restless-Legs-Syndrom.

Das erste Mal fachkundlich beschrieben hatte die Symptome im 17. Jahrhundert der Begründer der Anatomie des Nervensystems, der englische Arzt Thomas Willis; aber erst 1945 gab der schwedische Neurologe Karl-Axel Ekbom der Erkrankung, über die er promoviert hatte, den heute bekannten Namen. Bis die Kunde aus Stockholm, wo Ekbom praktizierte, nach München zu den Ärzten von Lilo Habersacks Mutter vordrang, sollten aber Jahre vergehen.

Viele Jahrzehnte später ist RLS das weltweite Synonym für einen gefürchteten Schlaf-Killer. Schätzungen zufolge hat jeder Zehnte »ruhelose Beine«, aber nicht alle Betroffenen leiden darunter. Und noch mehr Menschen dürfte es ergehen wie mir: Sie zappeln unter der Decke, ohne es zu ahnen – was insofern tröstlich ist, als es für einen zumindest vorerst milden Verlauf der Erkrankung spricht. Den Schlaf belastet RLS jedoch auch in seiner gemäßigten Variante.

Um genau zu sein, kann die Ruhelosigkeit nicht nur die Beine befallen, sondern auch die Arme. *Up to date* und politisch korrekt sprechen Schlafmediziner wie Holger Hein daher von »periodischen Extremitäten-Bewegungen«.

Zu den Millionen Deutschen, die ein Kribbeln, Brennen oder Ziehen um den Schlaf bringt, gehört auch Lilo Habersack. »Familiäres RLS« nennt sie das und verweist auf »jüngste Forschungen, die eine große genetische Komponente ausweisen«. Wie zum Beleg für die Vererbbarkeit erzählt sie von ihrer Großmutter, die gleichfalls an dem litt, was wir heute RLS nennen, »auch wenn es die Oma nicht so schwer getroffen hat wie meine Mutter«.

Leider hat auch Lilo Habersack die Krankheit über ihr Erbgut weitergegeben. Ihre drei Töchter sind Anfang und Mitte 50 und verspüren seit einiger Zeit gleichfalls das Kribbeln. Sogar zwei Enkel, 20 und 24 Jahre jung, können nachts nicht stillhalten.

Das Schicksal der Habersacks ist typisch für RLS. Über »Ameisenbeine«, wie meine Gastgeberin sagt, klagen vor allem Frauen, nur etwa ein Drittel der Betroffenen sind Männer; typisch ist auch, dass die Schmerzen oft erst ab dem fünfzigsten Lebensjahr auftreten. Andererseits: Gerade in stark vorbelasteten Familien trifft es mitunter auch die Jüngeren.

Die einst ratlose Lilo ist seit Langem eine rastlose RLS-Expertin. Aus der eigenen Betroffenheit heraus hat sie sich hineingefuchst in den medizinischen Wissensstand und bereist mit Vorträgen das Land, debattiert auf Fachkongressen mit Professoren aus aller Welt und steht an vorderster Front, wo immer es gilt, für die Behandlung von RLS-Patienten zu kämpfen. »Grüßen Sie mir die Lilo«, gab mir Professor Young aus Bad Feilnbach mit auf den Weg nach München. »Ja, sprechen Sie mit Frau Habersack, eine gute Idee«, ermunterte mich sein Kollege Hein nach der RLS-Diagnose.

Bevor wir näher auf die Restless Legs eingehen, möchte ich Ihnen Lilo Habersack aber noch unter einem ganz anderen Aspekt vorstellen. Ihre Bekanntheit verdankt die Münchnerin nämlich ihrem Amt als Erste Vorsitzende der Selbsthilfeorganisation »RLS e. V. Deutsche Restless Legs Vereinigung« – aber vielleicht verhält es sich mit dem Wer-wem-was-Verdanken auch genau andersherum.

Fest steht jedenfalls, dass Lilo Habersack seit 1995 als Mitglied oder als langjährige Vorsitzende die treibende Kraft ist beim Ausbau der Münchner Kerngruppe zur überregionalen Selbsthilfe. »In Fulltime« hat sie die Vereinigung mit zeitweilig über 4000 Mitgliedern in etwa 100 Ortsgruppen gemanagt. Alles unentgeltlich, Ehrensache.

Mit Lilo Habersack sitze ich also nicht nur einer RLS-Kennerin gegenüber, sondern auch einer absoluten Fachfrau für die gesundheitspolitisch gewichtige Frage, wie Erkrankte durch Eigeninitiative anderen Patienten helfen können. Seit Lilo Habersack für ihr Engagement von Bundespräsident Frank-Walter Steinmeier mit dem Bundesverdienstkreuz ausgezeichnet wurde, könnte man etwas überspitzt sagen, dass die Münchnerin so etwas ist wie eine First Lady der Selbsthilfe-Szene.

Z Z z z z z z z z z z

Weil wir mit Steinmeier gerade bei der großen Politik sind, muss erwähnt werden, dass unsere Volksvertreter in Berlin ganz schön hohe Ansprüche an die Selbsthilfe stellen. Kritische Köpfe aus der Szene behaupten, das geschehe aus purem Eigennutz: Eigentlich propagiere die Politik die gegenseitige Hilfe von Erkrankten für Erkrankte nur, damit sie umso befreiter bei den Gesundheitsleistungen des Staates den Rotstift zücken könne. Motto: Das übernehmen dann die Selbsthilfeorganisationen.

Um uns nicht in parteipolitisch scharf geführte Debatten um unsere Sozialpolitik zu verstricken, schauen wir schlicht auf die Definition des Bundesgesundheitsministeriums, das in der Selbsthilfe einen »festen Bestandteil des Gesundheitssystems« sieht: »Dabei unterstützen die Selbsthilfegruppen, -organisationen und -kontaktstellen die professionellen Angebote der Gesundheitsversorgung in vielfältiger Weise«, so das BMG, und böten so ein »positives Beispiel zur Wahrnehmung von Eigenverantwortung und Stärkung der Gesundheitskompetenz«, denn »Menschen mit chronischen Erkrankungen, Menschen mit Behinderungen sowie deren Angehörige finden in den Selbsthilfegruppen Rat und Unterstützung, teilen ihre Probleme, finden gemeinsame Lösungen und helfen dabei sich und anderen Betroffenen«. Im Gegenzug sei die Selbsthilfe »beratend im Gesundheitswesen eingebunden«, um »die medizinische Versorgung patientenorientierter auszurichten«.

So weit die Theorie.

Wer wissen will, wie die Praxis aussieht, der findet in dem Rechtsanwalt und Medizinrechtler Martin Danner einen sehr kundigen Gesprächspartner. Der Jurist aus Brühl bei Bonn führt seit rund 20 Jahren die Geschäfte der Bundesarbeitsgemeinschaft Selbsthilfe in Düsseldorf. Die BAG vertritt die Interessen von 117 Bundesverbänden, 13 Landesarbeitsgemeinschaften sowie fünf Fachverbänden von Selbsthilfeorganisationen behinderter und chronisch kranker Menschen und deren Angehörigen.

Was sich vielleicht nach Verbandsmeierei anhört, steht tatsächlich für das Schicksal von rund einer Million Menschen, die Danner und die Bundesvorsitzende Hannelore Loskill gegenüber der Politik, den Krankenkassen oder den Ärzteverbänden vertreten. »Auf unser deutsches Modell der Patientenvertretung können wir stolz sein«, sagt Danner. Es funktioniere »im Großen und Ganzen ganz gut«.

Und die Schlafgestörten? Sind die denn ordentlich vertreten?

»Die sortieren sich ganz gut ein in den Verband«, findet Danner: Lilo Habersacks RLS-Vereinigung etwa sei »richtig gut aufgestellt«. Und die obstruktiven Schnarcher? Auch die haben durch den Bundesverband Gemeinnützige Selbsthilfe Schlafapnoe Deutschland (GSD) eine »wirklich ordentliche Vertretung«.

Nur ein Verband ist für die lauten Schläfer nicht genug: Es gibt auch noch den Bundesverband Schlafapnoe und Schlafstörungen Deutschland (BSD). Dessen erster Vorsitzender ist seit gut zehn Jahren Werner Waldmann aus Ostfildern bei Stuttgart und alles andere als ein verschnarchter Typ.

Dem grauhaarigen Bären kommt für seinen Verband eine ähnliche Rolle zu wie Lilo Habersack für die RLS-Szene. Umtriebig wie kaum ein Zweiter, bringt der ehemalige Chefredakteur im Namen seines Verbandes Schlafmagazine, Broschüren, Bücher und Videos heraus. Sein »Schlaf TV« auf YouTube zeigt überaus sehenswerte Interviews und Filme mit den namhaften Playern in Medizin und Forschung. Ob es um Öffentlichkeitsarbeit oder Kooperationen mit Krankenkassen geht – Waldmann versteht es, auf der Klaviatur der Medien und Kommunikation zu spielen.

Ich möchte den ehrenamtlich engagierten Selbsthelfern nicht zu nahe treten, denn viele haben mir am Telefon geduldig Auskunft gegeben, waren zu sehr persönlichen Gesprächen bereit, haben mich mit Heften, Broschüren und Links zu ihren Video-Konferenzen versorgt, wenn Gruppenabende wegen des Coronavirus nicht möglich waren – doch spätestens auf den zweiten Blick wird ein grundsätzliches Problem deutlich: Der Erfolg von Selbsthilfeorganisationen, vor allem von kleineren, steht und fällt mit der Frau oder dem Mann an der Spitze.

Während sich große Vereine wie die Aids-Hilfe oder die Rheuma-Liga aufgrund von Mitgliederbeiträgen sowie Spenden einen »professionellen Apparat« zulegen können, so Danner, der ihrer Arbeit die notwendige Stabilität gebe, seien kleine Organisationen voll und ganz von ihren ehrenamtlichen Vorsitzenden abhängig, die sich oft aus eigener Betroffenheit engagieren – für Gotteslohn oder fürs Ego.

Ein Einsatz bis zum letzten Atemzug stellt die übrigen Mitstreiter oft vor erhebliche Probleme, zu Lebzeiten mit dem Gehabe mancher großen Vorsitzenden und danach mit der Thronfolge. Anders bei der Gemeinnützigen Selbsthilfe Schlafapnoe:

Nach dem Tod des jahrzehntelangen Vorsitzenden Karl-Heinz Klevers fand sich in Hartmut Rentmeister ein sehr rüstiger und mit ehrenamtlicher Arbeit erfahrener 74-Jähriger, der, wie er erzählt, nicht nur innerhalb weniger Monate neue Vorstandsmitglieder gewinnen konnte; es gelang ihm auch, die Stafette an den »deutlichst jüngeren« Ralf Kiehne zu übergeben, der jetzt für den Verband spricht. Rentmeister vertritt den Verband aber noch im Gemeinsamen Bundesausschuss, einem gewichtigen Gremium des Gesundheitswesens, in dem zum Beispiel die Richtlinien für die medizinischen Leistungen von 73 Millionen Versicherten bestimmt werden.

So glatt scheint der Wechsel in der Deutschen Narkolepsie Gesellschaft offensichtlich nicht zu verlaufen. Der kleine Verband, erinnert sich BAG-Geschäftsführer Danner, sei »einst sehr gut vernetzt« und »überaus präsent« gewesen, dann aber in der Versenkung verschwunden und heute ein Beispiel für die »oft fragilen Strukturen« in der Selbsthilfe. Bei einem »behutsamen Wiederaufbau« würde Danner »gerne helfen«.

Die Rückkehr zu alter Bedeutung könnte allerdings dauern. Nach einem kurzen Erstkontakt mit dem Vorsitzenden vor einigen Monaten kommen meine Mails mit aktuellen Nachfragen automatisch zurück; die Webseite ist nicht mehr zu erreichen. Aus einer Ortsgruppe, die ihre »absolute Unabhängigkeit« betont, höre ich, dass »intern sehr um den Verein gekämpft« werde.

Da kann selbst Danners guter Wille nicht helfen.

Zwei Verbände aus dem Kreis der »Schlafgestörten« als offizielle Mitglieder, mit zwei weiteren, wie Danner sagt, »freundschaftlich verbunden« – ist das nicht arg wenig angesichts des Heeres von Bettflüchtigen?

Nun, erklärt der BAG-Geschäftsführer, Anfragen zu einer Aufnahme gingen durchaus immer mal wieder ein, aber es gelte dafür eine Vielzahl von Bedingungen zu erfüllen, etwa die nachgewiesene Aktivität in mindestens drei Bundesländern. Und 500 Euro im Jahr als Mindestbeitrag seien auch noch fällig. Selbsthilfe sei »nun mal gerade auf Bundesebene viel Arbeit, wenn es denn gut werden soll«.

Wichtiger als die große Verbandsarbeit sind für den einzelnen Bettflüchtigen jedoch die Ortsgruppen und lokalen Initiativen. Sie betreiben die Hotlines, sie veranstalten die Gruppenabende, sie helfen uns ganz konkret mit Rat und Tat – und oft auch einfach nur durch geduldiges Zuhören. Diese Basis betreut Danners Kollegin Jutta Hundertmark-Mayser. Die promovierte Diplompsychologin führt in Berlin die Geschäfte der Nationalen Kontakt- und Informationsstelle zur Anregung und Unterstützung von Selbsthilfegruppen, NAKOS.

Das Netzwerk umfasst unter anderem 300 Selbsthilfe-Kontaktstellen, an die rund 55 000 lokale Gruppen jeglicher Thematik angebunden sind und vor deren Arbeit Hundertmark-Mayser »großen Respekt« hat. Neben der ambulanten, stationären und rehabilitativen Versorgung sei die Selbsthilfe inzwischen »eine wichtige vierte Säule des Gesundheitswesens«. Kontaktstellen, die mir bestimmt weiterhelfen würden, könnte ich »in jeder größeren Stadt unter den verschiedensten Namen« finden. In Hamburg sei ich etwa »bei KISS an der richtigen Adresse«.

Hinter der Abkürzung verbergen sich gleich vier »Kontakt- und Informationsstellen für Selbsthilfegruppen« in verschiedenen Bezirken der Hansestadt; getragen vom Paritätischen Wohlfahrtsverband, vermittelt KISS Hamburg Interessierte an über 1000 örtliche Selbsthilfezusammenschlüsse.

Gebe ich auf der KISS-Webseite den Suchbegriff »Schlafstörungen« ein, lande ich bei der »SHG Schlafapnoe HH-Mitte« und bei Uwe Sehm, 79. Der ehemalige Servicetechniker im IT-Bereich beschäftigt sich seit rund einem Vierteljahrhundert mit dem Thema Apnoe und ist seit ziemlich genau 20 Jahren in der Selbsthilfe engagiert. Seit zehn Jahren leitet er die Ortsgruppe Hamburg des BSD von Werner Waldmann.

Trotz aller Vernetzung und Internetauftritte ist der Gruppenabend noch immer so etwas wie das Herzstück einer jeden

Selbsthilfe. Dazu trifft sich Sehm einmal im Monat mit »einem harten Kern« von zehn bis 20 Apnoikern zum »Gesprächskreis rund um die Problematik Schnarchen« in der Hamburger Altstadt. Für zwei oder drei Stunden geht es um neue Masken oder Protrusionsschienen, um Nebenwirkung von Therapien oder auch »ganz persönliche Angelegenheiten«. Ich vermute, dazu gehört auch der angemessene Umgang mit den Beschwerden der Ehefrauen, denn Apnoe-Gruppen seien doch bestimmt fast ausschließlich Männersache. Nicht bei Sehm. Der Gruppenleiter legt Wert darauf, dass in seinem Kreis »Männer und Frauen 50 zu 50 verteilt« sind.

Mit dem Konkurrenzverband GSD hat Sehm keine Probleme, er hat ihm früher sogar mal angehört; dann aber, so fand er, ließ die Betreuung deutlich nach, während Werner Waldmann zeitgleich in den BSD neuen Schwung brachte. Mit seinem alten Verband tauscht sich Sehm jedoch auch heute noch aus, etwa wenn es um Referenten für die Gruppenabende geht.

Konkurrenz? Neid? Nichts dergleichen. Sollte ich im Westen Hamburgs wohnen, rät Sehm, könne er mir den Besuch der Rissener Gruppe des »Kollegen Günter Seeger nur empfehlen«. Ich hätte beide gern besucht, wenn Corona nicht auch die Selbsthilfearbeit so angegriffen hätte.

Und was passiert, wenn ich auf der KISS-Webseite nach Hilfe für meine Restless Legs suche? Dann werden mir gleich drei Gruppen angeboten. Ja, Lilo Habersacks Truppe ist auch in Hamburg gut aufgestellt.

Z z z z z z z z z z z

Meine Gastgeberin sieht mich fragend an. Nein, ich will nichts mehr sagen. Ich bin alles losgeworden. In meiner Gruppe. Auf der Terrasse von Lilo Habersack.

Um mich herum sitzen die Jutta, Anfang 60, der Joachim, Anfang 70, und der Martin, Mitte 40; sie sind aktive Selbsthelfer, denen ich sonst auf Gruppenabenden in München begegnen würde. Da die regulären Treffen mit Rücksicht auf das Infektionsgeschehen noch immer ausfallen, weiß ich selbst ein improvisiertes Gruppentreffen sehr zu schätzen.

Für die Vornamen gibt es übrigens zwei gute Gründe: Zum einen ist man in fast allen Selbsthilfen per Du; zum anderen möchten Jutta und Martin lieber anonym bleiben – sie wissen aus eigener Erfahrung, dass RLS von vielen Unwissenden als »Nervensache« abgetan wird. Der Stempel »hysterisch« oder »übernervös« ist da schnell zur Hand. Und auf Joachim kommen wir noch ausführlich zu sprechen.

Wie jeder Neuling auf einem gewöhnlichen Gruppenabend durfte ich meine Geschichte erzählen. In aller Ruhe. Keiner drängte. Niemand spielte auf dem Handy. Hier wird einem zugehört – was für ein gutes Gefühl. Mit seinem Leid nicht allein zu sein, sich angenommen zu fühlen – schon allein dafür kommen viele zur Selbsthilfe. »Das Unverständnis der anderen«, sagt Jutta, »ist das Schlimmste.« Verständnis und Mitgefühl werden so zur größten Hilfe.

Statt mich sofort mit Fragen zu bedrängen, erzählen meine Leidensgefährten von ihren eigenen Erfahrungen. Martin etwa war vor zehn Jahren zuerst seine Müdigkeit aufgefallen. Der passionierte Jogger fühlte sich schon nach wenigen Kilometern müde, schleppte sich durch den Tag, statt wie früher erfrischt an die Arbeit zu gehen. Vier Jahre später setzte die Unruhe ein, kam das Kribbeln auf; erst nachts, dann tagsüber.

»Versuch doch mal, deine Beine still zu halten«, musste sich Jutta im »Mädels-Urlaub« von ihren Freundinnen anhören, um selbst zu bemerken, wie unruhig ihre Beine eigentlich waren. Das ist erst wenige Sommer her, doch mittlerweile kann sie die Symptome nicht mehr verdrängen. Wenn sie einen RLS-Schub bekommt, sei das »wie ein Stromschlag auf die Beine«. Langes Stillsitzen fällt ihr schwer: »Die Frau, die im Kino immer den Gang auf und ab läuft, das bin ich.« Jutta sagt das mit einem herzlichen Lachen. Dass sie es noch nicht verloren hat, finde ich sehr beruhigend.

Auch Joachim weiß noch genau, »wann die Beine begonnen haben, sich selbstständig zu machen«; damals, vor zehn Jahren, hatte er »als Vorstandsmitglied in einer Bank eine ziemlich anstrengende Sonderaufgabe«. Anders als seine Neurologen, die zwischen dem Stress und dem RLS-Beginn keinen Zusammenhang sahen, schließt er nicht aus, dass auch die Belastung durch diese besondere Herausforderung seine Erkrankung mit ausgelöst hat; erblich vorbelastet war er zudem.

Wir sitzen lange zusammen, und ich könnte über RLS ein eigenes Buch schreiben, vor allem über die Schmerzen, die meine Gesprächspartner nachts erleiden, wenn mit der Ruhe auch das Stechen und Ziehen, das Kribbeln und Krabbeln kommen. »Meine Beine bewegen sich, als wären sie nicht Teil meines Körpers«, sagt Joachim. Erst in der vergangenen Nacht, erzählt Lilo Habersack, habe sie der Bewegungsdrang wieder viermal aus dem Schlaf gerissen. Um den Schmerz zu lindern, ist sie barfuß durch den Garten gelaufen. Eine halbe Stunde? Oder länger? Sie weiß es nicht.

Lilo Habersack hält inne und sieht mich mitfühlend an: »Wann genau treten denn Ihre Beschwerden auf?«

Ich schüttele den Kopf: »Ich habe keine Schmerzen«, entgegne ich. »Es gibt lediglich die Videoaufzeichnungen meiner unruhigen Füße und die Verdachtsdiagnose RLS.«

Ich ernte erstaunte Blicke von allen Seiten.

Martin findet als Erster wieder Worte. »Mensch, dann lassen Sie sich mal nicht verrückt machen.«

Jutta nickt: »Ja, nehmen Sie es nicht so tragisch.«

Joachim wiegt bedächtig den Kopf, dann sagt er entschieden: »Das L-Dopa würde ich erst mal nicht nehmen.«

Ich blicke zu Lilo Habersack hinüber. »Ja, lassen Sie es weg«, sagt sie mit fester Stimme. »Lernen Sie, mit Ihren unruhigen Füßen zu schlafen – zumindest, solange Sie keine großen Schmerzen haben.«

Obwohl es viel um Beschwerden und Leid geht, ist es ein schöner Nachmittag. Ganz allmählich bekomme ich ein Gefühl dafür, kann ich nachempfinden, warum sich Menschen einer Selbsthilfegruppe anvertrauen – und auch, warum sie danach wiederkommen. Von wichtigen Tipps zu Medikamenten und Ärzten mal ganz abgesehen, kann so eine Gruppe enormen Halt geben, die Zuversicht stärken und, ja, auch das eigene Leid in die rechte Relation setzen.

Irgendwann sagt Lilo Habersack noch den starken Satz: »Ohne Selbsthilfe würde das soziale System in Deutschland zusammenbrechen.« Und ich frage sie, ob auch der RLS-Verein zusammenbrechen würde, wenn sie mal nicht mehr weitermachen würde.

Für einen langen Moment wird es ganz still an unserem großen Terrassentisch. »Wir dürfen nicht den Fehler machen, die Nachfolgefrage zu lange hinauszuzögern«, sagt Lilo Habersack schließlich. Der Verein müsse »rechtzeitig in gute Hände kommen«.

Vielleicht hätte ich gar nicht mitbekommen, dass Lilo Habersack damit auf jemanden in unserer Runde anspielt, wenn Jutta und Martin nicht so auf Joachim geschaut hätten. So erfahre ich, dass Dr. jur. Joachim Paulus bereits länger im Vorstand der Deutschen Restless Legs Vereinigung sehr engagiert ist und zumindest als aussichtsreicher Kandidat für die Lilo-Habersack-Nachfolge gehandelt wird. Und dass er sich sorgt um den Nachwuchs in der Selbsthilfe. »Die Älteren sterben weg«, sagt er lakonisch, »und die Jüngeren suchen sich ihre Hilfe im Internet.« Chatroom statt Gruppenabend.

Joachim Paulus ist entschlossen, den bei der Mitgliederwerbung verlorenen Boden wieder gutzumachen. Er setzt voll auf eine »digitale Offensive« und besucht bereits eifrig Seminare: Bei Martin Danners BAG Selbsthilfe lässt er sich fit machen für Facebook, YouTube und Social Media aller Art.

Seine RLS-Erkrankung behindert Joachim Paulus' Eifer nicht. Dank Lilo Habersacks Netzwerk hat er endlich den richtigen Arzt und die passende Medikamentierung gefunden. Meine Bemerkung zum Abschied, er sei ganz offensichtlich ein

Mann, der die Füße nicht still halten könne, gilt allein seinem Engagement für die Selbsthilfe.

Z z z z z z z z z z z z

Ob ich das L-Dopa-Rezept von Dr. Hein eingelöst habe?

Nein. Wenige Tage nach meiner Rückkehr aus München sitze ich dem Schlaflabor-Arzt meines Vertrauens in dessen Reinbeker Praxis gegenüber. Ich berichte ihm von der doch eher distanzierten Reaktion meiner Münchner Gruppe auf sein Rezept: Patienten, so die Erfahrung der RLS-Selbsthilfe, verlangten schnell nach immer höheren Dosen, bis die Verabreichung nichts mehr bewirke, die RLS-Schübe sogar noch verschlimmere.

Ja, die Vorbehalte kenne er, sagt der Doktor, und ich merke, dass ich ihn wohl missverstanden habe: Die Verschreibung sei lediglich ein Test gewesen, bei dem es nicht um Schmerzen gegangen sei, über die ich ja auch gar nicht geklagt hätte, sondern um meine Schlaflosigkeit. Deshalb habe er mir das Medikament auch nur für eine Woche empfohlen, um zu sehen, ob ich in jenen Tagen besser schlafe und erfrischter aufwachen würde. »Wenn dem so gewesen wäre, lieber Herr Bednarz, dann hätten wir RLS als Grund für Ihre Schlafstörung identifiziert; falls nicht, hätten wir Restless Legs als Ursache für Ihre Bettflucht ausschließen können.«

Er lächelt mich an, schaut geradezu gütig. Ich bin wohl nicht der Erste, dem er das »Ausschlussverfahren durch medikamentöse Probetherapie« erklären muss.

Als scheine er meine stille Verzweiflung zu erahnen, sagt Holger Hein: »Wir müssen Ihre Beinbewegungen nicht behandeln. Bis zu 20 Prozent der Bevölkerung haben diese unruhigen Beine, aber nur ein Zehntel schläft deshalb schlecht.«

Ich weiß, dass der Doktor es gut meint. Ich bin sicher, dass er recht hat. Aber dennoch könnte ich in Heins Schreibtisch beißen. Meine Apnoe ist nicht bedrohlich. Meine unruhigen Beine quälen mich nicht. Woran, verdammt noch mal, scheitert mein gesunder Schlaf denn dann?

Hein steht auf, kommt um seinen Schreibtisch herum auf mich zu. Nichts Trennendes soll zwischen uns stehen; vielleicht will er auch nur sichergehen, dass ich ihn diesmal richtig verstehe. Er setzt sich auf einen Stuhl mir gegenüber. Ich weiß nicht, was jetzt kommt, aber es scheint Holger Hein wirklich wichtig zu sein.

»Wir können den Schlaf nicht messen«, sagt der Schlaflabor-Arzt, der jede Nacht den Schlaf vermisst. »Schlaf ist mehr als nur Gehirnströme erfassen und Beinbewegungen zählen.«

Er sieht mich an, und ich spüre, dass hier jemand aus der Tiefe seiner Seele spricht, um meine zu erreichen. »Wir können aus der elektrischen Aktivität von Nervenzellen nur sehr bedingt Rückschlüsse auf Ihren Schlaf ziehen. Schlaf ist Empfindung. Schlaf ist letztlich Seelensache.«

Ich lehne mich zurück, schaue den Arzt an, sehe aus dem Fenster, lasse meinen Blick schweifen durch einen Garten hinter dem Haus und dann hinauf zum Himmel. Ja, vielleicht gehöre auch ich zu den vielen, vielen Schlechtschläfern, die sich – ohne es zu ahnen – von ihren verborgenen Ängsten und Nöten um den Schlaf bringen lassen, für die ein guter Psychologe der beste Schlafmediziner wäre.

Der schlechte Schlaf als Spiegel einer besorgten Seele – habe ich so etwas Ähnliches nicht schon mal gehört?

Wie wir unsere eigene Schlaftablette werden

Zur Gruppentherapie bei einem Doktor, der es wissen muss

Eva lächelt mir zu. Wie schön. Sie ist eine attraktive Frau in blauen Jeans, weißen Sneakers und mit langem dunklem Haar, vielleicht Mitte 40 oder auch zehn Jahre jünger.

Mit Sicherheit sagen kann ich: Eva, die mir auf der anderen Seite des großen Konferenzraums sehr frisch und munter gegenübersitzt, sieht überhaupt nicht aus wie eine Frau, die »seit Jahren massive Durchschlafstörungen« hat und deren »Nächte schrecklich« sind. Auch heute Nacht hat sie sich wieder »stundenlang im Bett gewälzt«.

»Gott sei Dank bekommt mein Mann von meiner Unruhe nichts mit«, sagt Eva in die Runde, »der ratzt weiter.« Ich muss lächeln, alle anderen ebenso.

Das ist meine erste Erkenntnis an diesem Septembermorgen im Pfalzklinikum Klingenmünster: Unter den Kranken, die das Durchschlafen lernen wollen, sieht keiner blass und krank aus, niemand schleppt sich über die Flure oder durch den Tag. Keiner trägt sein Leiden als Monstranz vor sich her. Alles ganz normale Menschen, wie sie uns in der U-Bahn gegenübersitzen oder an der Supermarktkasse in der Schlange stehen.

»Verhaltenstherapeutische Gruppenbehandlung zur Förderung des gesunden Schlafes« heißt die Veranstaltung in der Fachklinik für Psychiatrie und Neurologie, an der Eva mit drei weiteren Frauen und sieben Männern teilnimmt; einige wohnen im nahen Landau oder der Umgebung, die anderen haben mehrere Stunden Fahrt mit dem Wagen oder Zug auf sich genommen. Und dann bin da noch ich, der bettflüchtige Autor, der eifrig mitschreibt, es bei den Namen aber nicht so genau nimmt. Hier ist Anonymität die Voraussetzung für Offenheit.

So unterschiedlich wir sind, vom Hausmann bis zur Hausärztin, von der fitten Eva bis zum übergewichtigen Volker, eins haben wir gemeinsam: Wir alle suchen Hilfe bei Deutschlands bekanntestem Schlaftherapeuten Hans-Günter Weeß.

Das Seminar ist für den Diplompsychologen ein Heimspiel. Er leitet das Schlaflabor auf dem weitläufigen Gelände des Klinikums. Wann immer seine Aufgaben es jedoch erlauben, reist er durchs Land, bildet Psychologen oder Ärzte fort und hält Vorträge »zum wichtigsten Drittel unseres Lebens«, wie er gern sagt.

Ob in einem Hamburger Teekontor oder in einem Münchner Bettengeschäft – der Volksaufklärer nutzt jedes Forum, um »Wege zu erholsamem Schlaf und mehr Leistungsvermögen« aufzuzeigen, wie es im Untertitel seines Buches *Die schlaflose Gesellschaft* heißt. Sein Werk *Schlaf wirkt Wunder* ist ein Longseller.

Bis Corona unser aller Leben veränderte, stand auch die zweitägige Gruppenbehandlung im Pfalzklinikum sechs- bis achtmal im Jahreskalender des Doktors; die jeweils zwei Dutzend Plätze waren Monate im Voraus vergeben. Nun sind wir die erste Verhaltenstherapie unter Virus-Bedingungen, und das strenge Hygienekonzept hat die Teilnehmerzahl und Dauer halbiert.

Ein Tag ist besser als keiner – bei offenen Fenstern und durch eine Plexiglaswand getrennt von unserem Nachbarn am Nebentisch blicken wir Auserwählten hoffnungsfroh auf zu unserem Therapeuten, der mit seinen 56 Jahren beneidenswert jungenhaft wirkt. So locker, wie er uns in grauer Jeans und weißem Sporthemd gesteht, dass auch ihm »schlechte Nächte nicht fremd« sind, verfliegt anfängliche Unsicherheit schnell. Und wir lernen am Beispiel Weeß: Auch grundsätzlich gute Schläfer kennen problematische Nächte. Mal nicht einschlafen zu können und wach zu werden gehört zur Nacht wie der nahende Tag.

Ja, das wussten wir bereits, aber es tut gut, es als Warm-up noch einmal zu hören. Das gilt auch für die Einordnung unserer Erkrankung. An einer »behandlungsbedürftigen Schlafstörung«, erfahren wir, leiden je nach Quellenlage fünf bis zehn Millionen Deutsche.

Sie erinnern sich an die Dreier-Regel? Wenn sich jemand über mindestens drei Monate hinweg dreimal die Woche länger als eine halbe Stunde im Bett wälzt und sich am nächsten Tag zerschlagen durch den Tag schleppt, sollte er zum Arzt gehen – der dann wahrscheinlich eine »chronische Insomnie« diagnostiziert. Aber er sagt auch, dass Insomnie im »ersten Schritt immer eine subjektive Diagnose« sei. Er mahnt einen Arztbesuch schon früher an: »Wer vier Wochen lang mindestens dreimal die Woche so schlecht schläft, dass er sich tagsüber beeinträchtigt fühlt«, erklärt er, »der sollte den Arzt seines Vertrauens aufsuchen.« Rund ums schlechte Schlafen könnte er uns »80 Krankheitsvarianten« aufzählen.

Unter uns sind keine seltenen Fälle, niemand ist etwa geschlagen mit Narkolepsie, der Schlafsucht, oder Somnambulismus, dem Schlafwandeln. Aus den Anmeldebögen und Vorgesprächen am Telefon weiß Weeß, dass die üblichen Verdächtigen vor ihm sitzen. Uns haben die beiden häufigsten Krankheitsformen an die Südliche Weinstraße getrieben, die Einschlaf- oder die Durchschlafstörung. Einige klagen über beides. Fachleute sprechen von Insomnie.

Um eine Beobachtung vorwegzunehmen: Obwohl hier nur schwere Insomniker versammelt sind, deren Schlaflosigkeit tausend Nächte tief ist und gegenüber denen ich mich als leichten Fall sehe, wird sich während der nächsten acht Stunden keiner bemitleiden. Jahrelanges Martyrium im Bett wird – wie von

Eva – eher beiläufig oder gar scherzend geschildert. Nicht ein Einziger wird gähnen. Ich Jammerlappen kann vor diesen wackeren Frauen und Männern nur den Hut ziehen.

Die Vorstellungsrunde zeigt übrigens, dass der unermüdliche Vortragsreisende Weeß noch viel Öffentlichkeitsarbeit leisten muss – vor allem an vorderster Kollegenfront: Jeder hier, unabhängig von Alter und Geschlecht, berichtet von einer wahren Odyssee durch die Praxen unwissender Ärzte.

Ja, sagt Weeß, unter den Medizinern beschäftigten sich noch immer zu wenige mit der weitverbreiteten Insomnie. Vielleicht liege es daran, dass Schlafstörungen nicht so einfach zu diagnostizieren seien wie Knochenbrüche. Bei Fällen wie uns, erklärt er mit betont ernster Miene, »müssten Ärzte schon zum Äußersten greifen …«.

Ich denke, was kommt denn jetzt?

»… da müssten sie mit ihren Patienten doch tatsächlich einfach mal reden.« Zack. Das saß. Der Mann spricht allen aus dem Herzen.

Acht Minuten dauert bei deutschen Ärzten im Schnitt die Anamnese, und daher berichten viele von ähnlichen Erfahrungen wie Fried, 50, der vor drei Jahren von seinem Hausarzt mit Schlaftabletten in die Nacht geschickt wurde. Auch zwei Neurologen hat er noch aufgesucht, bis der dritte Nervenarzt auf die Idee kam, ihn in ein Schlaflabor zu schicken.

Bereits nach einer verkabelten Nacht war klar: Fried leidet an Schlafapnoe, den gefährlichen Atemaussetzern. Jetzt, sagt er, trage er nachts eine Atemmaske. Alle Männer nicken mitfühlend.

Ich habe das Gefühl, ich bin der Einzige, bei dem kein Kompressor neben dem Bett steht. Frauen, das wissen Männer seit tausendundeiner Nacht, schnarchen ohnehin nicht, sie atmen allenfalls laut.

Die Schlafapnoe sei das eine, erklärt Fried, seine Einschlafstörung das andere – und dagegen habe die Maske überhaupt nicht geholfen.

Nun nickt vor allem unser Referent. »Schlafapnoe und Insomnie«, sagt Weeß, »sind wie Läuse und Flöhe: völlig verschieden, aber gleich lästig. Wer Pech hat, fängt sich beides ein.«

Fried zeigt, dass er das Lachen noch nicht verloren hat.

Wie alle Schlafmittelschlucker unter uns möchte auch Fried mit dem Seminar »einen ersten Schritt machen in Richtung pillenfreier Nächte«. Als sich herausstellt, dass es eigentlich Antidepressiva sind, die ihn abends zur Ruhe kommen lassen, setzt ein reger Austausch über die diversen Pillen ein, werden deren Vor- und Nachteile diskutiert.

Flurazepam, Triazolam oder Zopiclon – so schnell kann ich die Bezeichnungen gar nicht notieren, wie die Produktnamen in den Raum geworfen werden. Sind denn hier alle kleine Pharmakologen? Zumindest stehen bei jedem Zweiten entsprechende Medikamente auf dem Nachttisch – und das nicht erst seit gestern.

Ja, Schlafmittel seien in aller Munde, scherzt Weeß bitter, der verzweifelte Griff zur Chemie sei ein erschreckender Trend. Laut der jüngsten Krankenkassen-Studie hat sich die Zahl der Schlafmittel-Schlucker in den vergangenen zwölf Jahren knapp verdoppelt. Wie Fried gehen mindestens drei Millionen Deutsche abends mit irgendwelchen Psychopharmaka ins Bett; mindestens ein bis zwei Millionen Deutsche können ohne sie nicht mehr schlafen.

Eva ist Fried bereits einen Schritt voraus. Sie macht vor dem Einschlafen autogenes Training, und tatsächlich fallen ihr dann die Augen zu. Nach vier, fünf Stunden aber schreckt sie auf, kommt nicht wieder in den Schlaf und gerät in die böse Grübel-Schleife. Ihr einziger Ausweg ist schließlich die Flucht aus dem Bett.

Weeß fragt in die Runde, wie denn alles begonnen hat.

Rückblickend auf drei, vier oder gar zehn schlaflose Jahre vermag niemand genau zu sagen, wann seine gelegentlichen Schwierigkeiten mit dem Ein- oder Durchschlafen zur Insomnie ausarteten. Aber wie Wilhelmine hat ein jeder so seine Vermutung. Bei ihr lag es wohl an den Kindern, denn bevor sie in die Mutterrolle schlüpfte, sei sie »eine gute Schläferin« gewesen.

Frederik glaubt, dass es an seinem Unfall liegt. Wegen eines Sekundenschlafs auf der Autobahn hätte er fast sein Leben verloren. Christa berichtet von der »Rushhour« ihres Lebens, als »der ganze Stress mit Familie, Hausbau und Job zu viel« wurde.

Eva wiederum ist sich ziemlich sicher, dass es ihr »Karrieresprung« war, der die Durchschlafstörungen auslöste. Die berufliche Herausforderung hat sie längst gemeistert, die Schlaflosigkeit ist geblieben. Ihre Störung hat sich, wie Weeß sagt, »verselbstständigt, sie ist jetzt chronisch«.

Hoppla, denke ich, als Volker erklärt, dass bei ihm die Probleme erst mit der Rente kamen. »Ist das nicht verrückt«, fragt er, »kaum hat die berufliche Belastung ein Ende, fangen die Probleme mit dem Schlaf an.«

Ja, ist es. Bei vielen verbessert sich der Schlaf, wenn der Druck durch den Job wegfällt, wenn mit ihnen auch ihr Wecker in Rente geht.

Und, nein, Volker erwartet keine Antwort. Wir wissen, dass Hypnos' Wege unergründlich sind.

Wir wissen auch, dass in einer eintägigen Gruppensitzung keine individuelle Aufarbeitung möglich ist.

Ein einziger Tag in Klingenmünster könne, so Weeß, »nur das Wissen und Handwerkszeug liefern, um daheim eigenständig weiterzuarbeiten an einem besseren Schlaf«. Es geht ihm um »Anregungen, Ermutigungen und *first steps* zu einer individuellen Aufarbeitung«. Fachsprachlich formuliert, lassen wir uns ein auf eine »kognitiv-verhaltenstherapeutische Kurzzeit-Intervention«.

In früheren Kursen haben sich Ein- und Durchschlafstörungen übrigens die Waage gehalten, was auch der landesweiten Statistik entspricht. In unserer Gruppe kämpfen allein Fried und Wilhelmine mit ausgeprägten Einschlafstörungen. Den Übrigen, selbst jenen mit Beatmungsutensilien, geht es wie mir:

Abends fallen uns zwar vergleichsweise schnell die Augen zu, aber nach zwei, drei oder auch – in guten Nächten – vier Stunden wachen wir auf, und dann geht's ab wie bei Eva. Klassischer Fall von Durchschlafstörung.

Der Doktor schaut uns fragend an. »Was ist denn das Gute an Ihren Störungen?«

Was können die schon Gutes haben?

»Na«, hakt Weeß nach, »was haben sich denn die meisten von Ihnen zuvor bewiesen?«

Wolfgang, der bislang eher still war, sieht so aus, als ginge ihm ein Licht auf: »Dass wir einschlafen können«, sagt er. Wir Übrigen stimmen ihm zu.

»Und wenn wir es abends schaffen, warum schaffen wir es dann nicht mitten in der Nacht?«, will Weeß wissen.

Gute Frage. Wir horchen still in uns hinein. Die eine zuckt mit den Schultern, der andere neigt den Kopf nach rechts oder links, wieder jemand anders kräuselt die Nase oder legt die Stirn in Falten. Ruhe.

Weeß sieht uns an, sagt leise, aber eindringlich: »Eigentlich wissen Sie doch, wie schlafen geht.«

Wir sehen ihn an, und ich denke: Schön wär's.

»Na«, sagt er, als hätte er meinen stillen Spott erahnt, »Sie sind doch schon eingeschlafen. Damit haben Sie zu Beginn der Nacht doch alles richtig gemacht.« Er macht eine Pause. »Schade nur, dass Sie das zwei, drei Stunden später, wenn Sie wieder aufgewacht sind, nicht mehr wissen.«

Er sucht unsere Blicke, findet sie auch und ruft in die Runde: »Mensch, Sie können doch schlafen!«

Nun sei es aber wichtig, dass wir uns »einüben in die richtige Einstellung, das förderliche Verhalten«, um »das Vertrauen in unseren Körper zurückzuerlangen, denn der kann es: schlafen«.

Ich nicke. Vertrauen. In mich. In meinen Körper. Ich schreibe mir die Sätze auf. Wiederhole sie still, Mantra-gleich: »Dem eigenen Körper vertrauen. Sich selbst vertrauen.« Schlafen ist Vertrauenssache.

Der Arzt klatscht in die Hände, ruft uns zurück ins Hier und Jetzt. Ob uns der Begriff »Arousals« etwas sagt, will er wissen.

Jetzt kommt wieder Leben in die Bude, denn natürlich wissen wir: Das sind diese berüchtigten Weckmomente, die selbst die besten Schläfer 15- bis 20-mal in der Nacht heimsuchen. Untersuchungen belegen, dass wir unsere Arousals selten wahrnehmen. Erst wenn sie länger als eine bis drei Minuten dauern, erinnern wir sie eventuell am nächsten Tag als »Wach-gewesen-Sein«. Alles klar, denke ich, wir wissen doch Bescheid.

Wirklich?

Weeß sieht uns an. Alle sind aufmerksam. »Was ist die Message hinter diesen Fakten?«, fragt er in den Raum hinein.

Ich mache »Mhm« und bin beruhigt, dass der Doktor uns das rein rhetorisch fragt. Wären für unser Seminar die üblichen zwei Tage angesetzt, würde Weeß warten, bis wir von selbst darauf kommen. So erlöst er uns mit der Antwort: »Die Arousals zeigen uns: Aufwachen ist ein Teil unseres genetischen Programms.«

In Urzeiten waren die Arousals geradezu existenziell für unser Überleben. Sie dienten unsern Vorfahren als Sensoren für mögliche Bedrohungen: Zwei oder dreimal in der Stunde kurz wach zu werden, gab ihnen die Gelegenheit, das Annähern von nachtaktiven Feinden zu bemerken, in einer Art Halbschlaf etwa das Klappern der Schlange zu hören und sich in Sicherheit zu bringen. Tappte gerade kein Bär durchs Unterholz, drehten sich schon die Neandertaler auf ihrer Birkenrinde wieder in den Schlaf.

Inzwischen leben wir in gesicherten Häusern, haben Zentralheizungen, Sicherheitsschlösser und Dreifachverglasungen. Unsere so wunderbare Evolution hat diese Entwicklung allerdings noch nicht in unseren genetischen Code eingespeist. Wie zu bedrohlichen Urzeiten werden wir in unseren hochgesicherten Appartements weiterhin kurz wach. »Die Arousals zeigen«, sagt Weeß, »dass unsere Gene noch in der Steinzeit sind.«

Und was haben die Arousals mit uns Schlechtschläfern zu tun?

Diesmal sollen wir selbst darauf kommen. Und schließlich fällt er auch, der sprichwörtliche Groschen: Die Weckmomente sind das Einfallstor für unsere Ängste.

Menschen mit unseren Störungen wittern immerzu Gefahren – nur kommen diese vermeintlichen Bedrohungen nicht von außen. Bei uns kommen sie von innen. Es sind unsere ureigenen Sorgen, unsere tief sitzenden Nöte, die uns in den Arousals triggern, die uns aufwecken, und zwar richtig.

Ich schreibe es mir doppelt und dreifach auf: Es sind unsere Sorgen aus dem All*tag*, die uns nachts wieder gegenwärtig werden. Beim Einschlafen schaffen wir Durchschlafgestörten es noch ganz gut, uns von den kleinen und großen Sorgen zu verabschieden, uns zu entpflichten; mal verdrängen wir sie, mal meditieren wir sie weg, mal ist auch einfach nur der Schlafdruck übermächtig. Oft ertränken Einschlafgestörte ihre Ängste auch für einige Stunden in Alkohol oder spülen sie mit Schlaftabletten hinunter.

Aber in den Arousals, die Weeß lieber »Weckreaktionen« oder »nächtliches Erwachen« nennt, ist unsere Verdrängung schwach, sind unsere Ängste stark – und Leute wie wir wachen auf.

Weeß erinnert uns an Wilhelmines Worte: Bis die Kinder kamen, war sie eine gute Schläferin.

Viele Studien zeigen, dass Mütter von Neugeborenen und kleinen Kindern nachts hochsensibilisiert sind für Bedrohungen ihres Kindes. Kaum vernehmen sie eine Unruhe in der Wiege neben ihrem Bett oder hören ein Wimmern aus dem Kinderzimmer, schrecken sie hoch und beugen sich in null Komma nichts besorgt über ihren Schatz.

Hält die Sorge zu lange an, werden viele Mütter zu Wilhelmines: Das Kind schläft inzwischen super, ist mitunter längst zu Hause ausgezogen – die Mutter aber schreckt nachts noch immer hoch. Sie hat sich an einen hellhörigen Schlaf gewöhnt, sie ist ein chronischer Fall geworden.

Mittagspause. Wir werden an die frische Luft gesetzt, Stichwort Corona-Regeln, und ich überlege, wenigstens einen Fuß auf den Pfälzer Jakobsweg zu setzen, der dicht hinter dem Klinikum durch die Weinberge verläuft. Dafür aber reicht die Zeit nicht. Schade, wo wir doch wirklich Heil-Suchende sind.

Keiner packt einen Schweinebraten aus, trinkt Kaffee oder raucht. Brav mümmele ich meine vegetarischen Vollkornbrote, schlürfe Pfefferminztee aus der Thermoskanne und lobe mich für mein erwachtes Gesundheitsbewusstsein. Unser Dieter auf dem Weg zum Schlaf-Apostel. Mensch, wenn der Doktor Weeß das wüsste …

Z z z z z z z z z z z

Am Nachmittag widmen wir uns dann sehr konkret unserer Seelenlage. Damit ist nicht gemeint, dass Weeß auf die persönlichen Probleme eines jeden eingeht. Nein, das kann er nicht leisten, selbst wenn wir zwei Tage Zeit hätten.

Aber uns dämmert eine generelle Erkenntnis: Wir sind zu sehr »Sorgen-Menschen«, wie Volker es formuliert; oder in Weeß-Worten: Wir haben »keine Schlafstörungen, sondern Abschaltstörungen«. Uns fehlt das dicke Fell, wir können unseren Kummer nicht an der Tür zum Schlafzimmer abgeben, es nicht einfach mal gut sein lassen mit all dem Machen und Tun, den Verpflichtungen und Erwartungen – vor allem mit unseren Erwartungen an uns selbst.

Wir lernen, dass es gerade die Sensiblen, die Leistungsbezogenen, die Sicherheitsdenker sind, die Insomnie-gefährdet sind – und kommentieren die Ausführungen des Arztes mit einem Nicken quer durch unsere Tischreihen. Ja, genau so ticken wir. Diese »Kontrollfreaks«, wie der Doktor sie nennt, das sind wir.

Nun habe ich in meinem langen Leben schon das eine oder andere Seminar besucht, auch solche von Seelenklempnern, um in meine inneren Abgründe zu blicken. Das Gute an dem Tag in Klingenmünster ist für mich, dass wir es nicht nur bei Seminarweisheiten belassen, sondern trotz des reduzierten Programms zumindest versuchen, ein Gefühl dafür zu entwickeln, welche

Schrauben jeder für sich zu Hause nachjustieren könnte. Mich hat etwa die Frage nach der »Schlaferziehung im Elternhaus« sehr berührt.

Zuerst habe ich überhaupt nicht verstanden, was damit gemeint war. Ich habe bestimmt eine halbwegs ordentliche Erziehung in einem halbwegs bürgerlichen Elternhaus genossen. »Aber Schlaf«, sage ich, »war bei uns nie ein Thema – ausgenommen die deutlichen Beschwerden meiner Mutter über das Schnarchen meines Vaters.«

Der Doktor sagt nichts.

Ich habe nichts zu sagen.

Bei keinem aus der Gruppe war Schlaf früher ein Thema. Keiner hatte eine Mutter wie der Doktor, der uns mit seiner Jugenderinnerung sehr bewusst macht, was er meint:

Wenn der kleine Hans-Günter sich abends ins Bettchen legte, dann setzte sich seine Mutter zu ihm und fragte nach den Abenteuern des Tages, nach den schönen Erlebnissen und auch den schlechten. Und sie fragte ihn, ob er noch etwas Besonderes zu erzählen hatte. Meistens hatte der Bub etwas zu beichten, von in Nachbars Garten geklauten Äpfeln bis hin zu unerledigten Hausaufgaben. Und dann sagte die Mutter etwas sehr Entscheidendes: »Lass gut sein, Bub.« Sie strich ihm, einer Absolution gleich, übers braune Haar. »Morgen, mein Junge, ist auch noch ein Tag. Lass gut sein für heute.« Sie drückte ihn, deckte ihn zu und machte das Licht aus.

Wenn heute, ein halbes Jahrhundert später, der große Hans-Günter abends zu Bett geht, umarmt er sich gleichsam selbst, erteilt sich selbst ein *Ego te absolvo!* von den Fehlern und Problemen des vergangenen Tages und den noch ausstehenden Aufgaben für den kommenden. Er kuschelt sich ein in dem selbstberuhigenden Gefühl, es gut sein lassen zu dürfen für heute, denn morgen ist ja auch noch ein Tag.

Jetzt sage ich leise: »Aha.«

Wir sind ziemlich still nach diesem Ausflug in die Schlaferziehung des Hans-Günter Weeß.

Ich muss mir eingestehen, dass ich mich nach so einem »Gute-Nacht-mein-Junge«-Ritual sehr gesehnt habe. Aber sosehr meine Mutter mich liebte auf ihre Art, auf die ihr mögliche Art – zu so einer für die Nacht beruhigenden Begegnung ist es nie gekommen. Bei mir lag als »Schlaf schön!« eine Tafel Schokolade neben dem Bett. Die mit der lila Kuh. Süßkram war mein Trost für die Nacht. Mein Mittel gegen die Ängste. Mein Antidepressivum. Meine Schlaftablette.

Beschämt muss ich gestehen: Noch heute, mehr als ein halbes Jahrhundert später, liege ich abends Schokolade stopfend auf der Wohnzimmercouch; manchmal gehe ich mit der lila Kuh sogar ins Bett. Aber Schokolade hilft nicht wirklich. Und Scham danach macht es nicht besser. Locker fünf bis sechs Kilo zu viel auf der Hüfte, Tendenz steigend, sind keine Lösung. Und der Süßkram hilft mir auch nur, in den Schlaf zu finden, er hilft mir nicht durch die Nacht.

»Sie müssen Ihre eigene Schlaftablette werden«, sagt Weeß. Oder ich zu meiner eigenen Tafel Schokolade, ergänze ich im Stillen.

»Entpflichten Sie sich selbst«, rät er uns. »Setzen Sie sich in Gedanken zu sich selbst auf die Bettkannte, und sprechen Sie sich frei von den Sorgen des ausklingenden Tages. Sagen Sie sich: ›Lass es gut sein.‹«

Erstaunlich, wie still ein Seminar sein kann.

»Indem Sie sich für die Schlafenszeit, für diese sechs oder sieben Stunden, freisprechen von diesem inneren ›Ich muss, ich muss, ich muss‹«, er fährt mit seinen Händen durch die Luft, als wolle er Falten aus einer Decke streichen oder irgendetwas glätten, »rollen Sie Ihrem Schlaf den roten Teppich aus.«

Weeß sucht den Blick zu jedem Einzelnen. »Sie können den Schlaf nicht erzwingen. Sie können ihn nicht herbeibeten.«

Er hält inne. Pause. Er fährt fort: »Wenn Sie sich auf das Einschlafen stürzen wie der Teufel auf die arme Seele, dann werden Sie kein Auge zubekommen. Statt zu entspannen, machen Sie sich Druck. Noch mehr Druck, als Sie sich ohnehin schon machen. Denken Sie daran: Was man jagt, das läuft fort.« Nicken. Stille.

Zur Auflockerung zitiert Weeß einen abgewandelten Heinrich Heine: »Denk ich an meinen Schlaf in der Nacht, bin ich um den Schlaf gebracht.« Ja, wer partout schlafen will, der bleibt garantiert wach.

Ich notiere mir, dass ich meinen Schlaf nicht erzwingen kann, und drücke den Kugelschreiber durch, dass die Kuppe meines Zeigefingers fast blau wird. Ich schüttele den Kopf. Genau das hat Weeß nicht gemeint. »Druck rausnehmen«, schreibe ich auf, setze noch ein Ausrufezeichen dahinter. Auch ein Zeichen für Druck. Dieser teuflische Druck.

Vorne sagt Weeß mit leiser Stimme: »Rollen Sie Ihrem Schlaf den roten Teppich aus. Drängen Sie ihn nicht. Erwarten Sie ihn nicht. Rollen Sie ihm nur den roten Teppich aus – dann kommt er schon.«

Jemand fragt, ob Weeß damit die Beachtung der »Schlafhygiene« meine. Da wir alle aus eigenem Leid zu Experten geworden sind, wissen wir, dass damit das »schlafförderliche Verhalten« gemeint ist, also: kein Kaffee nach 13 Uhr, allenfalls ein einziges Gläschen Wein zum Abendbrot und dem Wort entsprechend nur zwei, drei leichte Schnitten, kein Tellerschnitzel in Treberbrot-Panade an Kellerbier-Bratensoße. Vorschlafen vor dem Fernseher und Mails checken im Bett – ebenfalls No-Gos.

Ich denke an meine vorbildliche Mittagspause. Gut gemacht, denn Schlafhygiene beginnt am helllichten Tag.

Ja, sagt der Doktor, der achtsame Umgang mit dem Körper sei wichtig. Gesunde Ernährung, frische Luft, Bewegung, zum Beispiel Sport, alles richtig, wenn man nicht nach der *Tagesschau* noch zu einem Zehn-Kilometer-Lauf aufbricht; der jagt nämlich den Kreislauf wieder hoch und pumpt uns auf bis Mitternacht.

Zur Schlafhygiene gehört auch die geistige Entspannung: Meditation für die einen, ein gutes Buch für die anderen, der

Genuss-Kräuter-Tee, das bewusst gehörte Musikstück – alles, was den Tag harmonisch abschließt, die angespannten grauen Zellen zur Ruhe kommen lässt und uns Abstand zu den Problemen des Tages verschafft, befördert das Einschlafen.

Das »Sich-etwas-Gutes-Tun«, das rituelle Abschiednehmen vom Tag, ist ein maßgeblicher Teil des roten Teppichs, den wir dem Schlaf ausrollen wollen.

Vernachlässigt wird aber oft der dritte Teil, der nach Körper und Geist für Insomniker der wichtigste Part in dieser Dreifaltigkeit ist: die Seele. Ihre Bedeutung als Ursprung unserer Ängste zu erkennen, zu begreifen, zu fühlen, darum geht es.

Eva gefällt das Bild vom roten Teppich, das wird sie »als Einschlafhilfe im Herzen bewegen«. Aber was könne sie tun, wenn sie mitten in der Nacht wieder aufschreckt? »Wie verhalte ich mich dann?«

Weeß fragt Wilhelmine, was sie denn als Mutter getan habe, wenn ihre Kinder nachts geschrien hätten. »Dann habe ich mich ihrer angenommen, habe sie getröstet«, antwortet sie, schaut Weeß etwas verunsichert an und fragt: »Was denn sonst?«

Wie eine Mutter ihr Kind tröstet, sagt dieser, sollten wir es auch halten mit dem Kind in uns, mit unserem inneren Kind. »Fragen Sie Ihr inneres Kind, wodurch es aufgeschreckt ist, was die kleine Eva oder den kleinen Volker ängstigt, was ihre oder seine Nöte sind.« Oft sei dann die schlichte Antwort, dass es nur wach gehalten werde von der Angst, nicht einschlafen zu können.

Wir brauchen einige Zeit, bis wir uns vertraut gemacht haben mit diesem Bild vom inneren Kind, das für unsere seelischen Ängste und Nöte steht.

»Gehen Sie mit Ihrem ängstlichen inneren Kind heute Abend zu Bett«, rät uns Weeß. »Sagen Sie ihm: Schau mal, wir haben nun schon ein paar Jahre dieses Problem mit dem Schlafen, mit dem Einschlafen, dem Durchschlafen. Ich kann dir nachfühlen, dass du da panisch wirst. Ich verstehe dich und bin dir nicht böse, auch nicht enttäuscht. Alles ist gut, denn ich bin bei dir und nehme dich an die Hand, und gemeinsam finden wir die für den Schlaf notwendige Ruhe. Sei ganz beruhigt.«

Niemand von uns lacht. Niemand von uns findet das lächerlich. Wir sitzen ruhig da, ein jeder in sich gekehrt.

Ich kann nicht Gedanken lesen, aber mein Eindruck ist, dass alle noch ein wenig fremdeln mit ihrem inneren Kind. Weeß scheint Ähnliches zu vermuten. »Scheuen Sie sich nicht«, ermuntert er uns, »alte Kinderkassetten zu hören, in Ihren Kinderbüchern von früher zu lesen.« Denn, das ist der Trick, mit dem Hören und Lesen kommen die einstigen Gefühle von Sicherheit und Geborgenheit wieder auf und lassen uns entspannen. Weeß: »Entspannung ist die Autobahn in den Schlaf.«

Habe ich nicht irgendwo noch die Geschichten von Lukas, Jim Knopf und der Wilden 13? Ich schüttele den Kopf, wieder mal.

Weeß sagt: »Ich verstehe Ihre Zurückhaltung. Ihr inneres Kind ist Ihnen noch fremd. Aber Sie werden sich ihm annähern. Sie werden eine Beziehung zu ihm aufbauen, seine Ängste verstehen. Haben Sie keine falsche Scham vor den Ängsten Ihres inneren Kindes. Es sind Ihre eigenen Ängste. Ihr inneres Kind ist ein Teil von Ihnen.«

Es folgen noch Fragen, vor allem möchten einige wissen, welche konkreten Ängste das jeweils eigene innere Kind wohl haben könnte. Deshalb sagt Weeß noch etwas sehr Wichtiges: »Es geht in der Nacht nicht darum, die besonderen Ängste Ihres inneren Kindes zu ergründen. Die Lösung eines konkreten Problems gehört nicht in die Zeit zwischen Mitternacht und Morgengrauen. Es geht darum, Ihr inneres Kind, Ihre Ängste anzunehmen, vertrauensvoll darauf einzugehen und sie dadurch zu überwinden. Die Ängste zu verdrängen, macht sie nur stärker.«

Unsere Ängste – ich bin sicher, wir hätten dazu noch viel zu sagen. Nein, vor allem zu fragen. Aber dann steht der Weeß-Kollege Dr. Ralf Binder vor der Tür, der Spezialist für die Entspannungsübungen, mit denen die Gruppentherapie ausklingen wird.

»Zum Abschied wünsche ich Ihnen einfach nur eine gute Zeit«, sagt Weeß.

In der Tür dreht er sich noch einmal lächelnd um: »Sie wissen, dass ich Ihnen ganz bewusst nicht sage: ›Schlafen Sie gut!‹ – oder?«

Ja, ich glaube, wir haben einiges kapiert an diesem Montag im Pfalzklinikum, nicht nur über den selbst gemachten Druck, gut schlafen zu müssen.

Z z z z z z z z z z z

Gebäude 21, »Interdisziplinäres Schlafzentrum«, so steht es auf dem Schild neben dem Eingang. Das Reich von Hans-Günter Weeß liegt im Schatten einer mächtigen Blutbuche am Rande des großen Klinikgeländes. Zehntausende Schlafgestörte dürften den alten Baum schon passiert haben, seit das Schlaflabor am 21. Dezember 1988 die ersten Patienten aufgenommen hat. Als junger Psychologiestudent leitete Weeß damals die Nachtschicht.

Seit 1993 ist er der Chef, verantwortlich für zwölf Betten, über 20 Mitarbeiter sowie studentische Hilfskräfte und jährlich etwa 2000 Patienten. Einer davon bin nun auch ich, obwohl ich keine eigene Akte bekomme. Dass Weeß mich nach unserem langen Seminartag noch zu einem persönlichen Therapiegespräch in seinem geräumigen Büro empfängt, läuft bei ihm unter »gute Tat«. Im Nachhinein würde ich sagen: beste Tat des Jahres.

»Bin ich nun ein Schlafgestörter, Herr Doktor, oder nicht? Und wenn ja, was ist da los mit mir?« Ich bemerke die Angespanntheit in meiner Stimme und bitte um Entschuldigung. Ich habe vergangene Nacht schlecht geschlafen.

Weeß lächelt mild. Alles gut. Er ist ein erfahrener Therapeut. »Was mit Ihnen los ist, lieber Herr Bednarz, das kann ich Ihnen vielleicht am Ende des Gesprächs sagen.«

Ich denke: Die Sitzung fängt ja gut an. Sage aber nichts.

Weeß stützt die Ellenbogen auf die Armlehnen seines Stuhls, legt die Fingerspitzen aufeinander und sieht mich an. »Berichten Sie doch mal, wie Sie Ihre Nächte erleben.«

Das kann er haben. Wenn ich von etwas erzählen kann, dann von meinen schlechten Nächten: das Aufwachen nach nur vier Stunden Schlaf, die T-Shirts mit dem schweißnassen Kragen, das Nicht-wieder-einschlafen-Können morgens um vier, das irgendwann entnervt Sich-aus-dem-Bett-in-den-Tag-Schleppen.

Es ist mein übliches Lamento. Verdammt. Ich entschuldige mich für mein Jammern und frage mich, ob ich heute aus dem Entschuldigen noch mal rauskomme.

»Mit welchem Gefühl«, fragt er, »fliehen Sie denn in aller Herrgottsfrühe aus dem Bett?«

Ich würde liebend gerne antworten, dass mich die pure Neugier auf den Tag, die schiere Lust auf meine Arbeit aus dem Bett treibt. Ist aber nicht so. Daher sage ich, dass ich meistens mit dem Ärger über meinen entgangenen Schlaf aufstehe. Und dass dieses Nicht-wieder-einschlafen-Können mir den halben Tag vergälle, mindestens.

»Wach werden gehört zum Schlaf«, sagt der Doktor, »das ist ganz normal. Das widerfährt uns allen. Dann nicht wieder einschlafen zu können, ja, das nervt.«

Ich freue mich über so viel Verständnis und warte auf das »Aber …«. Und da kommt es schon:

»Aber dass wir nicht zurückfinden in die Nachtruhe, ist oft die Folge unserer mangelnden Fähigkeit, abzuschalten, unser Gedankenkarussell anzuhalten. Vielfach steckt dahinter auch unsere totale Fixierung auf den Schlaf, der uns zu entgehen droht. Hinter diesem Druck, einzuschlafen, diesem Gefühl ›Ich muss jetzt schlafen‹, verbirgt sich meist die Angst, sonst am Tag im Beruf nicht die volle Leistungsfähigkeit zu erreichen.«

Ich schüttele heftig den Kopf. »Vom Stress im Job habe ich mich entpflichtet, als ich nach über 35 Jahren beim größten Magazin unter der Sonne ausgeschieden bin.«

Weeß schaut mich prüfend an. »Gibt es noch andere Gefühle oder Gedanken, mit denen Sie aus dem Bett steigen?«

Da solch ein Gespräch nur hilfreich sein kann, wenn es ehrlich geführt wird, räume ich ein, dass ich trotz Unruhestand manchmal mit der Sorge aufstehe, nicht alles zu schaffen, was für den kommenden Tag noch auf meiner inneren To-do-Liste steht. Selbst wenn man nicht in einem anerkannten Stressjob ist, kann man durchaus Druck verspüren. »Bei drei Töchtern und einer Frau bin ich zu Hause der Diener vieler Herren.« Es sollte ein Scherz über meinen Leistungsdruck sein, deshalb lache ich.

Weeß bleibt ernst: »Lenken Sie nicht ab.«

Will ich gar nicht. Ich will nur sagen, dass ich mich daheim einbringe und ein kleines Gratifikationsdefizit verspüre, wenn ich bereits die Spülmaschine ausräume, während alle anderen noch tief und fest schlafen.

»Auch Sie könnten noch selig schlummern«, sagt der Doktor. »Sie müssen keine Titelgeschichten mehr abliefern, keine großen Gespräche mehr führen, Ihnen sitzen keine Chefredakteure und kein Staatschef mehr im Nacken.«

Ich bin noch keine 20 Minuten in der Sprechstunde und würde am liebsten wieder gehen. Dass ich nicht mehr der Reporter bin, der mit seiner Story mal kurz die Welt rettet – Mensch, das weiß ich selbst.

Als trainierter Anpassungsleister atme ich jedoch tief durch und signalisiere volle Zustimmung. »Seit drei Jahren schreibe ich Bücher, die die Welt nicht braucht. Verglichen mit meinem ersten Leben, ist das wie Ruhestand.« Ich lächele ihn an.

Jetzt atmet der Doktor ein wenig tiefer ein – und ganz sanft wieder aus. »Kann es sein, dass Ihr neues Leben Sie viel mehr um den Schlaf bringt, als Sie glauben?«

»Nö!« – Ich sage das vielleicht ein wenig zu schnell und schiebe nach: »Wie sollte es? Mein Verlag ist mit meiner Arbeit mehr als zufrieden, die Bücher verkaufen sich ganz ordentlich. Meine Lesungen sind ausverkauft – jedenfalls waren sie es, bis Corona kam.«

Der Doktor nickt. »Ja, Sie sind ein arrivierter Autor. Mit ›Schlaf‹ haben Sie erneut ein spannendes Thema gefunden.«

Diesmal nicke ich. Es tut gut, das endlich mal wieder zu hören.

»Aber wie lange können Sie das halten, das Niveau, die Produktivität, die Schlagzahl?«

Schon wieder so ein »Aber«. Ich sage: »Es läuft alles gut, trotz dieser widrigen Zeiten. Eigentlich läuft es sogar richtig gut.«

Weeß sieht mich sehr wohlwollend an. »Haben Sie manchmal das Gefühl, Ihre Bücher nicht schreiben zu *dürfen*, sondern sie schreiben zu *müssen*?«

Ich denke, dass er ja selbst sehr erfolgreich Bücher schreibt, und stelle eine Gegenfrage: »Sind wir Autoren nicht alle Getriebene? Schreiben wir nicht alle, um unsere vermeintlich einzigartige Botschaft unters Volk zu bringen?« Das mit dem »Volk« hätte ich mir jetzt schenken können – aber gut.

Weeß kann sich ein ironisches Lächeln nicht verkneifen. »Ich denke, diese narzisstische Komponente ist wohl allen gemein, die Bücher schreiben.« Er macht eine Pause. »Aber diese intrinsische Motivation meinte ich nicht. Ihre narzisstische Tendenz gehört in eine separate Sitzung.«

Ich lege die Stirn in Falten und versuche, Zeit zu gewinnen. Worauf will er hinaus?

Weeß betrachtet seine aufeinandergelegten Fingerspitzen, stützt sein Kinn auf, sieht mich an. Ich habe genug Therapieerfahrung, um zu wissen, dass Psychologen sehr lange so sitzen können. Manchmal machen sie nichts anderes.

Ich räuspere mich. »Meinen Sie vielleicht, ich schreibe nur des Geldes wegen?« Ich lache etwas gemein. Als Autor muss Weeß wissen, dass für die allermeisten von uns Putzengehen einträglicher wäre als Bücherschreiben.

Er lehnt sich vor, um seinen Worten Nachdruck zu verleihen: »Ich meine, dass Sie sich mehr um die Zukunft sorgen, als Sie sich eingestehen; dass Sie tief in Ihrem Inneren eine Existenzangst haben, die Sie nicht schlafen lässt.«

Ich lehne mich zurück, verschränke die Arme vor der Brust. Ich sage hier nichts mehr. Das hat er jetzt davon, der Doktor.

Weeß wiegt den Kopf. »Bitte, ich will Ihnen nichts Böses. Ich möchte nur ergründen, ob Sie sich vielleicht sorgen, dass Ihnen Ihr neues Leben wegbrechen könnte. Dass Ihnen nichts mehr einfallen könnte. Dass Ihre Einkünfte nicht ausreichen könnten, wenn Ihnen nur die Rente bleibt.«

Mir liegt eine Replik auf der Zunge, aber diesmal antworte ich nicht vorschnell. Ohne es gleich zu merken, lege ich den Stift aus der Hand und ringe meine Hände. Die Geste kenne ich. Meistens ringe ich dann wirklich – mit mir. Um Antworten. Oder auch um Ausflüchte.

Doch ich will mich hier nicht wegducken. Könnte der Verdacht des Doktors begründet sein? Gibt es einen mir unbewussten Druck, Erfolg zu haben? Noch mal eine zweite Karriere zu machen? Kohle zu schaufeln?

Ich bin später Vater von drei pubertierenden Töchtern; meine Girls werden im konsumfreudigsten Alter sein, wenn die Apanage ausläuft, die ich mir bei dem Blatt, das mir die Welt bedeutete, verdingt habe. Werde ich mit der Rente den Anschluss halten können? Finanziell? Und auch gesellschaftlich? Eher nicht.

»Horchen Sie ruhig in sich hinein«, höre ich Weeß sagen. »Ist das alles wirklich so easy, wie Sie es darstellen, wie Sie es vielleicht selbst sehen, wie Sie es gar gerne sehen würden?«

Damit mein Händeringen ein Ende nimmt, greife ich wieder zum Stift, notiere: »Widerspruch zwischen unbewusstem Druck des Vaters und Selbstbild vom gelassenen Autor«. Ich lese die Notiz laut vor.

Weeß beugt sich zu mir vor, so weit, wie es die Pflicht zum Mindestabstand zulässt. »Darf ich Sie fragen, was Sie machen, wenn Sie morgens um vier Uhr nicht gleich aufstehen?«

»Dann lese ich auf meinem Smartphone alte Krimis von Agatha Christie, Edgar Wallace, Rex Stout.« Ich grinse ihn an: »Nichts Aufregendes. Alle schon zehnmal gelesen.«

»Und wenn Sie mal nicht lesen würden? Wenn Sie einfach liegen blieben. Ganz still. Im Dunkeln. Was wäre dann?«

Irgendetwas stimmt nicht mit dem Bürostuhl. Er kommt mir mit einem Mal sehr unbequem vor. Ich rutsche hin und her. Ich muss mich auch im Nacken kratzen, da juckt es plötzlich. Und mir fällt auf, dass meine Socken auf die Knöchel gerutscht sind. Diese blöden Strümpfe; grummelnd ziehe ich sie hoch.

Weeß lächelt sehr milde. »Kann es sein, dass Ihnen dann Ihr Leistungsdruck bewusst würde? Dass Sie Versagensängste verspüren würden? Dass Sie sich dann fragen würden, ob Sie alle Ihre Ansprüche in Zukunft noch erfüllen können?«

Ich kippe mit dem Stuhl leicht nach hinten. »Also, ich finde das jetzt etwas übertrieben«, wiegele ich ab. »Machen wir uns nicht alle Gedanken über die Zukunft, gerade in diesen Corona-Zeiten?«

Der Doktor wischt meine Frage mit einer Geste beiseite. Wahrscheinlich war das in seinen Augen wieder ein Ablenkungsversuch.

»Machen Sie sich tagsüber Sorgen um Ihre Zukunft, um die künftige Versorgung Ihrer Familie?«, setzt er nach.

Ich kippe mit dem Stuhl nach vorn. »Natürlich ist das immer wieder mal ein Diskussionspunkt«, sage ich. »Leben wir nicht in einer Leistungsgesellschaft?«

Weeß hebt mahnend den Finger: »Bitte, bleiben Sie bei sich.«

Die Geste kenne ich von meinem Vater. »Wenn *ich* nicht gut versorgt bin«, kontere ich, »wer denn dann?« Ich poche mit meinem Kugelschreiber auf den Resopaltisch. Was dem einen der Finger, ist dem anderen der Kuli. »Wissen Sie, da draußen gibt es so viele Menschen, die viel, viel schlechter abgesichert sind als ich. Einer wie ich hat da überhaupt keinen Grund, zu klagen und sich zu sorgen. Wenn ich wirklich Angst hätte vor Altersarmut, dann würde ich mich schämen.« Zufrieden lehne ich mich zurück.

Weeß zupft mit der Rechten an seiner Unterlippe, streicht sich über die Nase. Ich frage mich: Was kommt jetzt?

»Wenn wir uns für unsere Ängste schämen, wird es schwierig, an diese Ängste heranzukommen. Scham führt zu Widerstand und Verdrängung. So rumoren Ihre Ängste im Unterbewusstsein weiter. Bewältigen werden Sie Ihre seelischen Nöte so nicht.«

Er legt seine beiden Hände auf den Tisch, betrachtet sie. »Nun kenne ich Sie ja schon ein wenig, lieber Herr Bednarz. Erst gestern haben wir lange und sehr angenehm zu Abend gegessen und über Ihr Buch und meine Arbeit gesprochen. Ich kenne den umtriebigen, kreativen, lebensfrohen Bednarz.« Er hebt seine rechte Hand. »Ich sehe jedoch auch einen zweifelnden, unsicheren Dieter, der ruhelos und getrieben ist, der sich immer wieder beweisen muss, sich immer wieder seiner selbst versichern muss.« Er hebt seine linke Hand. »Der souveräne Erwachsene und das verunsicherte Kind – das sind die zwei Seiten des Dieter Bednarz.« Weeß wiegt beide Hände gegeneinander ab.

Der kleine Dieter. Mein inneres Kind. Ich erinnere mich, was der Doktor im Seminar zu unserem kindlichen Ich gesagt hat: dass es bei vielen Schlafgestörten voll von Angst und Panik ist, dass diese Nöte, wo immer sie herrühren, mitten in der Nacht in unserem inneren Kind wach werden, uns den Schlaf rauben und das Wiedereinschlafen verhindern; dass sie uns nicht schlafen lassen. Und dass es elementar ist, diese Gefühle unseres inneren Ichs zu sehen, zu spüren – und schließlich anzunehmen.

Ich bin froh, dass auf dem Tisch eine Flasche Wasser und zwei Gläser stehen. Ich schenke uns beiden ein und nehme einen großen Schluck.

Weeß sucht meinen Blick, und er trifft ihn auch. »Kann es sein, dass es dieser kleine Dieter ist, der Angst hat vor der Zukunft, der fürchtet, den Ansprüchen seiner Familie nicht gerecht zu werden, dem ganz tief in seiner Seele tatsächlich vor Altersarmut graut?«

Ich greife erneut zum Wasser, um den Kloß hinunterzuspülen, der mir im Halse steckt. Weeß wartet, bis ich mein Glas abgesetzt habe. Dann sagt er: »Schlucken Sie Ihre Angst jetzt nicht runter. Spüren Sie ihr nach. Verdrängen Sie auch nachts Ihre Panik nicht durch sinnfreies Lesen.«

»Wenn ich an meine Rente denke, werde ich ganz bestimmt nicht wieder einschlafen«, sage ich im Brustton der Überzeugung.

Weeß winkt ab: »Da täuschen Sie sich. Erst wenn Sie Ihre Ängste an die Oberfläche kommen lassen, haben Sie eine Chance, sie in den Griff zu bekommen.«

Er macht eine Pause. Ich bin voll konzentriert.

»Beruhigen Sie den kleinen Dieter«, fährt er fort. »Nehmen Sie seine Sorgen ernst, sprechen Sie seine Nöte an, gehen Sie mit ihm in den Dialog.«

Ich sage, das sei leicht gesagt. Was aber bedeute das konkret?

Der Arzt faltet die Hände auf dem Bauch: »Sie könnten sagen: ›Mein lieber Dieter, du hast noch immer alle Hürden genommen. Sei beruhigt, du wirst auch über die Alters- und Rentenhürde springen.‹«

»Ha«, sage ich und muss ein aufkommendes Triumpfgefühl unterdrücken, »das sagt mir meine Frau schon lange.«

»Ja«, entgegnet Weeß, »Ihr Kopf weiß das. Als kluger, rationaler Mensch haben Sie, der Erwachsene, das alles erfasst. Aber diese Zuversicht muss auch Ihr inneres Kind erfüllen, es muss sie empfinden, sie spüren. Erst dann fühlt sich Ihr inneres Kind, der kleine Dieter, sicher und geborgen. Dann sind Sie, Dieter Bednarz, auch in Ihrer Gesamtheit beruhigt. Sie erleben eine gesunde, schlafförderliche Entspannung und müssen sich nicht durch verzweifeltes Lesen ablenken.«

Ich nicke und sage: »Ich verstehe.«

Weeß zieht die Lippen ein, wiegt den Kopf. »Es geht nicht um das rationale Verstehen. Intellektuell kapiert haben Sie das, haben Sie alles schon mal gehört oder gelesen. Es geht jedoch um das Begreifen, um das Fühlen; um das Einfühlen in die Ängste des inneren Kindes, in das Einfühlen in Ihre Ängste.«

Ich zucke mit den Schultern, fühle mich etwas hilflos.

Weeß lehnt sich noch einmal weit über den Tisch zu mir herüber. »Ich habe Sie schon als sehr gefühlvollen Menschen erlebt. Ich habe keinen Zweifel, dass Sie Ihren Töchtern ein warmherziger Vater sind, dass Sie Ihre Kinder lieben.«

Er macht eine Pause. Auch ich lehne mich etwas vor.

»Versuchen Sie, mit der gleichen Liebe das Kind in Ihnen, Ihr ängstliches inneres Kind, anzunehmen. Seien Sie gegenüber sich selbst so nachsichtig und geduldig, wie Sie gegenüber Ihren Töchtern sind.«

Weeß lehnt sich wieder zurück, setzt sich betont aufrecht hin, um seinen Worten Nachdruck zu verleihen: »Wenn Sie nachts auf die Ängste Ihres inneren Kindes so eingehen, wie Sie auf die Ängste Ihrer Mädels eingehen, wenn Sie den kleinen Dieter gleichsam so beruhigend und tröstend in den Arm nehmen, wie Sie es mit Ihren Töchtern tun, dann beruhigen Sie Ihr inneres Kind.«

Er drückt seine Handflächen wieder gegeneinander, legt die sich berührenden Fingerspitzen an die Stirn und sagt: »Mit Ihrem inneren Kind ist es wie mit Ihren Mädchen. Wenn sie sich beruhigt haben, sind sie zugänglich für Ihre rationalen und realistischen Hinweise und Argumente. Auch Ihr inneres Kind würde dann verstehen, dass Sie tatsächlich ganz gut abgesichert sind, was Ihre finanzielle Zukunft anbelangt.«

Er steht auf und öffnet das Fenster bis zum Anschlag. Frische Luft. Ich atme tief durch. Wie wohltuend.

Weeß sieht vom Fenster zu mir herüber. »Mit einem beruhigten inneren Kind finden Sie Ihre innere Ruhe, fühlen sich gut aufgehoben – in sich selbst, in Ihrem Bett. Und damit, lieber Herr Bednarz, breiten Sie Ihrem Schlaf den roten Teppich aus.«

Er hat das so liebevoll gesagt, dass ich ganz gerührt bin. Sein Bild vom roten Teppich hat mich schon im Seminar sehr angesprochen: Wir können, soll es heißen, den Schlaf nicht erzwingen, wir können ihm nur eine einladende Atmosphäre bereiten.

Als hätte er meine Gedanken geahnt, sagt er dann noch: »Daheim sind Sie bestimmt geduldig mit Ihren Mädchen …«

»… Na ja«, werfe ich ein.

»… bitte seien Sie auch geduldig mit sich, mit dem kleinen Dieter. Sie haben ihn lange durch Ihr Krimilesen ignoriert, unterdrückt. Er braucht immer wieder Ihr Zuhören, Ihre vertrauensvolle Zugewandtheit. Nach und nach jedoch wird er sich immer weniger melden. Ihr inneres Kind wird durchschlafen, weil es sich angenommen und geborgen fühlt, weil es seine Ängste überwunden hat.«

Der Doktor setzt sich wieder. Mir auffordernd zunickend, sagt er: »Und dann …«

Ich verpasse meinen Einsatz nicht: »… dann würde auch ich tief und fest durchschlafen.«

Weeß hebt seinen Finger, lächelnd. »Aber nicht vergessen: Aufwachen ist normal, es gehört zur Nacht dazu.«

»Das Wachwerden ist ein Teil unseres Schlafs«, ergänze ich. »Und mit einem beruhigten inneren Kind würde auch das Wieder-Einschlafen dazugehören.«

Der Doktor steht auf, schnippt mit dem Finger und sagt lachend: »Et voilà!«

Nach mehr als drei intensiven Therapiestunden ist Weeß die Erleichterung anzusehen. Keiner weiß so gut wie er, dass es weit mehr braucht als einen Fingerschnipp, um dem riesigen Heer der Bettflüchtigen die Bedeutung des inneren Kindes für ihre Nachtruhe zu vermitteln. Und er weiß auch, dass der Weg seiner Patienten zu einem erholsameren Schlaf mit dem Wissen um ihr inneres Kind erst begonnen hat. Im Seminar sagte er, unser Grundvertrauen in uns selbst sei wichtig für einen guten Schlaf. Wer sich seiner selbst sicher ist, wer zuversichtlich ist, den Anforderungen des nächsten Tages gewachsen zu sein, der steigt beruhigter in die Federn. »Wer sich selbst für die Nacht von allen Aufgaben entpflichtet, wer sich diese Auszeit gönnt«, hat Weeß uns zur Selbstreflexion ermutigt, »der wird besser schlafen – und am nächsten Tag seinen Aufgaben besser gewachsen sein.«

Ja, es klingt so schlüssig, so selbstverständlich, so einfach. Ich erinnere mich an einen Satz, den mir eine große Analytikerin mal mit auf den Weg gegeben hat: »Das Einfache ist nicht immer leicht.« Wie schlicht. Wie wahr.

Natürlich gibt es auch die Apnoe-Kranken, denen ihre Atemaussetzer die Nacht zerhacken, bis ihnen Professor Stuck und Kollegen eine Beatmungsmaske verschreiben, die ihnen wieder Luft verschafft; und ich denke an die armen Seelen, die tatsächlich aufgrund widriger Umstände nur mit Tabletten in den Schlaf finden. Aber für die meisten Bettflüchtigen dürfte gelten, was am Anfang meiner Erkundungsreise der kluge Professor Osten gesagt hat: Der Schlaf ist »das Tor zur Seele«. Ich glaube, heute habe ich wirklich begriffen, was er mir sagen wollte.

Weeß hat sich an seinen Schreibtisch begeben. Ich bin noch sitzen geblieben, um meine Gedanken zu ordnen. Und um in mich hineinzuhören.

Trotz des offenen Fensters fühle ich eine angenehme Wärme in mir aufsteigen. Das erste Mal seit langer, langer Zeit freue ich mich auf mein Bett, auf die Nacht. Und, ja, tatsächlich freue ich mich sogar auf das Wachwerden mitten in der Nacht. Es ist ja mein Kind, das mich da weckt. Es ist ein Stück von mir. Das bin ja ich.

Ich falte die Hände wie zum stillen Gebet und verspreche mir, mein inneres Kind, mich selbst, pfleglich zu behandeln, meine Ängste anzunehmen und dem kleinen Dieter die Geborgenheit zu geben, nach der er so schreit.

Der Doktor sortiert etwas auf seinem Schreibtisch. Wie gern würde ich ihm jetzt dankbar die Hand drücken. Eigentlich möchte ich ihn sogar umarmen. Verfluchtes Corona.

Wenig später stehe ich mit meiner Tasche im Flur des Schlafzentrums. Bevor ich die Tür zum Büro des Doktors hinter mir zuziehe, drehe ich mich noch einmal um. Hans-Günter Weeß schaut in meine Richtung. Unsere Blicke begegnen sich.

Mein inneres Kind und ich, wir verneigen uns.

Vor dem Doktor.

Und vor dem Schlaf, diesem mächtigen Mysterium, diesem wunderbaren Segen der Evolution.

Epilog

Warum ich heute besser schlafe

Und was ich Ihnen noch zu sagen hätte

Kurz nach vier Uhr. In der Frühe. Ja, wann denn sonst?

Rund eineinhalb Jahre nach meiner Kreuzfahrt-Lesereise, auf der ich beschlossen hatte, meiner Schlaflosigkeit den Kampf anzusagen, sitze ich wie eh und je viel zu früh in meinem Schreib-Chair. Nix mit ewig langer Nachtruhe. Kein zehnstündiger Anti-Aging-Schlaf, den meine Falten so dringend bräuchten.

Waren meine Monate der Recherchen, der Reisen zu den Top-Experten vergebens? Habe ich studiert mit heißem Bemühen und sitze nun dennoch da als müder Tor und bin so klug als wie zuvor? Nein!

Ja, ich bin nicht zum Superschläfer geworden. Meine Vorstellung, auch ich könnte auf Kommando ins kleine Koma fallen wie meine Kabinen-Nachbarin Katja, war Wunschdenken und Selbsttäuschung. Vermutlich habe ich an der guten Katja nicht nur ihr Schlaftalent idealisiert. Damit jedoch bin ich weder ihr noch dem Schlaf gerecht geworden. Ich bitte beide um Verzeihung.

Inzwischen habe ich kapiert: Schlaf ist eine grandiose Projektionsfläche unserer Seele, unserer Wünsche und Ängste. Wie ich bin, so schlafe ich: sehnsüchtig, ehrgeizig, ängstlich, mich verzehrend; oder zufrieden, zuversichtlich, mit mir im Reinen.

Der Schlaf sei ein einzigartiger Spiegel, hatte mir der kluge Professor Osten mit auf den Weg gegeben. Aber auch das musste ich lernen: Es reicht nicht, eine solche Botschaft zu bekommen. Um wirklich zu begreifen, wie sehr der Schlaf unser Innerstes reflektiert, bedarf es der nachdrücklichen Auseinandersetzung mit uns selbst. Die Einsicht, dass ich eine verzagte, von Ansprüchen an mich und das Leben zernagte Seele mit ins Bett nehme, ist mir sehr schwergefallen. Wer erkennt im Spiegel schon gern einen unzufriedenen Sechzigjährigen? Wer gesteht sich ein, dass er sich ein eigentlich gutes Leben mit einer wunderbaren Frau und drei tollen Töchtern unnötig schwer macht durch törichte Vergleiche und unerreichbare Vorgaben?

Auf völlig unerwartete Weise hat mein schlechter Schlaf mir den Weg zur Selbsterkenntnis gewiesen. Es würde mich sehr freuen, wenn Sie dies als Ermutigung nehmen, Ihre eigene Seele zu erforschen und in sich nachzuspüren, was Sie an Seelenlast mit ins Bett nehmen und womit Sie sich um Ihren Schlaf bringen.

Mir jedenfalls geht's besser, seit mein schlechter Schlaf mich gezwungen hat, die Augen vor meinen seelischen Problemen nicht länger zu verschließen. Wenn ich jetzt in der Frühe erwache, bin ich dankbar für eine halbwegs gute Nacht, mache deutlich zufriedener und zuversichtlicher unsere Betten und gehe gestärkter in einen Tag, an dessen Ende ich mich mit einem »Lass gut sein, Junge!« wieder in die Daunen kuschle.

Nun ist gesunder Schlaf nicht nur eine Frage der Psychologie, sondern natürlich auch der Physiologie. Ich musste es am eigenen Leib erfahren. Die Vermessung meines Schlafs gibt meiner Frau recht. Ich bin ein Schnarcher, noch dazu ein Schnappatmer. Wie bitter. Und dazu habe ich auch noch Zappelbeine.

Verdammt, für so einen miesen Befund war ich doch nicht ins Schlaflabor gegangen. Ja, wofür denn dann? Um zu hören, dass ich »besser« schlafe als mein Freund Carl?

Whoops, da sind sie wieder – der Vergleich, der Ehrgeiz, die Konkurrenz, die Unsicherheit, all die Eigenschaften, die mich schlecht schlafen lassen. Aber besser, ich weiß um meine Schwächen, auch die körperlichen, dann kann ich mir meinen schlechten Schlaf zumindest erklären und zudem gegensteuern.

Gelernt habe ich auch, was ich längst ahnte, auch wenn es mir nicht bewusst war: Menschen, die sich mit dem Schlaf schwertun, sollten die Grundregeln der Schlafhygiene beachten. Manchmal will ich es noch immer nicht wahrhaben, aber es ist leider so: Mehr als ein Gläschen (!) Wein oder ein kleines Bier, und ich schwitze wieder atemlos durch die Nacht. Wie naiv von mir zu glauben, ich könnte mir wie früher abends noch doppelt Pommes-Currywurst mit Mayonnaise folgenlos reinhauen, am besten mit einer Cola, schließlich macht meine übliche Extra-Portion Salz richtig durstig. Als Folge wälze ich mich durch schwere Träume, stoßen meine Magensäfte mich immer wieder wach und fühle ich mich am Morgen elend, als hätte ich Verdorbenes gegessen.

Loriot würde sagen: Ach was!

Ich sage heute: Selbst schuld!

Mich wundert, dass ich so einfache Regeln nicht gesehen habe. Mich entsetzt, dass ich sie so lange nicht beachtet habe. Bevor Sie spotten: Schauen Sie lieber, wie achtsam Sie selbst mit sich und Ihrer Nachtruhe umgehen.

Mit dem Durchschlafen habe ich weiterhin meine Probleme. Aber einmal in der Nacht schauen, ob die Kinder nach dem Zähneputzen auch im Bad das Licht ausgemacht haben, damit komme ich zurecht. Falls der kleine Junge in mir es danach partout nicht gut sein lassen kann, lese ich zur Ablenkung auf meinem Handy, natürlich im abgetönten Nachtmodus. Aber keine Pageturner mehr. *Schlaflos* von Stephen King ist wenig hilfreich. Nur zum Gähnen verleitende Kriminalgeschichten von Agatha Christie, Edgar Wallace oder Rex Stout sind hingegen wunderbare Einschlafhilfen, jedenfalls für mich.

Und was ist mit dem frühen Aufstehen?

Tja, ich bin nun mal eine Lerche. Ich kann einfach nicht mit meinen Girls bis kurz vor Mitternacht schauen, wer Deutschlands nächstes Flop-Model wird; die Mädels schlafen danach nämlich bis in die Puppen, oder der Wecker reißt sie um sieben Uhr aus dem Tiefschlaf. Mich jedoch weckt meine innere Uhr unerbittlich zwischen vier und fünf. Will ich als Frühaufsteher halbwegs ausgeschlafen in den Tag starten, muss ich spätestens um halb zehn ins Bett, damit ich – mit besagtem Kontrollgang durch die Wohnung – auf jene sechs Stunden Schlaf komme, die mir das Gefühl geben, halbwegs erfrischt in den Tag zu starten.

Und wissen Sie was? Die frühen Bettstunden hole ich mir inzwischen. Denn auch das heißt gut schlafen: sich abzugrenzen. Sich zu verschaffen, was man braucht: Bettzeit; frische Luft oder auch geschlossene Fenster, je nachdem; Ruhe oder das beruhigende Blubbern eines Aquariums; und das Loslassen der vermeintlichen Verpflichtungen anderen gegenüber.

Auch dieses Abgrenzen gelingt mir noch zu selten. Aber wenn ich es schaffe mit dem Früh-zu-Bett-Gehen, so wie gestern Abend, dann freue ich mich darauf, die anderen frühen Vögel draußen zwitschern zu hören. Dann sitze ich sehr zufrieden in meinem Sessel und schreibe halbwegs gerade Sätze mit einer durchaus positiven Bilanz meiner Erkundung des Mysteriums Schlaf.

Obwohl ich hier einen Schlussstrich ziehe, bin ich mit dem Thema noch lange nicht fertig. Einige Gespräche sind weiterhin in meiner Kladde, aber die Notwendigkeit, sogar bei einem dicken Buch mal ein Ende zu finden, zwingt mich dazu, meine Erkenntnisse dort zu belassen. Vorerst. Außerdem stehen noch Termine an, die aufgrund der Pandemie bislang nicht zustande gekommen sind, denen ich aber voller Neugier entgegensehe. Und es gibt zudem einige Gesprächspartner, die mir aufrichtig wichtig sind, bei denen ich aber vielleicht nicht deutlich genug nachgesetzt habe. Das werde ich nachholen. Manche Experten müssen noch mit meinen Mails, Anrufen und auch Besuchen rechnen.

Wie gern hätte ich Professorin Maritta Orth im Mannheimer Theresienkrankenhaus getroffen und mit ihr über Schläfrigkeit am Steuer gesprochen, eines der vielen Themen, denen sie sich widmet. Dann hätte sie mir gesagt, dass »Fenster auf und Radio laut« nicht wach halten. So musste ich den Horror selbst durchmachen. Mit drei Kindern an Bord sind mir im Sommer vergangenen Jahres auf der Fahrt von Hamburg in die Schweiz die Augen zugeklappt. Es ist gut gegangen, weil ich langsam gefahren bin, ganz rechts, die Autobahn vor mir und hinter mir war zu beiden Seiten frei; so konnte ich den Wagen noch abfangen, bevor wir jenseits der Standspur im Graben gelandet wären. Verdammt. Hatte ich mich nicht wenige Tage zuvor für dieses Buch mit dem »Sekundenschlaf« beschäftigt?

Gern hätte ich mit der renommierten Lungenspezialistin und Somnologin auch über die Rolle der Frau in der Schlafmedizin gesprochen, hat sie sich doch wacker als einzige Frau im Vorstand der Deutschen Gesellschaft für Schlafforschung und Schlafmedizin gehalten; im gerade neu gewählten Führungsgremium sind Frauen deutlich stärker vertreten. Niemand soll der DGSM nachsagen, sie habe die Zeichen der Zeit nicht erkannt.

Dem neuen Präsidenten der Gesellschaft, Professor Thomas Penzel, danke ich für ein sehr gutes Gespräch zur Zukunft der Schlafforschung und zu den technischen Perspektiven zur Erfassung unserer Schlafqualität; gern hätte ich dazu auch seinen Charité-Kollegen Hanns-Christian Gunga besucht, der den »Hyperschlaf« und den zirkadianen Rhythmus der Astronauten auf der Raumstation ISS untersucht. Was hätte das für ein spannendes Kapitel werden können.

Oder Dr. Alfred Wiater, einer der Experten für Schlafstörungen bei Kindern, der mir vertrauensvoll das Manuskript für sein mittlerweile erschienenes *Praxishandbuch Kinderschlaf* zukommen ließ. Auch hier sah ich anfangs ein eigenes Kapitel, obgleich meine drei Mädchen bislang mit der Nachtruhe keine Probleme haben.

Meine ganz persönlichen Schwierigkeiten hingegen wollte ich mit Professor Kai Spiegelhalder in Freiburg besprechen, der sich unter anderem mit den Auswirkungen von Dauerstress und Burn-out auf unseren Schlaf beschäftigt. Er wäre mein Mann gewesen.

Auch außerhalb der Universitäten und Praxen musste ich auf Porträts verzichten. Wie neugierig war ich auf Günter Woog, Vorsitzender des »Vereins für Zeitnormalität Delta t«, des Clubs der Langschläfer – wie gerne hätte ich von ihm gelernt. Als Beispiel für Matratzenexperten war ich mit Andreas Goydke im Gespräch, einem ausgebildeten Heilpraktiker, der in Osnabrück ein »Gesunde Bewegung«-Geschäft leitet und Bettflüchtigen mit einem »Schlafsystem« zur Ruhe verhelfen will; und nach Konstanz wollte ich zu Marc Schloßarek, der in seinem »Matratzen-Lagerverkauf« mit »kleiner Marge große Herstellernamen« anbietet und mich als selbst ernannten »Bettungskünstler« bestimmt höchst unterhaltsam beraten hätte. Verfluchtes Corona.

Liebend gern ließe ich Sie zudem ausführlicher an zwei aktuellen Selbsterfahrungen teilhaben, von denen ich nicht einmal ahne, wohin sie mich führen werden: Da ist die neuraltherapeutische Behandlung, in die ich mich bei Dr. Hans Barop in Hamburg begeben habe. In seiner Blankeneser Praxis behandelt der Arzt auch mit 71 Jahren noch energiegeladen das vegetative Nervensystem. Sehr, sehr vereinfacht geht es darum, bei Menschen wie mir den Sympathikus, der für unseren Wach- und Alarmzustand zuständig ist, wieder herunterzufahren und den für Entspannung und Ruhe verantwortlichen Parasympathikus zu stärken. Das geschieht durch das »Quaddeln« von Procain, einem Lokalanästhetikum, das den Patienten ganz dicht unter die Haut gespritzt wird. Zuerst habe ich »Mhm« gemacht. Doch seit mir eine geschätzte Kollegin mit massiven Schlafproblemen von »ersten leichten Erfolgen« berichtet hat, lasse auch ich mich von dem Doktor piksen.

Das sei »ja hochinteressant«, sagt Charlotte Bunsen, als ich ihr in ihrer Hamburger Praxis von meiner ersten Sitzung bei dem neuen Arzt meines Vertrauens berichte. Ton und Mimik lassen mich vermuten, dass diese Art von »Eingriff in den Körper« sie nicht wirklich überzeugt. Aber die 71-jährige Psychotherapeutin, die vitaler wirkt, als ich es je war, kommt nun auch aus einer ganz anderen Ecke der Heilkunde. Vor über 40 Jahren hat sie Hamburgs »erste Gemeinschaftspraxis für klassische Homöopathie« gegründet. Mit ihren Schlafpatienten geht sie der Frage nach, »in welchem Dienst bei ihnen das Wachsein steht«. Andersherum formuliert: »Welche Vorstellung haben sie vom Schlaf?«

Bei den meisten ist es wohl so: Sie opfern ihren Schlaf zur Lebensmaximierung, als gehöre er nicht zum Leben dazu.

Für die Doyenne unter den Heilpraktikern der Hansestadt ist Schlaf »eine Frage des Vertrauens, des Sich-selbst-Vertrauens«. Dem werde ich noch länger nachgehen.

Ich bin gespannt, wohin mich meine Erkundung des Schlafs noch führt. Ich habe das Gefühl, das Ende dieses Buches ist erst mein Anfang.

Ihnen danke ich, dass Sie mir bis zur letzten Seite treu geblieben sind. Und ich wünsche mir für Sie, dass ich Ihnen zum Mysterium Schlaf die Augen ein wenig öffnen konnte, auf dass sie Ihnen heute Abend leichter zufallen.

In diesem besten Sinne: Augen zu und Schlaf!

Dank

Von Herzen …
… danke ich meiner wunderbaren Kollegin Ulrike Bartholomäus, dass sie mich in ihrer Begeisterung für das Thema im Berlin Verlag bekannt gemacht hat mit Kathrin Liedtke, Programmleiterin Sachbuch, die mir fortan auf dem Weg zum Buch mit Wohlwollen und Wissen zur Seite stand.

Ein entscheidender Förderer des Projekts war der geschäftsführende Vorsitzende der Deutschen Gesellschaft für Schlafforschung und Schlafmedizin (DGSM), Dr. Holger Hein, der zudem meine jeweiligen Kapitel mit all seiner Sachkenntnis gegengelesen hat. Einen weiteren prüfenden Blick auf das Manuskript geworfen hat zudem der langjährige DGSM-Präsident Professor Dr. Peter Young, Ärztlicher Direktor der Klinik Medical Park Bad Feilnbach.

Max Harkotte danke ich stellvertretend für alle Protagonisten der einzelnen Kapitel, die mir in ihren Kliniken, Universitäten und Instituten ihr herausragendes Wissen, ihre knappe Zeit und ihre große Geduld geschenkt haben. Jede dieser Begegnungen war für mich auch menschlich eine Bereicherung.

Dass ich meinen jeweiligen Gesprächspartnern ein zumindest halbwegs lesbares Manuskript zur sachlichen Überprüfung vorlegen konnte, verdanke ich meinem treuen Sachverständigen für Formulierungen, Verständlichkeit und gesunden Menschenverstand, David Zapp.

Bei aller Kompetenz und Sorgfalt meiner Mentoren und Wegbegleiter – für Fehler und unglückliche Formulierungen bin einzig und allein ich selbst verantwortlich.

Und dann danke ich noch sehr herzlich Tinka und Frank Dietz, dass sie mich mit ihrer Foto-Kunst auch für dieses Buch und zu diesem Thema (siehe www.DieterBednarz.de) wieder so gut ins Bild gerückt haben.

Literatur

Viele der nachfolgenden Autorinnen und Autoren habe ich besucht, um sie eingehend zu befragen. Für diese großherzige Unterstützung in Form von Zeit, Wissen und Anregungen möchte ich mich an dieser Stelle noch einmal bedanken. Die Bücher meiner Gesprächspartner kann ich nur empfehlen.

Ahlheim, Hannah (Hg.): *Kontrollgewinn – Kontrollverlust. Die Geschichte des Schlafs in der Moderne*, Campus 2014

Böttcher, Helmuth M.: *Ein Drittel jedes Lebens. Eine kleine Kulturgeschichte des Schlafes*, Chemie-Grünenthal 1960

Feld, Michael: *Dr. Felds große Schlafschule. Endlich wieder durchschlafen und erholt aufwachen*, Gräfe und Unzer 2017

Feld, Michael; Young, Peter: *Beurer Schlafatlas 2017. So schläft Deutschland*, Südwest Verlag 2017

Feldmann, Christian Benedict: *Schlaf ist die beste Medizin*, Eden Books 2019

Fietze, Ingo: *Deutschland schläft schlecht. Wie Schlafmangel uns alle krank macht und was Sie dagegen tun können*, Rowohlt Verlag 2019

Fietze, Ingo; Herold, Thea: *Der Schlafquotient. Gute Nächte – Wache Tage*, Hoffmann und Campe 2006

Flusser, Vilém: »Das Denken vom Bett aus bedacht«, in: *Dinge und Undinge. Phänomenologische Skizzen*, Hanser Verlag 2011

Freud, Sigmund: *Die Traumdeutung*. Studienausgabe, Bd. 2, Fischer Verlag, 6. Aufl. 1989

Fromm, Erich: *Märchen, Mythen, Träume. Eine Einführung in das Verständnis einer vergessenen Sprache*, Rowohlt Taschenbuch Verlag 1981

Holzinger, Brigitte: *Anleitung zum Träumen. Träume kreativ nutzen*, Klett-Cotta 2007
Holzinger, Brigitte: *Der luzide Traum. Forschung und Praxis*, Facultas, 3. Aufl. 2014
Holzinger, Brigitte: *Albträume. Was sie uns sagen und wie wir sie verändern können*, Nymphenburger 2016
Holzinger, Brigitte; Klösch, Gerhard: *Schlafcoaching. Wer wach sein will, muss schlafen*, Goldegg Verlag 2013
Holzinger, Brigitte; Klösch, Gerhard: *Schlafstörungen. Psychologische Beratung und Schlafcoaching*, Springer 2018
Huffington, Arianna: *Die Schlaf-Revolution. So ändern Sie Nacht für Nacht Ihr Leben*, Plassen Verlag 2016
Kast-Zahn, Annette; Morgenroth, Hartmut: *Jedes Kind kann schlafen lernen*, Gräfe und Unzer, 8. Aufl. 2013
Klein, Stefan: *Träume. Eine Reise in unsere innere Wirklichkeit*, Fischer Verlag, 3. Aufl. 2016
Leschziner, Guy: *Nachtaktiv. Albträume, das Gehirn und die verborgene Welt des Schlafs*, Beltz 2019
Nancy, Jean-Luc: *Vom Schlaf*, Diaphanes 2013
Osten, Philipp: *Das Tor zur Seele. Schlaf, Somnambulismus und Hellsehen im frühen 19. Jahrhundert*, Verlag Ferdinand Schöningh 2014
Penzel, Thomas; Peter, Helga; Peter, Jörg Hermann u. a.: *Schlafstörungen*, Robert Koch-Institut in Zusammenarbeit mit dem Statistischen Bundesamt, Heft 27/2005
Pirsig, Wolfgang; Schäfer, Jürgen: *Schnarchen – lästige Störung oder Krankheit? Wie man harmlose von gefährdeten Schnarchern unterscheidet. Die Folgen von krankhaftem Schnarchen. Behandlungsmöglichkeiten*, Trias 1991
Roenneberg, Till: *Wie wir ticken. Die Bedeutung der Chronobiologie für unser Leben*, DuMont, 2. Aufl. 2018
Roenneberg, Till: *Das Recht auf Schlaf. Eine Kampfschrift auf den Schlaf und ein Nachruf auf den Wecker*, dtv 2019
Schredl, Michael: *Traum*, UTB/Ernst Reinhardt Verlag 2008
Schredl, Michael: *Träume. Unser nächtliches Kopfkino*, Springer Spektrum, 2. Aufl. 2013
Spiegelhalder, Kai; Backhaus, Jutta; Riemann, Dieter: *Schlafstörungen*, Hogrefe Verlag, 2. Aufl. 2011
Sterzenbach, Katja: *Be YOUnique. Lebe dich selbst, so wie du dir gefällst*, Knaur 2016
Stuck, Boris A.: *Schnarchen des Erwachsenen*, Springer 2019

Stuck, Boris; Maurer, Joachim T.; Schredl, Michael; Weeß, Hans-Günter; Fricke-Oerkermann, Leonie: *Praxis der Schlafmedizin: Schlafstörungen bei Erwachsenen und Kindern. Diagnostik, Differenzialdiagnostik und Therapie*, Springer, 2. Aufl. 2013

Waggoner, Robert; McCready, Caroline: *Klarträume. Wege ins Unterbewusstsein. So aktivieren Sie Ihr verborgenes Potenzial im Schlaf*, Heyne Verlag 2016

Walker, Matthew: *Das große Buch vom Schlaf. Die enorme Bedeutung des Schlafs. Beste Vorbeugung gegen Alzheimer, Krebs, Herzinfarkt und vieles mehr*, Goldmann Verlag 2018

Weeß, Hans-Günter: *Die schlaflose Gesellschaft. Wege zu erholsamem Schlaf und mehr Leistungsvermögen*, Schattauer 2016

Weeß, Hans-Günter: *Schlaf wirkt Wunder. Alles über das wichtigste Drittel unseres Lebens*, Droemer, 4. Aufl. 2018